# LEITFADEN DER MEDIZINISCH-KLINISCHEN PROPÄDEUTIK

VON

## DR. F. KÜLBS
PROFESSOR AN DER UNIVERSITÄT KÖLN

DRITTE, ERWEITERTE AUFLAGE

MIT 87 TEXTABBILDUNGEN

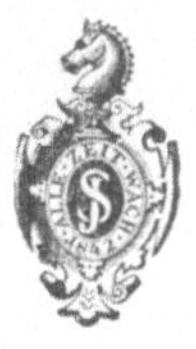

Springer-Verlag Berlin Heidelberg GmbH
1922

ISBN 978-3-662-23356-6      ISBN 978-3-662-25403-5 (eBook)
DOI 10.1007/978-3-662-25403-5

SEINEN KLINISCHEN LEHRERN

## HERRN GEHEIMRAT QUINCKE

UND

## HERRN GEHEIMRAT HIS

IN DANKBARER ERGEBENHEIT

# Vorwort.

Dieses Buch soll ein Leitfaden für den Studenten sein. Es ist in der Praxis entstanden und gibt das wieder, was ich für die ersten klinischen Semester als am vorteilhaftesten erkennen lernte. Vor allem lag mir daran, die unklaren und verwirrenden Begriffe von Skoda durch einfachere zu ersetzen.

Während die älteren Lehrbücher auf anatomischer Basis aufbauten, haben die neueren die Röntgenmethode, die Beobachtungen am Lebenden benutzt. Diese neue Grundlage ist neben der alten zur Kontrolle und Ergänzung heute unentbehrlich und deshalb auch von mir angewandt. Ich möchte aber betonen, daß auch die Röntgenmethode nur „eine" Hilfe von vielen ist und daß besonders der Klinizist sich hüten muß, diese Methode zu überschätzen.

Die mikroskopischen und chemischen Methoden sollten im ersten klinischen Semester etwas zurückgestellt werden; wichtig scheint mir dasjenige, was man mit dem unbewaffneten Auge am entkleideten menschlichen Körper sehen und auf einfache Weise tastend nachweisen kann. Diese Richtung wird heute mehr gepflegt als früher. Ich hielt es daher für angebracht, das Kapitel Inspektion und Palpation breiter auszuführen.

Zum Verständnis der voraufgegangenen allgemeinen Darstellung habe ich noch verschiedene spezielle Krankheiten und Untersuchungsmethoden besprochen, und zwar nur jene, die in erster Linie in propädeutischen Kursen angezogen werden.

Einen besonderen Wert habe ich gelegt auf die Veranschaulichung durch schematische Abbildungen; ich bitte den Klinizisten bei den Hinweisvermerken die betr. Zeichnung aufzuschlagen.

Das Büchlein, 1914 bereits fertiggestellt, konnte des Krieges wegen erst heute erscheinen.

Herrn W. Jüttner-München, der in bereitwilligster Weise mir die schematischen Zeichnungen anfertigte, spreche ich auch an dieser Stelle meinen verbindlichsten Dank aus.

Köln, im Mai 1918.

Der Verfasser.

## Vorwort zur 2. Auflage.

Ich habe nur wenig geändert und hoffe, daß auch diese 2. Auflage eine freundliche Aufnahme findet.

Köln, im November 1919.

Der Verfasser.

## Vorwort zur 3. Auflage.

Die spezielle Diagnostik ist in der 3. Auflage erweitert worden. Insbesondere habe ich mich auf den Vorschlag vieler Klinizisten entschlossen, eine kurze Einführung in das Gebiet der Nervenkrankheiten anzufügen. Das Buch soll ein Leitfaden sein und bleiben, nicht ein Grundriß, der auf Vollständigkeit Anspruch macht. Ich habe nicht beabsichtigt, eine Aufzählung der Krankheitssymptome zu geben, aber ich bin oft gezwungen gewesen, obwohl gerade das eine Kritik auslösen kann, Krankheitsbilder in Stichwörtern oder skizzenhaft anzuführen. Das Kapitel Nervenkrankheiten will ich dann, wenn es in vorliegender Form Anklang findet, demnächst mit schematischen Abbildungen versehen.

Köln, im November 1921.

Der Verfasser.

# Inhaltsverzeichnis.

## Allgemeine Diagnostik.

# Allgemeine Diagnostik.

## A. Perkussion.

### Physikalische Vorbemerkungen.

Der Schall wird durch schwingende Bewegungen elastischer Körper auf die umgebende Luft übertragen, erregt hier Luftwellen, d. h. aufeinanderfolgende Verdichtungen und Verdünnungen, die unserem Ohr vermittelt den Gehörseindruck eines Schalles geben. Der Schall pflanzt sich in der Luft (nicht im luftleeren Raum) nach allen Seiten fort, die Geschwindigkeit ist eine sehr verschiedene. Während der Schall in der Luft 330 m in einer Sekunde zurücklegt, beträgt die Schallgeschwindigkeit in Wachs 941 m, in Paraffin 1422 m, in Wasser 1435 m, in Glas, Eisen, Stahl 5600 m, die in Holz 4—6000 m. Von den bekanntesten Holzarten haben Tannen- und Lindenholz die höchste Geschwindigkeit. Der Schall, gegen feste Gegenstände geworfen, reflektiert (Echo). Treten die Schallwellen an einen Körper, der dieselben Schwingungen machen kann wie der auslösende, so können die primär anregenden Schwingungen unter Umständen erheblich verstärkt werden (Resonanz, Resonanzboden des Klaviers). Dieses Mitklingen kann auch dann ausgelöst werden, wenn die Schwingungen in eine am unteren Ende verschlossene Röhre hineinfallen. Hier werden dann durch das Zusammenwirken (Interferenz) der zurückgeworfenen Wellen mit den neueinfallenden sogenannte stehende Wellen ausgelöst. Beim Perkutieren über dem offenen Ende eines Zylinders ist der ausgelöste Klang abhängig von der Höhe des Zylinders und dem Durchmesser. Je höher der Zylinder und je breiter der Zylinder, desto tiefer der Ton. Der Klang ist ferner abhängig von der Weite der Öffnung. Wird die Öffnung verengt, so wird der Ton tiefer.

Physikalisch unterscheidet man bei den Schallempfindungen Ton, Klang, Geräusch.

Unter Ton versteht man die durch einfache, pendelartige Bewegung hervorgebrachte Schallerscheinung, unter Klang die durch regelmäßige Schwingungen, unter Geräusch die durch unregelmäßige Schwingungen hervorgebrachten Gehörseindrücke. Ein Klang ist also aus Tönen zusammengesetzt. Die Höhe des Klanges wird bestimmt nach der Höhe des verstärkten Tones, des „Grundtones"; die übrigen Töne nennt man „Obertöne".

Beim Ton (Schall) unterscheidet man die

Stärke, abhängig von der Größe der Schwingungsexkursionen, die

Höhe, abhängig von der Zahl der Schwingungen, und die

Klangfarbe, (Timbre), abhängig von der Form der Schwingungen.

Durch Anschlag an den menschlichen Körper können wir nur Geräusche erzeugen. Eine Ähnlichkeit mit Klang bekommen wir beim Anschlag an den unter bestimmter Spannung stehenden lufthaltigen Magen. Im allgemeinen kann man bei den Schallerscheinungen des Perkussionsschalles unterscheiden zwischen laut und leise, hoch und tief. Laut entspricht oft, aber nicht immer, einem hoch (hell), leise einem tief (gedämpft oder dumpf). Gedämpft klingt

z. B. der Perkussionsschall der Leber oder der Muskulatur. Eine Schallqualität, der wir bald begegnen werden, und die sich mit den genannten Qualitäten hoch (hell), tief (dumpf — gedämpft), allein nicht benennen läßt, ist der tympanitische Schall (Paukenschall). Das Tympanitische kann hell sein und kann gelegentlich relativ gedämpft sein, d. h. eine Mittelstellung zwischen hell und gedämpft einnehmen.

Die Schallqualitäten des Perkussionsschalles haben im allgemeinen ein ganz bestimmtes Timbre, so daß es bei einiger Übung gelingt, hier Grundwerte zu schaffen. Diese können nur durch Übung gewonnen werden, da es nicht möglich ist, sie physikalisch exakt zu analysieren.

# I. Allgemeines.

Unter **Perkussion** (percutere erschüttern) versteht man die Methode, durch Anschlag Körperteile in Schwingung zu versetzen und damit Schallerscheinungen auszulösen. Die Schwingungen treffen stets die äußeren Teile (Haut, Fett, Muskulatur, Knochen); bei stärkerem Anschlag auch die inneren Organe (Lunge, Herz, Leber usw.). In den meisten Fällen wollen wir das letztere erreichen. Es ist also, um ein inneres Organ in Schwingung zu versetzen, jedesmal eine Miterschütterung der äußeren Teile notwendig. Wie diese technisch auf ein Mindestmaß beschränkt werden kann, darüber später. Die Schallerscheinungen sind verschieden, je nachdem

a) der angeschlagene Körperteil den Schall gut leitet, d. h. lokal oder allgemein gut schwingt;

b) andere Teile (benachbarte Organe) mitschwingen.

Die Schallerscheinungen sind abhängig, was insbesondere die inneren Organe angeht, von

1. Größe und Form des Organs,

2. Beschaffenheit des Organs besonders vom Luftgehalt, dann von der Spannung, Elastizität,

3. Intensität (Ausbreitung, Tiefe) der Erschütterung.

## Perkussionsmethoden.

Wie perkutiert man?

Man perkutiert entweder

1. unmittelbar = direkt oder

2. mittelbar = indirekt.

**1. Die unmittelbare, direkte Perkussion.** Sie wurde zuerst von Auenbrugger (1761) ausgeübt (s. S. 4) und besteht darin, daß man mit den Spitzen der aneinandergelegten gebogenen Finger gegen den Thorax anschlägt. Die ausgelösten Schallerscheinungen sind relativ leise. Die Methode ermöglicht zu gleicher Zeit zu tasten, d. h. eine Veränderung in der Resistenz durch das Tastgefühl zu erkennen (vgl. S. 51).

**2. Die mittelbare, indirekte Perkussion.** Die Methode besteht darin, daß man entweder mit einem Perkussionshammer auf ein aufgelegtes Plättchen aus Metall, Elfenbein, Zelluloid, Hartgummi (Plessimeter) oder mit dem Mittelfinger der einen auf den aufgelegten Mittel- oder Zeigefinger der anderen Hand klopft. Gegenüber der direkten Perkussion hat die Methode den Vorteil, daß die Schallerscheinungen lauter,

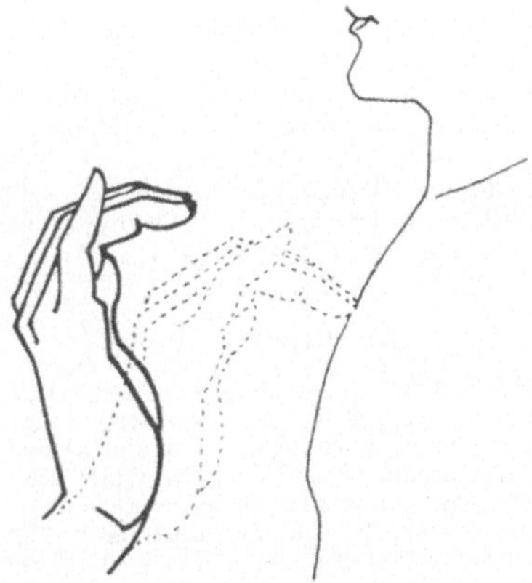

Abb. 1. Direkte Perkussion.

topographisch besser begrenzbar sind, und daß es gelingt, größere Er-
schütterungen hervorzurufen, ohne dem Patienten Schmerzen zu verursachen.

## Technisches.

Es empfiehlt sich für den Anfänger die Hammer-Plessimeter-
methode. Der Geübtere benutzt im allgemeinen die Finger-Fingerperkussion. Der Finger der linken Hand muß fest auf die Haut des
Patienten aufgelegt werden. Das Plessimeter soll nicht zu breit, hand-
lich sein und ist stets fest aufzusetzen.

Der Hammer muß leicht sein und ein gutes festes Gummi haben,
da sonst der Eigenton des Plessimeters zu sehr in den Vordergrund tritt.

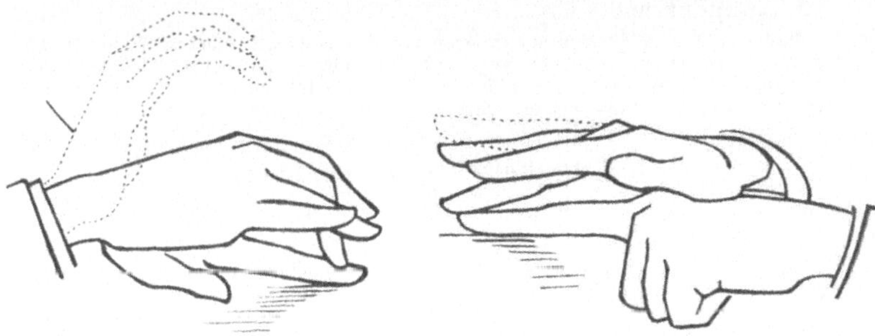

Abb. 2. Starke Perkussion (Methode $\alpha$).

Abb. 3. Schwache Perkussion (Methode $\beta$).

Bei der Finger-Fingerperkussion (die Finger-Plessimeterperkussion
empfiehlt sich nicht) ist auf folgendes zu achten:

Will man stark perkutieren, so erreicht man dies am besten dadurch, daß man den als Hammer dienenden Finger im ersten Gelenk annähernd rechtwinklig beugt und hiermit das Mittelglied oder Endglied des Zeigefingers der anderen Hand anschlägt (Methode $\alpha$).

Will man schwach oder leise perkutieren, so schlägt man am besten mit dem flachgehaltenen Mittelfinger auf Zeige- oder Mittelfinger auf. Auch bei dieser Perkussion ist das als Plessimeter dienende Fingerglied fest aber schonend, aufzulegen (Methode $\beta$).

## Geschichtliches.

Die unmittelbare Perkussion wurde zuerst angewandt von Auenbrugger-Wien (Inventum novum ex percussione thoracis, Vindobona 1761). Auenbruggers Werk, fast vergessen, wurde übersetzt und besonders anerkannt durch Corvisart, Leibarzt Napoleons, 1808. Von Corvisart stammt der Ausspruch: „Nollem esse medicus sine percussione et auscultatione." Corvisart war Zeitgenosse von Laennec (s. S. 53). Die topographische Perkussion wurde besonders ausgebaut von Piorry-Paris, der zuerst das Elfenbeinplessimeter anwandte (1827), der aber auch schon die Finger-Fingerperkussion benutzte. Die Hammerplessimeterperkussion wurde eingeführt durch Wintrich (Erlangen) 1841. Besondere Verdienste um den Ausbau der Perkussion hatte Skoda-Wien 1839, in späterer Zeit C. Gerhardt (Würzburg-Berlin † 1903). Von Heubner stammt die Stäbchenplessimeterperkussion, von Goldscheider die Schwellenwertsperkussion.

# II. Die beim Perkutieren des menschlichen Körpers auslösbaren Schallerscheinungen.

Wenn man mittelbar oder unmittelbar am menschlichen Körper perkutiert, so kann man im wesentlichen unterscheiden folgende 3 Schallqualitäten:

1. Schenkelschall.
2. Magendarmschall.
3. Lungenschall.

Daß bei der Perkussion der inneren Organe stets die äußeren Teile (Haut, Fett, Muskulatur) mitschwingen, wurde oben bereits erwähnt. Das Mitschwingen der äußeren Teile wird bei der Finger-Fingerperkussion dadurch wesentlich eingeschränkt, daß man den aufgelegten Finger fest der Haut anschmiegt.

## 1. Schenkelschall (Dämpfung).

Wenn man einen festen, nicht lufthaltigen Körper beklopft, z. B. einen Marmorblock, oder eine dicke Hausmauer, so erhält man einen leisen, kurz dauernden, hohen Schall. Beklopft man die Muskulatur des Körpers, z. B. die des Oberschenkels, so gibt diese einen ähnlichen Schall. Dieser Schall wird Schenkelschall genannt. Da der Schenkelschall kurz und gedämpft klingt, so spricht man auch von gedämpftem Schall oder von Dämpfung.

Alle nicht lufthaltigen Körperteile geben Dämpfung, daher die dicke Muskulatur der Extremitäten, ferner von den inneren Organen Herz, Leber, Milz, endlich pathologisch die mit

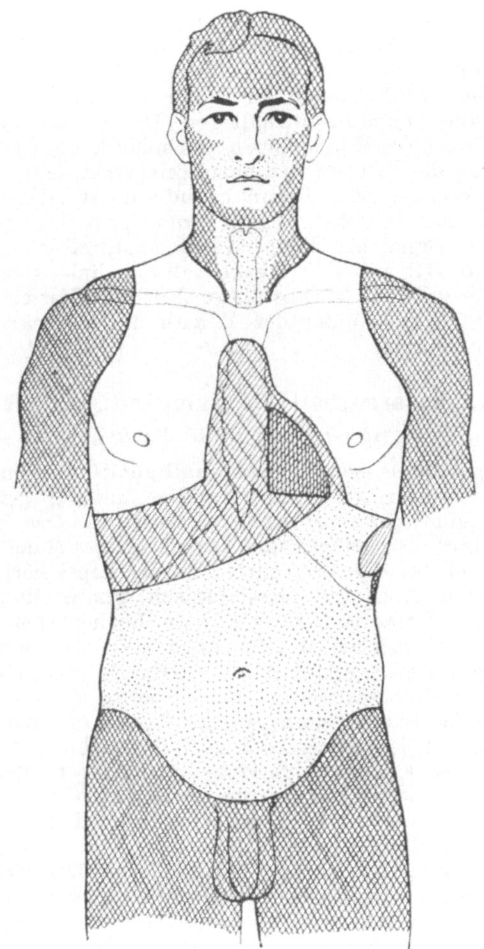

Abb. 4. Schallerscheinungen bei der Perkussion des menschlichen
Körpers.

    = Schenkelschall = Dämpfung.

    = Magendarmschall = tympanitischer Schall.

    = Lungenschall.

Flüssigkeit gefüllte Pleura, größere (maligne) Geschwülste, Zysten usw. Bei der Erschütterung der inneren Organe ist die Dämpfung nicht immer so intensiv wie beim reinen Schenkelschall, weil (wie z. B. bei der Perkussion der Leber und Milz) die in der Nähe dieser Organe liegenden lufthaltigen Därme mitschwingen. Je mehr man aber das Mitschwingen verhindert, oder je mehr man durch Übung die Nuancen herauszuhören lernt, desto besser wird man Organgrenzen oder Organveränderungen erkennen. Einen fast reinen Schenkelschall erzielt man physiologisch dort, wo das luftleere Organ der Körperwand unmittelbar anliegt (z. B. das Herz im III. und IV. Interkostalraum links vom Sternum), pathologisch dort, wo sich größere luftleere Massen (z. B. Tumoren oder Ergüsse) unter der Wand des Thorax oder Abdomens befinden.

## 2. Magendarmschall (= tympanitischer Schall)
### (τὸ τύμπανον = die Pauke).

Der Magendarm- oder Paukenschall entsteht im menschlichen Körper überall dort, wo wir glattwandige, mit Luft gefüllte Hohlräume von einer gewissen Größe perkutieren. Das ist der Fall physiologisch beim Magen und Darm, bei der Mundhöhle, beim Kehlkopf und bei der Luftröhre. In der Regel hört man über dem gesamten Abdomen physiologisch tympanitischen Schall (s. Abb. 4). Unter pathologischen Bedingungen kann aber auch über dem knöchernen Brustkorb statt des Lungenschalles (s. u.) tympanitischer Schall dann auftreten, wenn sich z. B. im Pleuraraum Luft ansammelt (Pneumothorax, s. Abb. 14, S. 20), oder wenn das Lungengewebe in größerer Ausdehnung zerstört und an seine Stelle ein mit Luft gefüllter Hohlraum getreten ist (Lungenkaverne, s. Abb. 13, S. 19). Tympanitisch oder mit tympanitischem Beiklang kann hier der Schall auch dann sein, wenn unter dem perkutierenden Finger sich kein Hohlraum, sondern sogar eine feste Masse befindet. Das ist der Fall, wenn die Alveolarräume in größerer Ausdehnung luftleer geworden sind (z. B. bei Pneumonie oder oberhalb eines pleuritischen Exsudates) (s. Abb. 12, S. 18 und vgl. S. 21).

Gegenüber dem Schenkelschall ist der Magendarmschall viel lauter, mit deutlich erkennbarer Resonanz und allmählich abklingenden Schallwellen, also länger andauernd. Er kann klanghaltig sein, d. h. aus einem Grundton mit harmonischen Obertönen bestehen. Steht der Hohlraum mit der Außenluft in Verbindung, so ist der Schall höher, wenn die Öffnung weit ist.

Beim Perkutieren des geöffneten Mundes ändert sich der Schall nach der Größe der Öffnung, d. h. er wird bei weiter Öffnung höher, bei enger tiefer.

Steht eine Lungenkaverne mit dem Bronchialbaum in Verbindung, so wird der über der Kaverne perkutierte tympanitische Schall ebenfalls beim Öffnen des Mundes höher, beim Schließen tiefer (Wintrichscher Schallwechsel, s. S. 22).

## 3. Lungenschall.

Lungenschall entsteht nur über der im Körper normal ausgebreiteten Lunge. Obwohl auch die Lunge stark lufthaltig ist, gibt sie keinen tympanitischen Schall. Der Lungenschall hat einen ganz besonderen Timbre. Für den Timbre sind offenbar zwei Momente maßgebend. Die Lunge steht 1. unter einer gewissen Spannung und besteht 2. aus vielen kleinen, durch elastische Membranen getrennten Hohlräumen (Alveolen). Wird eins von diesen beiden Eigentümlichkeiten aufgehoben, so tritt tympanitischer Schall oder Schenkelschall ein (s. Abb. 5 u. 6).

ad 1. Die Spannung bewirkt, daß die Schwingungen sich nicht gleichmäßig und gleichzeitig verteilen, sondern von Alveole zu Alveole fortgeleitet werden. Unser Ohr empfindet diese Fortleitung nicht, sondern hört nur eine Schallerscheinung, aber eine, die langsam abklingt. Wird die Spannung, unter der sich die Alveolen befinden, aufgehoben, so entsteht beim Perkutieren ein tympanitischer Schall. Die aus dem Thorax herausgenommene, also nicht mehr gespannte, schlaffe Lunge gibt diesen Schall.

ad 2. Wenn die Alveolen durch rote Blutkörperchen, Eiterkörperchen, durch Blutserum oder anderweitig ausgefüllt werden, dann hört man statt des Lungenschalls Schenkelschall.

Im Gegensatz zum Schenkelschall ist der Lungenschall laut, mit deutlicher Resonanz; im Gegensatz zum Magendarmschall ist er nie klangähnlich, d. h. nicht aus annähernd regelmäßigen Schwingungen zusammengesetzt.

Während es leicht gelingt, auch außerhalb des menschlichen Körpers Schenkelschall oder tympanitischen Schall, z. B. Schenkelschall über einer Leber, tympanitischen Schall über einer aufgeblasenen Schweinsblase, hervorzurufen, ist es nicht möglich, Lungenschall genau nachzuahmen. Beim Perkutieren eines mit Federn oder mit Roßhaar besonders fest gefüllten Kissens hört man einen Schall, der mit dem Lungenschall eine „gewisse" Ähnlichkeit hat. Vielleicht ist hier am meisten der eigentümliche Bau der Lunge nachgeahmt.

Die einem geschlachteten Tier entnommene Tierlunge gibt bei der Perkussion tympanitischen Schall. Um den Schall anschaulich zu machen, muß man die Lunge auf eine feste, nicht mitklingende Unterlage legen, z. B. auf einen Steinfußboden, aber nicht auf einen Tisch, weil dann so der Eigenton des Tisches überwiegt. Bläst man jetzt von der Trachea aus die Lunge auf, so geht der tympanitische Schall allmählich in einen nicht tympanitischen über. Diese Schallveränderung ist dadurch bedingt, daß infolge der größeren Spannung diskontinuierliche Schwingungen entstehen. Läßt man die eingeblasene Luft allmählich wieder entweichen, so entsteht nach und nach wieder der tympanitische Schall. Dasselbe Experiment kann man mit einer Schweinsblase machen, die man aufbläst. Diese Experimente beweisen den Übergang des tympanitischen Schalles in den nicht tympanitischen zugleich mit der erhöhten Spannung. Sie zeigen andererseits aber auch, daß die aus dem Organismus herausgenommene Lunge, obwohl die alveoläre Struktur bleibt, keinen Lungenschall gibt, sondern im schlaffen Zustande einen tympanitischen,

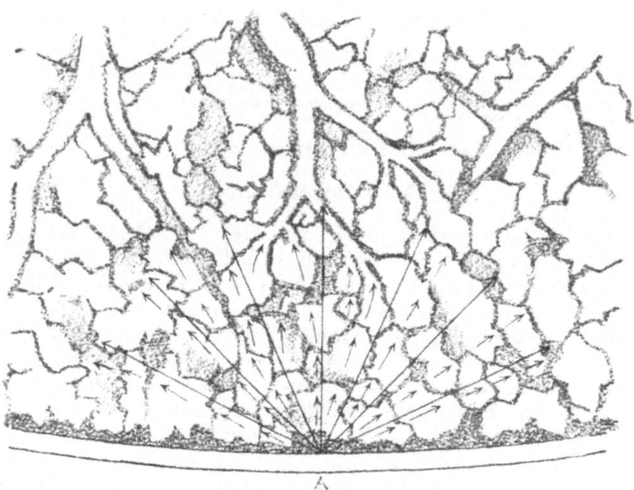

Abb. 5. Ausbreitung des Perkussionsstoßes in der normalen Lunge.
Die Richtung des Stoßes im ganzen soll durch die großen Pfeile angedeutet
werden, den Verlauf des Stoßes von Alveole zu Alveole sollen die kleinen Pfeile
wiedergeben. Da die Erschütterung von Alveole zu Alveole läuft, so erreicht
der Schall erst nach einiger Zeit den Bronchialbaum und klingt ganz allmählich ab.

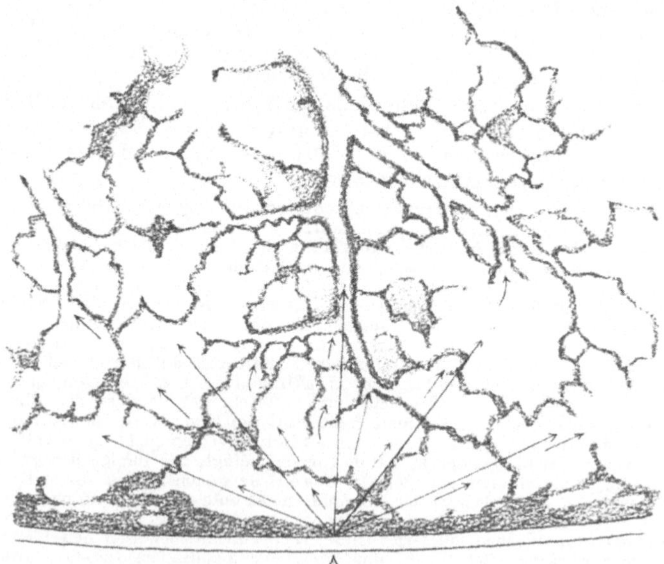

Abb. 6. Ausbreitung des Perkussionsstoßes in der emphysematösen
Lunge (schematisch).
Die Alveolarräume sind sehr groß, die Scheidewände dünn, teilweise eingerissen.
Die Stoßwellen treffen also (vgl. Abb. 5, normale Lunge) größere Hohlräume
und erreichen relativ schnell den Bronchialbaum. So erklärt sich der Schachtelton.

im aufgeblasenen einen zwar nicht tympanitischen, aber von dem Lungenschall wesentlich verschiedenen, vielmehr dem Schenkelschall
ähnelnden.

Als vierte Schallqualität könnte man noch unterscheiden „Knochen-
schall". Der Schall des Knochens ist dort, wo der Knochen unmittelbar perkutiert werden kann (also z. B. am Schädel, am Handrücken usw.) viel lauter
als der Muskelschall, Schenkelschall. Praktisch hat diese Schallerscheinung
keine Bedeutung.

Wie sehr Fett und Muskulatur „dämpfen", davon kann man sich leicht
überzeugen. Klopft man mit dem Mittelfinger der rechten Hand auf den
Proc. styl. radii links, so erhält man einen ziemlich lauten Schall; klopft man
aber 1—2 cm höher, d. h. zentral, so ist der Schall wesentlich leiser.

### Schachtelton (Kissenton) (s. Abb. 6).

Der Lungenschall kann unter Umständen einen leichten tympanitischen Beiklang haben, z. B. beim Lungenemphysem (griech. = aufgeblasen = überdehnt), wenn es sich um eine stärkere Entspannung des
Lungengewebes handelt. Der hier entstehende Schall bildet gewissermaßen eine Zwischenstufe zwischen dem Lungenschall und dem Magendarmschall und kann Ähnlichkeit haben mit demjenigen Schall, den man
beim Perkutieren einer leeren Schachtel oder eines Kissens bekommt.
Dieser Schall wird daher nach Biermer Schachtel- oder Kissenton genannt
(s. S. 23).

### Metallklang (s. S. 21).

### Münzenklirren (s. S. 22).

## Die von anderer Seite geübte Nomenklatur des Perkussionsschalles.

Die zum Verständnis der Terminologie des Perkussionsschalles
notwendigen physikalischen Grundbegriffe sollen im folgenden
kurz rekapituliert werden.

Die Qualitäten des Perkussionsschalles werden von den verschiedenen Seiten sehr verschieden angegeben. Im wesentlichen
stützt man sich auf die Nomenklatur von Skoda.

Skoda unterschied folgende Begriffe:

1. hoch oder tief;
2. hell oder gedämpft;
3. voll oder leer;
4. tympanitisch oder nicht tympanitisch.

Diese Nomenklatur wurde in den folgenden Jahren von vielen
Autoren beibehalten. Nur statt des Begriffes „hell oder gedämpft"
setzte man später den Begriff „laut oder leise" und statt des Begriffes „voll oder leer" den Begriff „lang anhaltend oder kurz
dauernd". Dementsprechend heißt die heute z. B. von Müller-
Seifert angegebene Nomenklatur:

1. hoch oder tief;
2. laut oder leise (Skoda: hell oder gedämpft);

3. lang anhaltend oder kurzdauernd (Skoda: voll oder leer);
4. klangähnlich oder nicht klangähnlich (Skoda: tympanitisch oder nicht tympanitisch).

Will man diese Nomenklatur verstehen, so muß man sich der oben S. 1 u. 2 auseinander gesetzten physikalischen Unterschiede des Schalles erinnern. Wie oben erwähnt, ist der Schall abhängig:

1. von der Zahl der Schwingungen (hoch oder tief);
2. von der Amplitude der Schwingungen (laut oder leise);
3. von der Dauer der Schwingungen (lang anhaltend oder kurz dauernd).

Nach dieser Nomenklatur würde man also bezeichnen:

1. Den Schenkelschall, den Schall der luftleeren Organe, als: hoch, leise (gedämpft oder dumpf), kurz dauernd (leer).

2. Den Magendarmschall (Schall von Magen-Darmkanal, Mundhöhle, Kehlkopf, Lungenkavernen) als: tympanitisch.

Der Schall kann hoch oder tief sein, abhängig von der Größe des Luftraumes und der Spannung der Wand. Der Schall kann laut oder leise sein; im allgemeinen ist er laut. Er kann lang anhaltend oder kurz dauernd sein; im allgemeinen ist er lang andauernd (voll). Wir würden also den Magendarmschall nach der Nomenklatur von Skoda usw. bezeichnen: tympanitisch, laut (hell), lang anhaltend (voll).

3. Der Lungenschall, also der Schall der im Thorax unter normalen Verhältnissen ausgebreiteten Lunge, ist, wie oben erwähnt, so charakteristisch, daß ein Vergleich mit anderen Schallqualitäten aus der Natur schwer wird. Nach der Nomenklatur von Skoda usw. würde man ihn bezeichnen als tief, laut (hell), lang dauernd (voll), nicht klangähnlich (nicht tympanitisch). Die wesentlichsten Charakteristika sind laut und nicht tympanitisch.

Im allgemeinen kann man an folgenden Grundsätzen festhalten:

Die lufthaltigen Organe (Lunge, Magendarmkanal) geben einen tiefen, lauten, langanhaltenden Schall, die luftleeren einen hohen, leisen, kurz dauernden Schall. Von den beiden lufthaltigen Organen (Magen, Lunge) gibt der Magen einen klangähnlichen (tympanitischen), die Lunge einen nicht tympanitischen Schall.

Wie oben auseinandergesetzt, sind die Skodaschen Ausdrücke hell oder gedämpft, neuerdings ersetzt durch laut oder leise, die Ausdrücke voll oder leer, neuerdings ersetzt durch lang anhaltend oder kurz dauernd. Skoda prägte den Ausdruck „voll", offenbar mit Rücksicht auf die Klangfarbe; er nannte den vollen Schall „länger anhaltend wie über einen größeren Raum verbreitet". Dieser volle Schall wird wohl auch sonorer (Lungen-)Schall genannt, im Gegensatz zu dem kurzen (verkürzten) Schall. Aus dem Vergleich dieser beiden Begriffe resultiert der Ausdruck Schallverkürzung. Dieser Ausdruck Schallverkürzung bedeutet „leerer", d. h. „kurz dauernder" gegenüber einem „vollen", d. h. dem

„langdauernden Schall". Der verkürzte Schall ist in der Regel aber auch höher und leiser.

Eine Begriffsverwirrung ist leider entstanden dadurch, daß in der Nomenklatur zeitweise luftleer mit leer bezeichnet wurde (statt gedämpft oder dumpf, Skoda). Auf diese Weise entstand der Begriff „Herzleerheit" statt Herzdämpfung; neuerdings hat man diesen Begriff wieder fallen lassen.

Zusammenfassung.

1. Schenkelschall = Dämpfung = Schall der luftleeren Organe: kurz, leise (gedämpft), hoch.

2. Magendarmschall = tympanitischer Schall = Schall der lufthaltigen Organe: tympanitisch, lang (voll), laut.

3. Lungenschall = Schall der normal im Thorax ausgebreiteten Lunge: nicht tympanitisch; lang (voll); laut.

| | Hoch oder tief, abhängig von der Zahl der Schwingungen | laut oder leise (hell oder gedämpft), abhängig von der Amplitude der Schwingungen | lang anhaltend oder kurz dauernd (voll oder leer), abhängig von der Dauer d. Schwingung. | tympanitisch oder nicht tympanitisch (klangähnlich oder nicht klangähnlich) |
|---|---|---|---|---|
| Schenkelschall | hoch | leise | kurz | nicht tympanitisch |
| Magendarmschall | hoch oder tief | laut (oder relativ leise) | lang | tympanitisch |
| Lungenschall | tief | laut | lang | nicht tympanitisch |

## Neuere physikalische Untersuchungen über den Perkussionsschall.

Durch Messungen mit dem Mikrophon und mit dem Phonographen und durch die Anwendung großer, besonders eingestellter Resonatoren hat man versucht, den Perkussionsschall näher zu analysieren. Die Untersuchungen, die besonders von Friedrich Müller und seiner Schule gefördert worden sind, haben unsere Kenntnisse über den Perkussionsschall so erheblich erweitert, daß es mir wichtig schien, sie hier kurz anzuführen. Ich gebe hier im folgenden die Ergebnisse von Friedrich Müller zum Teil wörtlich wieder. (Vgl. Fr. Müller, Diagnostik der Lungenkrankheiten, Zeitschrift für ärztliche Fortbildung 1912, Nr. 14.)

1. Schenkelschall: Der Schenkelschall klingt sehr schnell ab, dauert nur 0,28 Sekunden, d. h. etwa die Hälfte der Zeit, die der Lungenschall andauert; dieser dauert 0,42 Sekunden. Der Schenkelschall besteht hauptsächlich aus hohen Tönen; die tiefen Töne, die den Lungenschall charakterisieren, fehlen beim Schenkelschall völlig. Der Schall über dem Herzen ist nicht allein daran erkennbar, daß er kürzer, sondern auch daran, daß er höher und leiser wird.

2. Magendarmschall: Der tympanitische Schall des Magens liegt um zwei Oktaven höher als der normale Lungenschall. Er entspricht den Tönen vom einfach gestrichenen e bis a, entsprechend den Schwingungszahlen von 320—450.

3. Der Lungenschall: Der Lungenschall besteht aus tiefen Grundtönen
und höheren Obertönen. Die Grundtöne gehen bis auf das A, selbst bis auf
das Kontra A herab. Die Obertöne reichen bis zum zweifach gestrichenen c.
Die Amplitude des Lungenschalles ist um ein mehrfaches größer als die des
Schenkelschalles, d. h. der Lungenschall ist erheblich lauter. Der Lungenschall

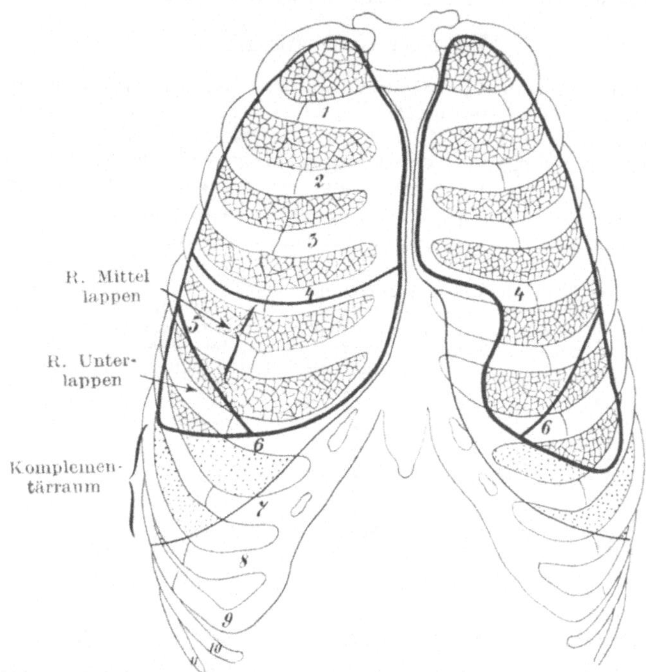


Abb. 7. Lungengrenze, Grenze der Lungenlappen, Pleuragrenzen,
Komplementärraum der Pleura. Ansicht von vorne.

Praktisch wichtig ist 1. die Lage des rechten Mittellappens, der im wesentlichen
nur vorn gelegen ist und hier den Raum zwischen der 4. und 6. Rippe einnimmt,
nach unten begrenzt von dem zipfelartig bis zur Mamillarlinie vorspringenden
rechten Unterlappen. 2. Die Grenze zwischen Ober- und Unterlappen, die
vom 4. Proc. spin. beiderseits gleichmäßig schräg nach abwärts läuft. 3. Die
Incisura cardiaca (im wesentlichen der absoluten Herzdämpfung entsprechend).
4. Der Komplementärraum, besonders bei der Verschiebung der Lungen-Lebergrenze und der hinteren unteren Lungengrenzen für die Erkennung der Elastizität
der Lungen von Bedeutung.


klingt sehr langsam ab, dauert lang, d. h. bis zu 0,42 Sekunden (s. oben). Die
Lungenspitzen und die Lungenränder geben einen etwas höheren und leiseren
Schall als die mittleren und unteren Partien der Lunge. Beim Emphysem und
beim Pneumothorax liegt der Grundton besonders tief, bei starker Infiltration
der Lunge und über großen pleuritischen Exsudaten fehlen die tiefen Töne

völlig, bei leichter Infiltration der Lungenspitzen ist der Schall höher, d. h
die tiefen Töne treten zurück, der Schall ist von kürzerer Dauer.

## III. Perkussion der inneren Organe.

Wie in Kapitel II S. 4 auseinandergesetzt, unterscheiden wir
Schenkelschall, Magendarmschall, Lungenschall.

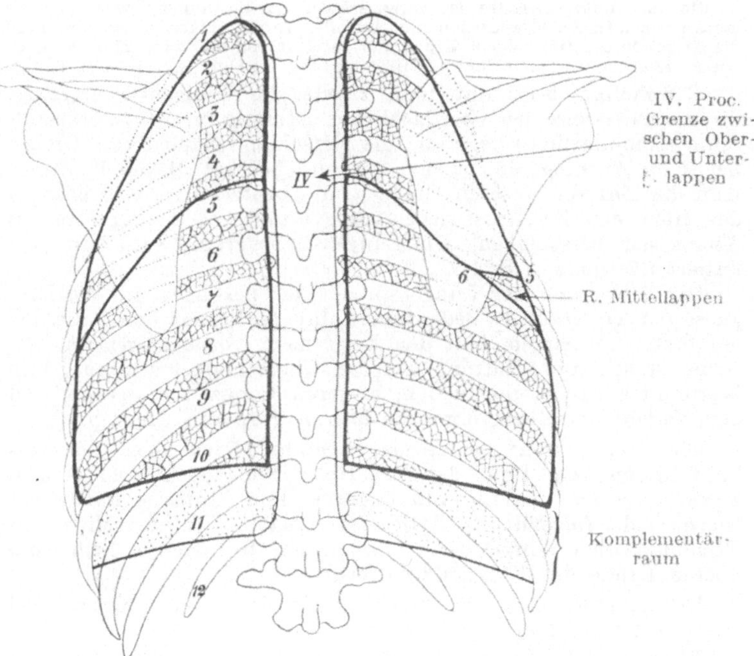


Abb. 8. Grenzen der Lungenlappen, Komplementärraum der Pleura. Ansicht
von hinten.

Auf dieser Basis wollen wir die bei der Perkussion der inneren
Organe vorkommenden Schallqualitäten besprechen.

### 1. Perkussion der Lungen.

Den charakteristischen Lungenschall (s. S. 7) findet man
überall da, wo die normal lufthaltige Lunge der Thoraxwand
anliegt. Er ermöglicht die topographische Abgrenzung der Lunge.

Die normalen Grenzen sind folgende:

Obere Grenze: Verläuft vom Proc. spin. des 7. Halswirbels = Vertebra prominens oder vom I. Brustwirbel, in einer bogenförmigen, nach oben konvexen Linie nach vorn zum Sternoklavikulargelenk. Die Grenzen stehen beiderseits ungefähr gleich hoch, an der höchsten Stelle etwa 3—5 cm über der Klavikula.

Untere Grenze: Die rechte untere verläuft vom VI. Interkostalraum vorne in der Mamillarlinie (Lungen-Lebergrenze) bogenförmig nach hinten, erreicht in der mittleren Axillarlinie die 8.—9., in der Skapularlinie die 10. Rippe und endet hinten in der Höhe des Proc. spin. des XI. Brustwirbels (s. Abb. 8).

Die linke untere Grenze ist vorne schwer zu bestimmen, weil hier der laute tympanitische Magenschall mitschwingt. In der linken Achselhöhle liegt die Grenze in der Höhe der 9. Rippe und verläuft von hier zum XI. Proc. spin. Diese linke Grenze spielt für die Milzdämpfung eine gewisse Rolle (s. S. 42).

Gewöhnlich bestimmt man zuerst die Lungen-Lebergrenze, die normalerweise bei oberflächlicher Atmung im VI. Interkostalraum (Mamillarlinie) liegt und die Verschieblichkeit dieser Grenze bei tiefer Atmung, die normal 3—4 cm beträgt. Dann bestimmt man die hinteren unteren Grenzen, die beiderseits gleich hoch in der Höhe des XI. Brustwirbels stehen und ca. 3 cm bei tiefem Atmen sich verschieben. Die Lungen-Lebergrenze wird leise perkutiert (Methode $\beta$, S. 4).

Die Perkussion der Lungenspitzen hat besonders für die Diagnose der Tuberkulose Bedeutung. Man perkutiert den Patienten am besten im Sitzen, läßt den Kopf nach vorne neigen und die Arme in schlaffer Haltung auf die Oberschenkel stützen. Man bestimmt zunächst die oberen, hinteren Grenzen beiderseits und den Verlauf derselben, dann die oberen vorderen Grenzen.

Die Grenze steht beiderseits ungefähr gleich hoch. Sie verläuft hinten vom Proc. des VII. Halswirbels leicht schräg nach abwärts, vorne im Trig. colli laterale, dem hinteren Rande des Sternocleido folgend zur Artic. sterno-clavic. In der Mitte des Trigonum über dem Musc. lev. scap. ist die Grenze 3 cm vom oberen Rande der Klavikula entfernt.

Die perkussorische Verschieblichkeit der oberen Grenze bei tiefer Atmung ist eine geringe.

Wenn man bei leiser Perkussion nicht nur die inneren, sondern auch die äußeren Begrenzungen der Lungenspitzen feststellt, dann erhält man ein Schallfeld, das sich über den Spitzen verjüngt und nach vorne und hinten verbreitert. Dieses Schallfeld nennt man das Krönigsche Schallfeld. Das Schallfeld entspricht nicht der anatomischen Begrenzung der Lungenspitzen, sondern ist breiter. Im allgemeinen ist die praktische Bedeutung dieses Schallfeldes nicht sehr groß, hauptsächlich deshalb, weil es perkussorisch schwierig ist, das Schallfeld abzugrenzen. Zu berücksichtigen ist aber auch, daß schon rein anatomisch beide Lungenkuppen sehr ungleichmäßig konfiguriert sind und infolgedessen gerade Unterschiede in der Größe des Schallfeldes physiologisch erklärt werden können. Unscharfe Begrenzung des Krönigschen Schallfeldes spricht für infiltrative Prozesse (Tuberculosis pulmonum), ebenso wie eine merkliche Differenz in der Breite, besonders hinten gegen die Wirbelsäule zu.

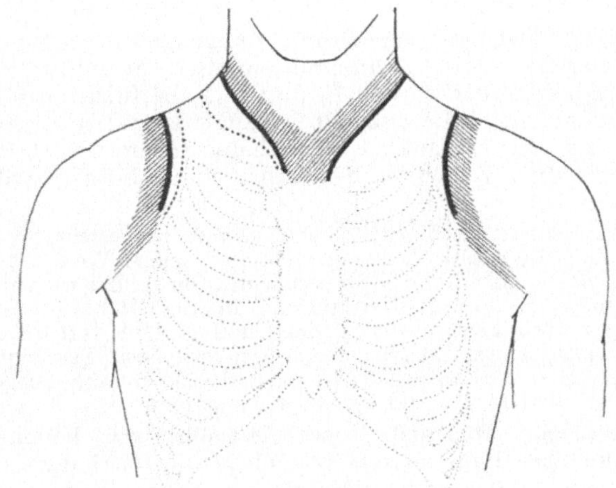

Abb. 9.  Krönigsches Schallfeld (am Spitzenisthmus ca. 4 cm breit).
———— Normale Grenzen.
. . . . Verlauf der Grenzen bei r. Tbc. pulm.

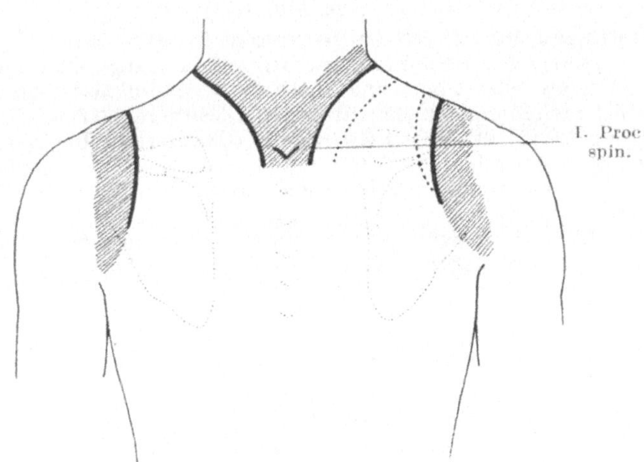


Abb. 10.  Krönigsches Schallfeld.
———— Normale Grenzen.
. . . . Verlauf der Grenzen bei r. Tbc. pulm.

Veränderungen der normalen Perkussionsgrenzen.

**Einseitiger Tiefstand der oberen Lungengrenze** bedeutet oft Schrumpfung einer Spitze, chronisch entzündliche Infiltration des Lungengewebes (Tuberkulose). In diesem Falle findet man neben dem Tiefstand eine Dämpfung über dem erkrankten Bezirk, ein Zurückbleiben der erkrankten Seite beim tiefen Atmen (s. u.), oft eine einseitige Vertiefung der Supra- (und Infra-)Klavikulargrube.

Hat man einseitigen Tiefstand einer Spitze festgestellt, so ist zu berücksichtigen, ob dieser Tiefstand nicht auf andere Weise als durch Schrumpfung einer tuberkulösen Spitzeninfiltration erklärt werden kann. So kommen z. B. geringe Unterschiede in der Höhe der Grenze auch bei gesunden Leuten vor, geringe und größere Differenzen bei Asymmetrie des Thorax, insbesondere bei Kyphoskoliose. Schrumpfungsprozesse ähnlicher Art können sich auch entwickeln nach Lungenentzündungen, besonders nach interstitieller Pneumonie.

**Gleichmäßiger Tiefstand beider Lungenspitzen** kommt vor hauptsächlich bei doppelseitiger Lungenspitzentuberkulose.

**Gleichmäßiger Hochstand beider Lungenspitzen** findet sich bei hochgradigem Lungenemphysem, zugleich mit einer lokalen (kissenartigen) Vorwölbung der Supraklavikulargegend.

**Tiefstand der unteren Lungengrenzen** kommt vor:
1. einseitig bei einseitigem Lungenemphysem (sehr selten);
2. doppelseitig, hauptsächlich bei Lungenemphysem; dann vorübergehend im asthmatischen Anfall.

**Hochstand der unteren Lungengrenzen** kommt vor:
1. einseitig bei Schrumpfungsprozessen in Lunge oder Pleura (nach interstitieller Pneumonie, nach seröser, fibrinöser, eiteriger Brustfellentzündung), rechtsseitig bei Lebervergrößerung, linksseitig bei Atonie des linken Zwerchfells (Eventeratio diaphragm.);
2. doppelseitig bei Druck von unten durch Luft (Meteorismus), Flüssigkeit (Aszites), Bauchtumoren und durch den graviden Uterus.

Bei allen Veränderungen der unteren Lungengrenzen messe man die oft beträchtlich verminderte Verschieblichkeit der Lungen-Lebergrenze beim tiefen Atmen.


Veränderungen des normalen Lungenschalls.

Der charakteristische Lungenschall kann sich verändern, aber geringe Veränderungen des spezifischen Timbre sind oft schwer zu erkennen. Ist z. B. die Lunge durch entzündliche Prozesse luftleer geworden, so gibt sie die für die nicht lufthaltigen Organe charakteristische Dämpfung. Es ist aber begreiflich, daß bei der oft langsamen Entstehung solcher Prozesse sich der normale Timbre e r s t n a ch und nach verliert, um schließlich einem reinen Schenkelschall Platz zu machen. Nur durch Vergleich mit den gesunden Lungenpartien gelingt es, die Anfangsstadien der erkrankten Bezirke zu erkennen und abzugrenzen. Besonders schwer kann das sein, wenn schon die gesunden Lungenpartien leicht entspannt sind und Schachtelton geben (s. S. 9).

Statt des Lungenschalls kann über der Lunge bei krankhaften Prozessen entstehen:

1. D ä m p f u n g (Schenkelschall),
2. t y m p a n i t i s c h e r S c h a l l oder
3. D ä m p f u n g m i t t y m p a n i t i s c h e m B e i k l a n g.

<h2 style="text-align:center">I. D ä m p f u n g (S c h e n k e l s c h a l l)</h2>

entsteht:

1. wenn der Luftgehalt der Alveolen wesentlich vermindert ist oder

2. wenn zwischen Lunge und Brustraum luftleere Massen (Flüssigkeit, Eiter, Blut, Tumormassen) sich angesammelt haben.

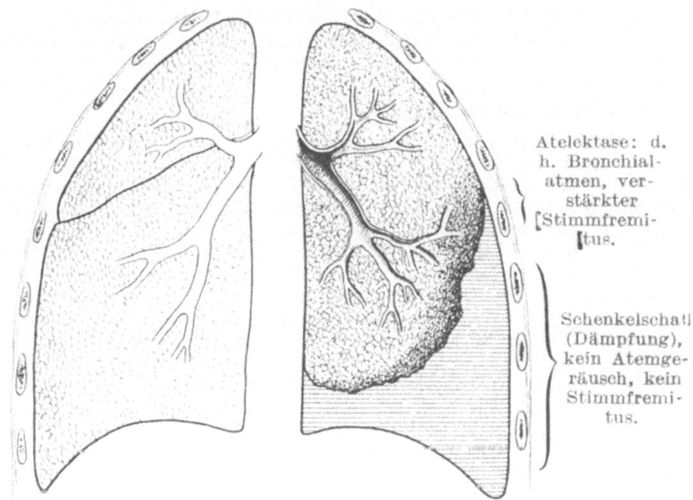


Abb. 11. **S t ä r k e r e r E r g u ß im r e c h t e n B r u s t f e l l, K o m p r e s s i o n s · a t e l e k t a s e o b e r h a l b d e s E r g u s s e s.**
Im Bereiche des Ergusses findet sich intensive Dämpfung, kein Atmungsgeräusch, kein Stimmfremitus, unmittelbar oberhalb des Ergusses ist infolge der Atelektase das Atmungsgeräusch verstärkt (Bronchialatmen), der Stimmfremitus verstärkt.
Die Dämpfung hat hier einen tympanitischen Beiklang.

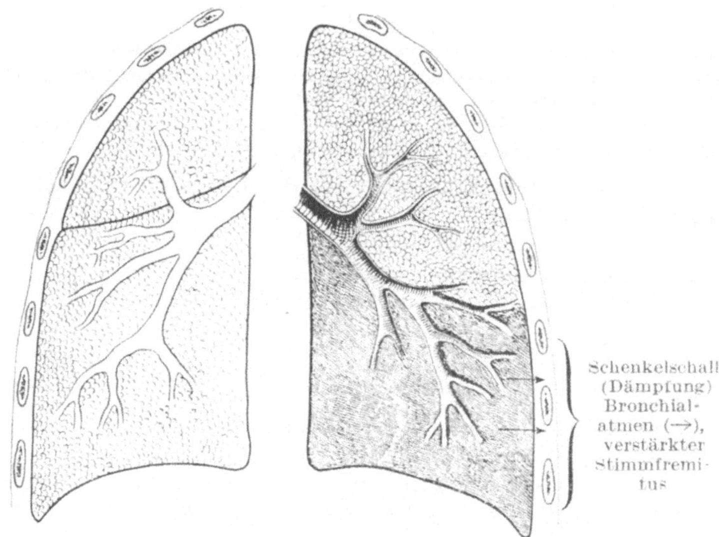


Abb. 12. Pneumonie des rechten Unterlappens.
Über dem infiltrierten Bezirk findet sich Dämpfung, Bronchialatmen. verstärkter
Stimmfremitus.

### Dämpfung findet sich also:

1. Wenn der Luftgehalt der Alveolen vermindert ist.

a) Durch Anfüllung der Alveolen mit festen oder flüssigen Massen, durch Infiltration: bei Pneumonie, Bronchopneumonie, Lungentuberkulose, entzündlichen Infiltrationen anderer Art (Lungenabszeß, Gangrän), Lungeninfarkt, Lungentumor.

b) durch Atelektase (griech. = mangelhafte Entfaltung der Lungenalveolen). Komprimiert ein pleuritisches, perikarditisches Exsudat oder ein Aortenaneurysma die Alveolen, so wird die Luft aus den Alveolen herausgetrieben, es entsteht die Kompressions-Atelektase. Werden die Bronchien durch ein Sekret oder durch Tumormassen verstopft, so wird die Luft aus den abhängigen Teilen absorbiert und es entsteht die Obstruktions-Atelektase (= Verstopfungs-Atelektase).

2. Wenn zwischen Lunge und Brustwand flüssige oder feste Massen eingeschoben sind, z. B. entzündliche seröse oder eiterige Exsudate der Pleura (Pleuritis serosa bzw. Empyem) — Stauungstranssudate (Hydrothorax als Folge von Nephritis, Herzinsuffizienz) — Neubildungen der Pleura oder der Lunge — pleuritische Schwarten —, Blutergüsse in den Pleuraraum (Hämothorax).


## II. Tympanitischer Schall (Magendarmschall).

Ebenso wie über der Lunge Schenkelschall vorkommen kann, so kann auch die dritte Schallqualität, der tympanitische Schall, sich hier finden. Es ist verständlich, daß tympanitischer Schall auftritt, wenn

1. statt des wabenförmigen, alveolaren Lungengewebes ein Loch, d. h. ein lufthaltiger, größerer Hohlraum in der Lunge entstanden ist oder wenn

2. im Brustfellraum zwischen Thoraxwand und Lunge Luft in größeren Mengen vorhanden ist.

**Tympanitischer Schall findet sich also:**

1. Wenn größere lufthaltige Hohlräume in der Lunge vorhanden sind, d. h. bei tuberkulösen Kavernen, beim Lungenabszeß oder bei der Lungengangrän. Die Kaverne (cavus = hohl) muß mindestens walnußgroß sein und der Brustwand anliegen. Kavernen sind auf tuberkulöser

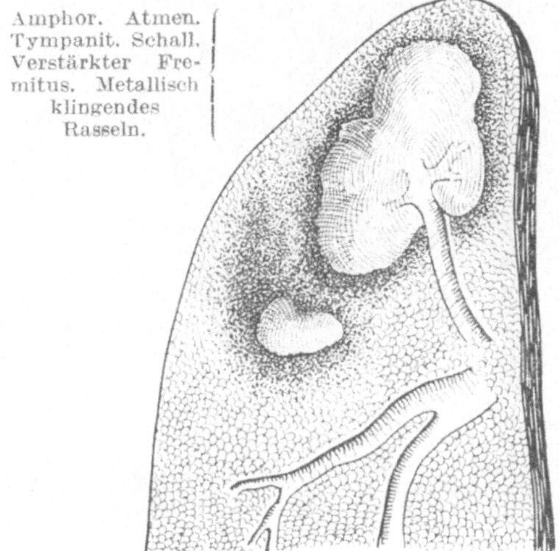


Abb. 13. Tuberkulöse Kaverne im linken Oberlappen (vgl. Kavernensymptome S. 126).
Über den Kavernen, deren Umgebung infiltriert ist, findet man: lautes Bronchialatmen (amphorisches Atmen), Dämpfung mit ausgesprochenem tympanitischem Beiklang, verstärkten Stimmfremitus: metallisch klingendes Rasseln. Schallwechsel (vgl. S. 22).

Basis entstanden. Die nicht durch Tuberkulose bedingten Einschmelzungen des Lungengewebes werden als Lungenabszeß (lokale Eiteransammlung, von abscedo = weggehen, sich absondern) und Lungengangrän (griech. = um sich fressen) bezeichnet.

2. Wenn Luft im Pleuraraum vorhanden ist (Pneumothorax). Luft im Pleuraraum findet sich am häufigsten dadurch, daß der tuberkulöse Prozeß die Lungenwandung zerstört und dadurch das Bronchialsystem mit dem Pleuraraum verbindet.

Da heute die Tuberkulose sehr häufig behandelt wird durch künstliche Lufteinblasung in den Pleuraraum, so muß man bei einem tympanitischen Beiklang über der Lunge auch immer an den artifiziellen Pneumothorax denken.

Über den unteren Lungenpartien in der Achsellinie links, findet man, wie S. 14 erwähnt, normal tympanitischen Beiklang. Das erklärt sich dadurch, daß man hier durch die Lunge hindurch den lufthaltigen Magendarmschall perkutiert.

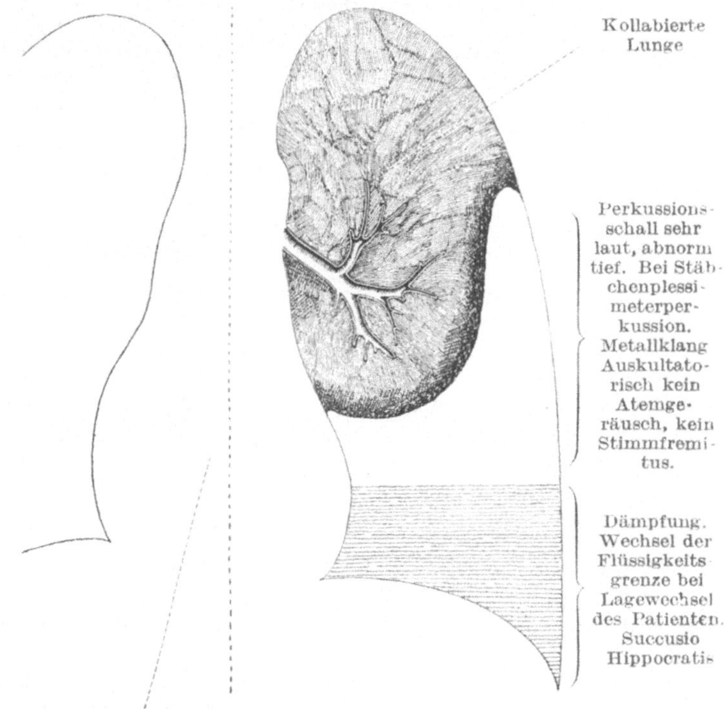


Abb. 14. Schematischer Frontalschnitt durch einen Sero-Pneumothorax.

Die perkussorischen und auskultatorischen Erscheinungen bei geschlossenem Pneumothorax, siehe die Randbemerkungen oben und vgl. S. 128.

Bei offenem Pneumothorax ist der Perkussionsschall tympanitisch, das Atemgeräusch amphorisch. Entstehen Rasselgeräusche, so sind diese metallisch klingend. Die erkrankte Thoraxhälfte atmet nicht mit, ist erweitert, die Interkostalräume sind verstrichen, vorgewölbt.

### III. Dämpfung mit tympanitischem Beiklang.

Dämpfung mit tympanitischem Beiklang kommt zustande, wenn

1. die normale Spannung im Lungengewebe vermindert ist oder wenn

2. größere Bezirke der Lunge luftleer geworden sind.

**Dämpfung mit tympanitischem Beiklang** findet sich also:

1. Wenn die normale Spannung im Lungengewebe vermindert ist, das Gewebe also mehr oder weniger entspannt ist.

Das kommt vor: In der Umgebung von Infiltrationen und oberhalb von pleuritischen oder perikarditischen Exsudaten. Die pneumonische Infiltration eines Lungenlappens bedingt z. B. eine größere Ausdehnung des infiltrierten Lappens und einen Druck auf die Umgebung. Die Entspannung des umliegenden Gewebes bewirkt in einer kleinen Zone tympanitischen Beiklang; in derselben Weise entsteht oberhalb von pleuritischen Exsudaten (auch oberhalb von perikardialen Exsudaten, in der Umgebung von Tumoren, mitunter auch oberhalb des stark aufwärts gedrängten Zwerchfells) eine Entspannung, d. h. tympanitischer Beiklarg (s. Abb. 11, S. 17).

2. Wenn größere Bezirke in der Lunge infiltriert, d. h. luftleer geworden sind. Das kommt z. B. vor bei der Pneumonie (s. S. 123), beim Lungeninfarkt, bei stärkerer tuberkulöser Infiltration eines Lungenlappens. Hier schwingt der luftleere Bezirk in toto, der Perkussionsstoß trifft also die größeren Bronchien (s. → in Abb. 12).

### Zusammenfassung.

Statt des Lungenschalles kann über der Lunge bei krankhaften Prozessen entstehen: Dämpfung, tympanitischer Schall, Dämpfung mit tympanitischem Beiklang. Praktisch am häufigsten findet man folgendes:

1. Diffuser Schachtelton (vgl. S. 9) beim Lungenemphysem.

2. Dämpfung über den Spitzen oder Oberlappen bei Tuberkulose (chronische Entwickelung der Krankheitssymptome).

3. Dämpfung über den Unterlappen bei Pneumonie (akute Entwickelung der Krankheitssymptome, hohes Fieber, Dyspnoe, zugleich Bronchialatmen und verstärkter Stimmfremitus).

4. Dämpfung über einem oder beiden Unterlappen bei fehlendem Stimmfremitus und fehlendem oder stark abgeschwächtem Atmungsgeräusch bei Pleuritis exsudativa oder beim Stauungserguß.

### Metallklang.

Metallklang ist eine Abart des tympanitischen Schalls. Das metallische Klingen ist bedingt durch das starke Hervortreten besonders hoher Obertöne. Der Metallklang entsteht in größeren lufthaltigen Höhlen (also z. B. im Magendarmkanal, über Lungenkavernen, über einem Pneumothorax). Bedingung dabei ist, daß die Wand des Hohlraumes glatt ist und daß die Lunge unter einer sehr hohen Spannung steht.

Metallklang findet sich:

1. Über großen glatten Kavernen der Lunge,

2. bei Pneumothorax,

3. über einem stark aufgetriebenen Magen (Kohlensäureauftreibung)
oder über stark aufgetriebenen Darmteilen. Bei Darmverschluß (Ileus),
und zwar beim Obturationsileus, kann der Metallklang diagnostisch
wichtig sein.

Man erkennt den Metallklang bisweilen bei der einfachen Finger-
Finger-, besser bei der Hammer-Plessimeterperkussion. Zur Demon-
stration des Metallklangs eignet sich am besten die Stäbchen-Plessimeter-
perkussion, d. h. man klopft mit einem Glasstab oder mit dem Hammer-
stiel des Perkussionshammers auf das Plessimeter oder auf ein Geld-
stück und auskultiert in der Umgebung. Man hört dann (nicht an jeder
Stelle gleich gut, man muß sich oft eine passende Stelle bei der Perkussion suchen) ein feines metallisches Klingen.

### Das Geräusch des gesprungenen Topfes, Münzenklirren.

Wenn man die hohl aneinandergelegten Hände auf dem Knie oder
auf einem festen Gegenstand mit wenig Eigenschall, z. B. auf einer ge-
polsterten Sofalehne, aufschlägt, entsteht ein zischendes Geräusch. Das
Geräusch, das den Eindruck hervorbringt, es sei Salz oder Geld in der
Hand, entsteht durch die stoßweise entweichende Luft. Ein ähnliches
Geräusch kann bei Gesunden bei der Perkussion der Lunge auftreten,
wenn während des Perkutierens gesungen oder gesprochen wird. Das
Geräusch kann auch dann auftreten, wenn man einen Lungenhohlraum
(Kaverne) perkutiert und wenn dieser Hohlraum durch eine enge Öffnung
mit den Bronchien in Verbindung steht. Das Geräusch kann endlich
gelegentlich auftreten, wenn im Brustfellraum sich Luft befindet (Pneumothorax) und diese Luft durch eine enge Öffnung mit dem Bronchialbaum
oder mit der Außenwelt in Verbindung steht. Auch über pneumonisch
infiltrierten oder durch einen Erguß komprimierten Lungenpartien hört
man gelegentlich dieses Geräusch der stoßweise entweichenden Luft.
Man spricht dann, wenn das Geräusch mehr einem Schettern gleicht,
vom Geräusch des gesprungenen Topfes (bruit de pot fêlé),
dann, wenn das Geräusch mehr einem metallischen Klingen gleicht,
vom Münzenklirren.

### Schallwechsel.

Bei der Perkussion der Lunge kann es unter verschiedenen Bedingungen
zu einem Schallwechsel kommen.

**Wintrichscher Schallwechsel.** Über Kavernen, beim Pneumothorax, bei
Pneumonien und schließlich oberhalb pleuritischer Exsudate findet man nicht
selten einen tympanitischen Perkussionsschall. Wenn dieser tympanitische
Schall beim Öffnen des Mundes höher und lauter wird, beim Schließen des
Mundes tiefer, dann spricht man von Wintrichschem Schallwechsel. Vor-
bedingung für das Zustandekommen des Schallwechsels ist die Kommunikation
der Hohlräume (Kaverne, Pneumothorax) und des infiltrierten oder komprimierten Lungengewebes mit einem Bronchus. Wenn aber der verbindende
Bronchus bei bestimmter Körperstellung, im Sitzen oder im Liegen durch Sekret
geschlossen wird, so fehlt das Phänomen. Man bezeichnet das als „unter-
brochener Wintrichscher Schallwechsel".

Der Schallwechsel erklärt sich nicht durch das Gesetz der offenen und
gedeckten Pfeifen, wie Wintrich es zu erklären suchte, sondern dadurch, daß
die Konfiguration der als Resonator dienenden Mundhöhle sich wesentlich ändert.

Wintrich findet sich also 1. über kommunizierenden Kavernen, 2. bei
offenem Pneumothorax, 3. selten bei Pneumonien und 4. selten oberhalb großer
pleuritischer Ergüsse.

**Gerhardtscher Schallwechsel.** Liegt in der Lunge eine größere ovale, mit Flüssigkeit gefüllte Höhle (Kaverne), so ändert sich bei Lagewechsel der Flüssigkeitsspiegel und der Längsdurchmesser des Luftraumes. Eine solche Kaverne gibt tympanitischen Perkussionsschall. Liegt nun die Längsachse der Kaverne bei einem liegenden Patienten in der horizontalen, so ist der Durchmesser viel größer als wenn der Patient sich aufsetzt. Dementsprechend wird der tympanitische Schall beim Sitzen höher.

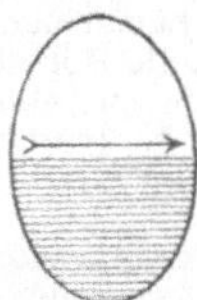 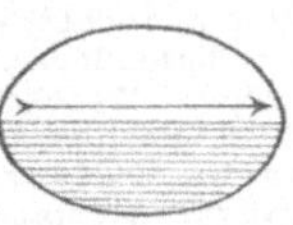

Abb. 15.

Aufrecht sitzend: Kurzer Durchmesser,     Liegend: Langer Durchmesser, tiefer
    hoher tympanitischer Schall.                    tympanitischer Schall.

Dieses Phänomen, Gerhardtscher Schallwechsel genannt, findet sich also über größeren, ovalen, zum Teil mit Flüssigkeit gefüllten Kavernen, weil bei diesen der Längsdurchmesser sich im Liegen und Sitzen ändert.

**Biermerscher Schallwechsel.** Biermer beobachtete zuerst an einem Pyopneumothorax (s. S. 20), daß der Perkussionsschall beim Aufsitzen höher, beim Hinlegen tiefer wurde. Biermer erklärte diesen Wechsel damit, daß beim Aufsitzen die Flüssigkeit das Zwerchfell weiter nach unten drückt und so der Längsdurchmesser des lufthaltigen Hohlraums vergrößert wird.

**Respiratorischer Schallwechsel (Friedreich).** Dieser Schallwechsel besteht darin, daß der tympanitische Kavernenschall bei tiefer Inspiration höher, bei der Exspiration tiefer wird. Der Wechsel erklärt sich nicht aus der Erweiterung der Stimmritze (Friedreich), sondern infolge der Zunahme der Spannung der Wand bei der Inspiration. Man hört auch über der normalen Lunge bei tiefer Inspiration einen höheren Perkussionsschall, offenbar bedingt durch die vermehrte Spannung des Lungengewebes (regressiver, inspiratorischer Schallwechsel). Während der Schall höher wird, nimmt die Intensität ab. An den Lungenrändern hört man umgekehrt bei tiefer Inspiration den Schall tiefer und lauter (progressiver inspiratorischer Schallwechsel). Hier überwiegt die Volumenzunahme und der vermehrte Luftgehalt.

Wintrich, Kliniker, Erlangen, † 1882. C. Gerhardt, Berlin, † 1903. Biermer, Breslau, † 1892. Friedreich, Heidelberg, † 1882.

### Besondere beim Pneumothorax hörbare Geräusche.

**1. Succussio Hippocratis.** Jeder Mensch kennt das Geräusch, das bei forcierten Bewegungen im Magen entsteht, wenn der Magen viel Flüssigkeit enthält. Dieses Geräusch entsteht auch über anderen Körperhöhlen, wenn genügend Luft und Flüssigkeit vorhanden sind. Handelt es sich z. B. um einen Sero- oder Pyopneumothorax, d. h. um Ansammlung von Serum oder Eiter, zugleich mit Luft in der Pleura, so hört man beim Schütteln des Körpers ein plätscherndes Nebengeräusch. Das Nebengeräusch kann man auch fühlen von außen, d. h. man fühlt die Bewegungen des Anschlagens der Flüssigkeit an die Thoraxwand. Die Bewegungen des Flüssigkeitsspiegels kann man im Röntgenbilde sehen. Das Geräusch kann einen deutlichen Metallklang haben. Da dieses Phänomen von Hippokrates (ca. 500 v. Chr.) zuerst beschrieben wurde, heißt es Succussio Hippocratis (s. Abb. 14, S. 20).

**2. Wasserpfeifengeräusch** = Lungenfistelgeräusch. Ein sehr selten nachweisbares, bei offenem Pneumothorax entstehendes Nebengeräusch, wenn die Fistel unter dem Flüssigkeitsspiegel liegt.

**3. Das Geräusch des fallenden Tropfens.** Sehr selten und unwichtig.

## Die Lunge im Röntgenbild.

Die zu beiden Seiten des Mittelschattens liegenden Lungenfelder sind normal gleichmäßig hell. Auch bei der normalen Zeichnung fällt aber auf die sog. Hiluszeichnung, d. h. der anatomischen Lage des Lungenhilus entsprechend, ein länglicher Schatten. Bei Vergrößerung der Bronchialdrüsen ist dieser Schatten stark markiert, bei Bronchialdrüsentuberkulose kann dieser Schatten sehr groß werden. Neben dem Hilusschatten springt am meisten in die Augen das Zwerchfell, d. h. die untere Abgrenzung beider Lungenfelder. In vielen Fällen kann es wichtig sein, die Wölbung des Zwerchfells, die Höhe des Zwerchfellstandes, besonders aber auch die Verschieblichkeit der Zwerchfellkuppe zu diagnostischen Zwecken zu verwerten. Die wichtigsten röntgenologischen Merkmale sollen hier kurz aufgeführt werden:

Bronchialkatarrh: Röntgenologisch o. B.

Emphysem: Starke Aufhellung der Lungenfelder, verminderte Bronchialzeichnung, tiefstehendes, flaches, mäßig verschiebliches Zwerchfell.

Stauungslunge: Geringe Lichtdurchlässigkeit, daher Verdunkelung der Lungenfelder.

Pneumonie: Im Stadium der Hepatisation Lungenlappen stark verdunkelt, im Stadium der Resolution allmähliche Aufhellung des anfangs intensiven Schattens.

Lungengangrän: Entsprechend dem pneumonischen Verdichtungsherd intensiver, zumeist ungleichmäßig begrenzter Schatten. Der zentrale Hohlraum ist im Röntgenbild nicht immer sichtbar.

Lungentumoren: (Mediastinaltumoren, Pleuratumoren). Schärfer umgrenzter, gewöhnlich rundlicher intensiver Schatten (s. Abb. 16).

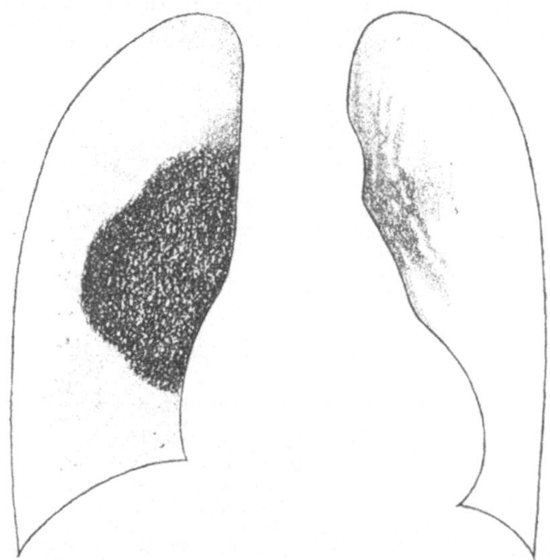

Abb. 16. Mediastinaltumor.

Ein von den Lungenhilusdrüsen ausgehendes Lymphosarkom. Perkussorisch eine unbestimmte relative Dämpfung rechts vom Sternum; auskultatorisch Bronchialatmen. Inspektion: Schwellung der Venen der Brustwand und des rechten Armes.

Lungentuberkulose:

1. Ausgebreitete Tuberkulose: Zumeist fleckiger, teilweise konfluierender Schatten über einem oder über mehreren Lungenlappen. Die Schattenbildung geht oft vom Hilus aus. Beim Vorhandensein einer Kaverne sieht man innerhalb eines dunklen Schattens, der der Infiltration entspricht (Verdichtungsring), eine helle rundliche Aussparung.

2. Beginnende Lungentuberkulose: Entweder bei sog. Hilusspitzentuberkulose ein dichter Hilusschatten mit fächerförmiger Ausbreitung feiner dunkler Streifen bis in die Spitzenregion, oder eine mehr diffuse Verschleierung einer Spitze.

Bei der beginnenden einseitigen Spitzentuberkulose findet sich nicht selten eine einseitige Behinderung in der Zwerchfellbewegung.

Trockene Brustfellentzündung (Pleuritis sicca): Einseitige Behinderung der Zwerchfellbewegung. Lungenfelder frei.

Nasse Brustfellentzündung (Pleuritis exsudativa): Entsprechend der Ausdehnung des Exsudates ein von der Achsellinie schräg nach innen abfallender Schatten. Ist das Exsudat sehr groß, dann eine Verdrängung des Herzschattens (s. Abb. 17).

Pleuritische Schwarte: Bei genügender Dicke der Schwarte diffuser Schatten. Brustfellverwachsungen kann man vermuten, wenn nach abgelaufener Entzündung noch starke Behinderung des Thorax und des Zwerchfells im Röntgenbild mit Schattenbildung sich zeigen.

Pneumothorax: Entsprechend der Menge von Luft im Pleuraraum eine intensive, gleichmäßige Aufhellung ohne Lungenzeichnung, ein tiefstehendes

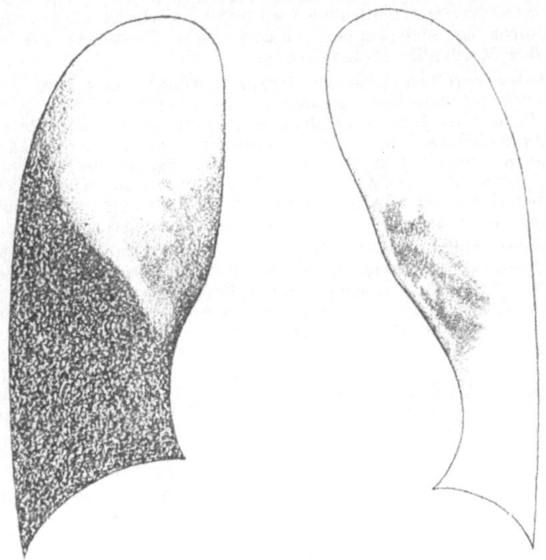

Abb. 17. Pleuritis exsudativa dextra.
Charakteristisch ist die schräge und ziemlich scharfe Begrenzung des Flüssigkeitsschattens in der rechten Pleura (Damoiseau-Ellissche Kurve vgl. S. 127).

Zwerchfell. Die geschrumpfte Lunge erkennbar an der gleichmäßig dunkleren Zeichnung und Bronchialzeichnung.

Sero-Pyopneumothorax: Die für den Pneumothorax charakteristische Aufhellung ist nach unten begrenzt durch einen horizontalen intensiven Schatten. Dieser Schatten entspricht dem Flüssigkeitsspiegel und bewegt sich beim Schütteln des Oberkörpers wellenförmig (Succussio Hippocratis) (s. Abb. 14).

## 2. Perkussion des Herzens und der großen Gefäße.

### Anatomisches.

Für die Topographie des Herzens sind folgende Gesichtspunkte wichtig:

Die Vorderseite des Herzens wird zum größten Teil vom rechten Ventrikel gebildet, der rechts vom rechten Vorhof und links vom linken Ventrikel begrenzt ist (s. Abb. 20, S. 30). Man perkutiert also bei der Herz-Dämpfung rechts den rechten Vorhof und links den linken Ventrikel; der linke Ventrikel beteiligt sich aber an der Vorderfläche nur mit einem schmalen Streifen, so daß bei Punktionen des Herzens vorne in der Hauptsache der rechte Ventrikel getroffen würde. Die vordere Medianlinie entspricht ungefähr der Grenze zwischen dem rechten Ventrikel und rechten Vorhof. Die untere Fläche des Herzens, die dem Zwerchfell aufliegt, wird in der Hauptsache vom linken, teilweise auch vom rechten Ventrikel und vom rechten Vorhof gebildet. Unter dem Zwerchfell liegt hier links von der Medianlinie der linke Leberlappen und unter diesem die kleine Kurvatur des Magens. Die nahen Beziehungen zum Magen machen es verständlich, daß bei vermehrter Gasbildung im Magen das Herz nach oben oder auch nach rechts verschoben wird. Die hintere Fläche des Herzens wird in der Hauptsache vom linken Vorhof gebildet, nur das Herzohr des Vorhofes legt sich vorne über den linken Ventrikel und beteiligt sich so auch an der Vorderfläche des Herzens.

**Die Incisura cardiaca (absolute Herzdämpfung).** Das Herz ist an seiner Vorderseite zum größten Teil von der Pleura bedeckt (s. Abb. 7, S. 12). Der Verlauf der Pleura ist hier folgender: Hinter der Mitte des Sternums liegen die beiden Pleurablätter, dicht nebeneinander. Im IV. Interkostalraum biegt die linke Pleura bogenförmig nach links aus (Incisura cardiaca), während die rechte ihre senkrechte Richtung zum Processus xiphoideus beibehält. Will man daher bei der Punktion des Herzbeutels die Pleura vermeiden, so muß man im linken V. Interkostalraum dicht neben dem Sternum einstechen.

**Die Lage der großen Gefäße.** Unter dem Sternum in der Höhe der 2. Rippe bzw. des II. Interkostalraumes liegt die aufsteigende Aorta, rechts von der Aorta liegt die Vena cava superior und links von ihr die Arteria pulmonalis. Die Aorta geht nach links und hinten in den Aortenbogen über, dieser Übergang ist im Orthodiagramm (s. F. 19, S. 29) durch eine leichte Ausbuchtung deutlich gekennzeichnet. Unterhalb der Ausbuchtung liegt der Pulmonalisbogen, eine Ausbuchtung, die besonders bei Stauungen im rechten Ventrikel und im Lungenkreislauf (also bei Mitralfehler, besonders bei Mitralstenose, s. Abb. 21, S. 30 u. Abb. 22, S. 31) markiert ist. Die Aorta gibt nach rechts die Arteria anonyma ab, nach links die Carotis sinistra und die Subclavia sinistra. Der Aortenbogen reitet auf dem linken Bronchus und auf dem rechten Ast der Arteria pulmonalis. Bei Erweiterungen des Aortenbogens macht sich daher nicht selten ein Luftmangel geltend, der durch die Verengerung des linken Bronchus bedingt ist.

Bei Erweiterungen des Aortenbogens treten gelegentlich Rekurrenslähmungen auf. Diese Lähmung kommt dadurch zustande, daß der Nervus laryngeus inf. komprimiert wird, der gleich unterhalb des Aortenbogens aus dem Vagus entspringt, die Aorta umgreift, um von hier aus nach oben zum Kehlkopf zu gelangen.

Der Hinterfläche des linken Vorhofs liegt in einer Länge von 5—6 cm der Ösophagus an. Man könnte also vom Ösophagus aus die Vorhofspulsationen aufschreiben. Diese Idee ist praktisch mit Erfolg zuerst von Minkowski benutzt worden.

Wie perkutiert man?

Mit einer mittelstarken Perkussion (s. Abb. 2 u. 4) gelingt es, die Grenzen des Herzens ziemlich genau zu bestimmen. Ob man bei der Bestimmung der Herzgrenzen zuerst die absolute Dämpfung feststellt, d. h. denjenigen Bezirk, in dem der Lungenschall vollständig aufgehoben ist, in dem also Schenkelschall vorhanden ist (dieser Bezirk entspricht der Incisura cardiaca der linken Lunge, s. Abb. 7, S. 12), oder ob man nur die sogenannte relative Dämpfung bestimmt, d. h. denjenigen Bezirk, der der wahren Herzgröße entspricht, ist im Prinzip gleichgültig. Für den Anfänger ist es wesentlich leichter, wenn zuerst die absolute Dämpfung perkutiert wird.

Die Grenzen der **absoluten** Dämpfung sind rechts der linke Sternalrand, oben der Ansatzpunkt der 4. Rippe, links eine bogenförmig nach außen verlaufende Linie vom Ansatz der 4. Rippe bis zum V. Interkostalraum, $1^1/_2$ cm innerhalb der Mamillarlinie, unten der V. Interkostalraum. Die Maße sind, was Breite und Höhe angeht, $5 \times 4$ cm. Man perkutiert diese Grenzen leise (Methode $\beta$, s. Abb. 3, S. 3). Mit Vorteil kann man auch die Tastperkussion benutzen (s. S. 51).

Die Grenzen der **relativen** Herzdämpfung sind rechts 1—2 cm vom rechten Sternalrand entfernt, oben der Ansatzpunkt der 3. Rippe, links eine bogenförmig konvex nach außen verlaufende Linie vom Ansatz der 3. Rippe bis zum V. Interkostalraum, 1 cm innerhalb der Mamillarlinie, unten der V. Interkostalraum. Diese Grenzen verlaufen parallel denen der absoluten Dämpfung. Die mittleren relativen Maße heißen $4 \times 9 \times 10$ cm, d. h. die rechte untere Grenze ist 4 cm von der Medianlinie nach rechts entfernt,

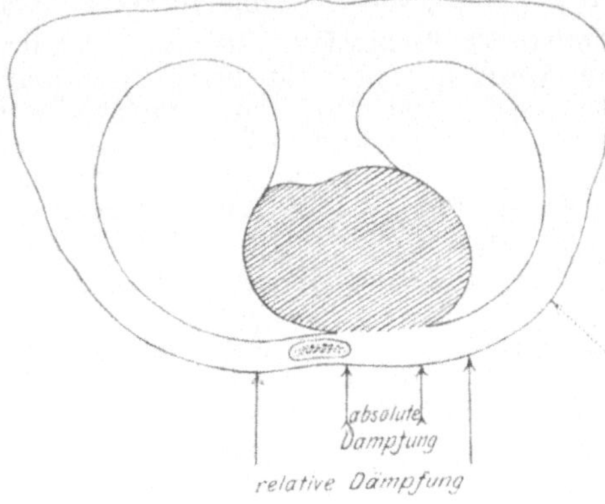


Abb. 18. Richtung des Perkussionsstoßes bei der Perkussion der absoluten und der relativen Herzdämpfung.
Die Perkussion soll senkrecht zur Frontalebene erfolgen (einf. Pfeil) nicht senkrecht zur Brustwand (punkt. Pfeil). Im Bereiche der kleinen Pfeile ist die Herzdämpfung eine absolute, im Bereiche der großen Pfeile eine relative (vgl. Abb. 4).

die linke untere 9 cm nach links, die Dämpfungsfigur 10 cm hoch. Man perkutiert diese Grenzen mittellaut.

Bevor man mit der Herzperkussion beginnt, muß man die Lungen-Lebergrenze perkutieren, den Spitzenstoß palpatorisch festlegen (s. Palpation des Herzspitzenstoßes S. 106) und sich von der Konfiguration des Brustkorbes ein Bild machen. Dann beginnt man am besten links oben, von außen her gegen das Herz zu perkutieren und fixiert dabei diejenigen Stellen, an denen der sonore Lungenschall eine deutliche Abschwächung erfährt (s. Abb. 18 u. Abb. 26). Nachdem man die linke Grenze bestimmt hat, perkutiert man in derselben Weise von rechts außen her die rechte oder in der von Moritz angegebenen Modifikation (s. u.). Die Perkussion wird jedesmal ausgeführt bei oberflächlicher Atmung und entweder in Horizontallage des Patienten oder während der Patient steht. Zu berücksichtigen ist, daß tiefe Atmung die absolute Herzdämpfung verkleinert, die relative nach abwärts rückt, daß Lageveränderungen ebenfalls eine Veränderung der Herzdämpfung bewirken (s. S. 32).

Die Vorteile der getrennten Perkussion sind: die absolute Dämpfung ist technisch leichter zu erlernen als die relative. Sie ist als Basis und als Kontrolle für die relative von Wichtigkeit.

Die Kontrolle mit orthodiagraphischen Messungen hat gezeigt, daß die normal mittelstark perkutierten relativen Grenzen dieselben Werte geben. Es kann, je nach der Konfiguration des Thorax und nach der Lage des Herzens, unter Umständen schwierig sein, die Herzperkussion genau auszuführen, und insbesondere die rechte Herzgrenze zu bestimmen. Zwei Methoden, die hier unterstützend wirken können, sollen besonders besprochen werden.

**1. Die Moritzsche Perkussion.** Moritz perkutiert nicht mit gleichmäßigem Anschlag und nicht bei gleichmäßig ruhiger Atmung, sondern an den verschiedenen Grenzen des Herzens verschieden. Die rechte Grenze wird perkutiert „mit ziemlich heftigen und etwas langen, also nicht kurz abstoßenden Schlägen, in tiefster Exspirationsstellung, mit parallel zur Körperachse gehaltenem, festaufgesetztem Finger".

Diese Modifikation benutzt Moritz für die ganze rechte Grenze vom rechten unteren Herzrand angefangen bis zur Übergangsstelle in die großen Gefäße, wie für die Konturen der Gefäße. Der linke Herzrand wird bei ruhiger Atmung mit starker Perkussion bestimmt. In der Gegend der Herzspitze perkutiert Moritz „relativ leise, aber mit fest aufgesetztem Plessimeterfinger, von links unten her".

**2. Die Goldscheidersche Perkussion.** Goldscheider perkutiert auch die relative Dämpfung sehr leise, so leise, daß er über der Lunge eben noch einen Schall, ein Etwas hört, über dem Herzen dagegen nichts (Schwellenwertperkussion). Theoretisch sollte man annehmen, daß es mit dieser leisen Perkussion nicht gelänge, den tiefliegenden wahren Rand des Herzens zu erreichen. Die praktischen Resultate von Goldscheider sprechen gegen diese Annahme und beweisen, daß auch der leise Perkussionsstoß eine genügende Tiefenwirkung besitzt.

Der Perkussionsstoß wird nicht senkrecht zur Brustwand, sondern senkrecht zur Frontalebene ausgeführt (Orthoperkussion). Durch diese Modifikation wird erreicht, daß die Schallstrahlen sich in sagittaler Richtung fortsetzen, so daß die Dämpfungsfigur, unabhängig von den Krümmungen der Brustwand, einer parallel strahligen Projektion des Herzens auf die Brustwand entspricht.

Man perkutiert nicht auf den Rippen, sondern in den Zwischenräumen in Exspirationsstellung. Als Plessimeter benutzt Goldscheider einen gebogenen mit Gummi überzogenen Glasgriffel. Wenn man statt des Glasgriffels den Finger der linken Hand als Plessimeter benutzt, so soll man den Mittelfinger nehmen, ihn steil mit der Fingerkuppe aufstellen, und auf dem II. Interphalangealgelenk perkutieren (Fingerhaltung nach Plesch).

Der angehende Kliniker sollte möglichst nach einer bestimmten Methode perkutieren und recht oft die perkutierten Grenzen vor dem Röntgenschirm (2 m Entfernung) kontrollieren.

## Das Herz im Röntgenbilde.

Zur Kontrolle für den Perkussionsbefund hat man mit großem Vorteil die Röntgenstrahlen benutzt. Durch Fernaufnahme oder mit dem Orthodiagraphen gelingt es, die Herzgrenze in ihrer normalen Größe festzulegen.

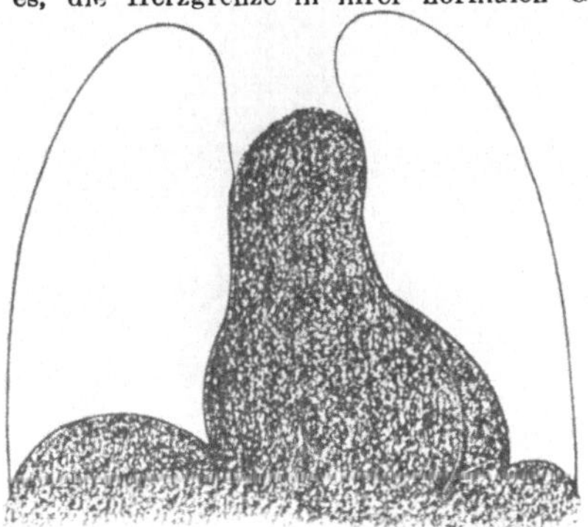

Abb. 19. Normale Herzsilhouette.

Das auf diese Weise erhaltene Bild ist in der Abb. 19 wiedergegeben. Die 3 linken Ausbuchtungen der Herzsilhouette werden gebildet: die erste durch die Aorta, die mittlere durch die Arteria pulmonalis und das linke Herzohr, die untere durch den linken Ventrikel; die 2 Ausbuchtungen rechts sind be-

dingt: die obere durch die Vena cava, die untere durch den rechten Vorhof
Der rechte Ventrikel ist zwischen der rechten unteren und linken unteren Ausbuchtung eingeschlossen und wird unten durch das Zwerchfell begrenzt. Man

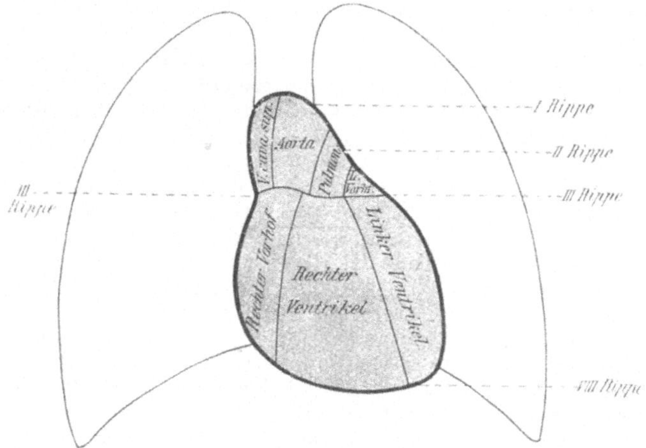


Abb. 20. Beteiligung der einzelnen Herzabschnitte an der Silhouette des
Herzens im Röntgenbilde.

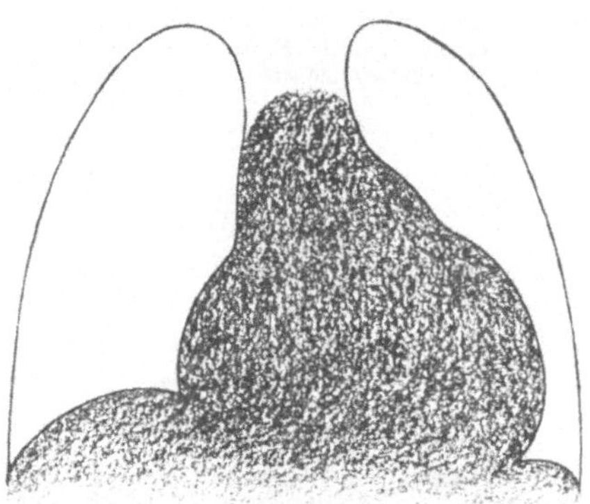

Abb. 21. Mitralinsuffizienz im Stadium der Dekompensation.
Man erkennt im Röntgenbilde die perkussorisch charakteristische Verbreiterung
nach rechts und nach links (vgl. Abb. 76 u. 77).

sieht infolgedessen Veränderungen im rechten Ventrikel bei dorsoventraler
Durchleuchtung nicht. Die Herzspitze wird zumeist vom Zwerchfell verdeckt,
bei tieferer Atmung kann sie deutlich hervortreten. Die Form der Herzsilhouette
ist abhängig von der Thoraxform, vom Stand des Zwerchfells, von der Herz-

größe und vom Alter des Patienten, d. h. von der Elastizität der Aorta. Bei langem schmalen Thorax findet man das Tropfenherz — beim breiten emphysematösen Thorax findet man die liegende Eiform. Die Größe der Herzsilhouette

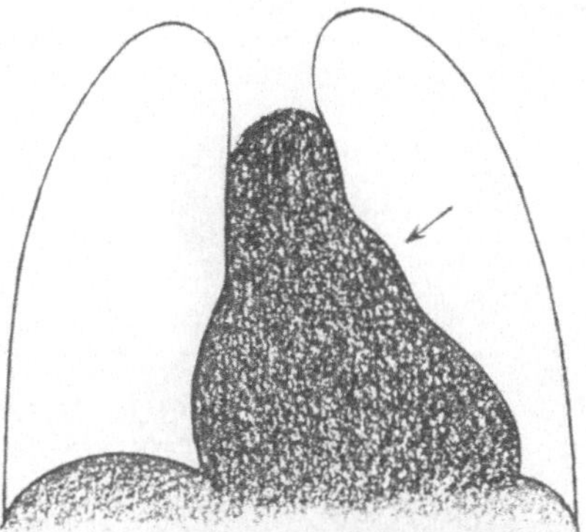

Abb. 22. Mitralstenose im Röntgenbilde.
Charakteristisch ist der ausgesprochene Vorhofsbogen, die Verbreiterung des Herzschattens nach rechts (vgl. Abb. 78).

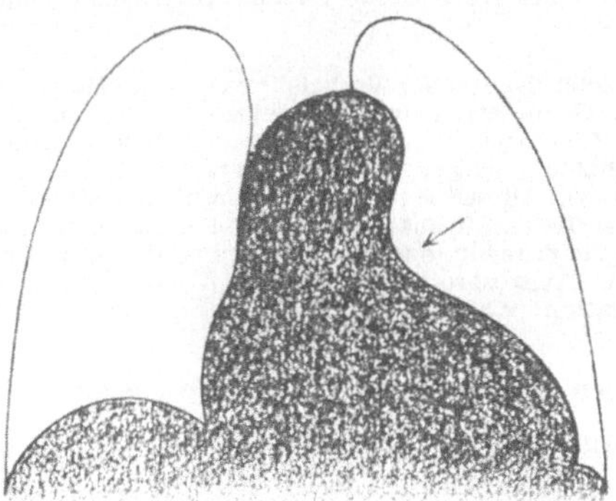

Abb. 23. Aorteninsuffizienz.
Man erkennt deutlich die starke Hypertrophie nach links und die normale Abgrenzung des rechten Herzens; charakteristisch ist der zwischen der Aorta und dem linken Ventrikel entstehende stumpfe Winkel. Dieser Winkel wird bei Mitralfehlern durch den ausgebuchteten Vorhofsbogen ausgefüllt (vgl. Abb. 21 u. 22, 70 u. 79).

ist abhängig von vielen Momenten, insbesondere von der Ausbildung der Herzmuskulatur. Bei organischen Erkrankungen des Herzens, insbesondere bei Klappenfehlern, kann sich die Silhouette in charakteristischer Weise verändern.
Die wichtigsten der Merkmale sind folgende:
Tropfenherz oder kleines Herz: Schmaler, langer Herzschatten mit einem schmalen und langen Aortenschatten (Abb. 25).

Horizontal gestelltes Herz, liegendes Herz: Breit dem Zwerchfell aufliegender Herzschatten, hochstehendes Zwerchfell.

Mitralinsuffizienz: Herzschatten nach rechts und links über die normale Grenze, Herzhöhendurchmesser groß, Vorhofsbogen oft hervortretend, bei ausgesprochenen Fällen ein Herzschatten von Kugelform (Abb. 21).

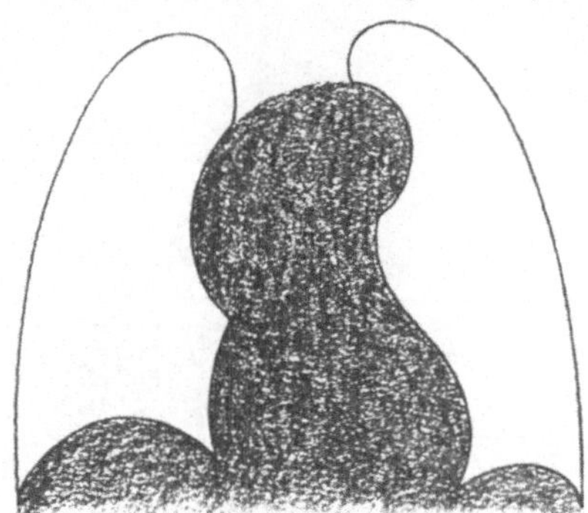

Abb. 24. Aneurysma der aufsteigenden Aorta.

Die dem normalen Herzen aufsitzende Aortensilhouette ist fast so breit wie das Herz und vor dem Schirm als deutliche Pulsation erkennbar. Erweiterungen dieser Art sind trotz ihrer Größe perkussorisch nicht immer abgrenzbar.

Mitralstenose: Deutlicher Vorhofsbogen (→). Herzschatten nach rechts und in mäßigem Grade nach links verbreitert (Abb. 22).

Aorteninsuffizienz: Ventrikelschatten nach links erheblich verbreitert, breiter Aortenschatten, ausgesprochener Winkel zwischen dem Ventrikel und Aortenschatten (→). Dieser Winkel ist differentialdiagnostisch wichtig gegenüber der Mitralinsuffizienz, in ausgesprochenen Fällen Schafsnasenform (Abb. 23).

Zentrale Arteriosklerose: Verbreiterung des Aortenbogens.

Aneurysma: Ausgesprochene rundliche Verbreiterung des Aortenbogens mit starker Pulsation (Abb. 24).

## Veränderungen der normalen Perkussionsgrenzen des Herzens.

### a) Physiologische Veränderungen der Herzdämpfung.

Geringe Veränderungen der Herzdämpfung können zustande kommen durch die Atmung und durch den Lagewechsel des Patienten.

Atmung: Bei tiefer Inspiration senkt sich das Herz etwas und stellt sich dabei etwas steiler, d. h. die relative (wahre) Herzdämpfung wird schmäler. Seitdem wir mit Hilfe der Röntgenstrahlen das Herz im Thorax genau kontrollieren können, haben wir hierüber einen besseren Aufschluß bekommen. Die perkussorisch feststellbare Verkleinerung der Herzdämpfung ist an sich gering, die Verschiebung nach unten beträgt 2 cm. Die absolute Herzdämpfung wird bei tiefer Inspiration und bei elastischer Lunge erheblich kleiner.

Lagewechsel: Der Lagewechsel des Patienten kann die Lage des Herzens stark verändern. Bei vornübergebeugter Haltung legt sich das Herz mehr der vorderen Brustwand an. Es ist daher diese Haltung, Stehen mit nach vorn gebeugtem Oberkörper, in perkussorisch zweifelhaften Fällen ein angenehmes Unterstützungsmittel. Bei linker oder bei rechter Seitenlage können sich Herz- und Perkussionsgrenzen erheblich d. h. um mehrere Zentimeter nach links oder nach rechts verschieben (Cor mobile). Im Stehen ist die Herzdämpfung im ganzen etwas schmäler und länger, im Liegen etwas breiter und kürzer. Die Dämpfung rückt dabei um ca. 2—3 cm höher.

Neben Atmung und Lagewechsel ist für die Bestimmung der Perkussionsgrenzen des Herzens von Bedeutung das Alter. Im Kindesalter liegt das Herz erheblich höher, mehr quergelagert; der Spitzenstoß bei einem 1jährigen Kind ist gewöhnlich im II.—IV. Interkostalraum fühlbar, in der Entwickelungsperiode rückt das Herz nach und nach an die für den Erwachsenen normale Stelle.

### Physiologisch kleines Herz.

Bei manchen schmalen, lang aufgeschossenen oder sehr grazilen kleinen Leuten (s. auch Habitus asthenicus, Thorax paralyticus, S. 80) findet sich bisweilen ein außergewöhnlich kleines Herz. Nach der Form im Röntgenbild hat man es als Tropfenherz bezeichnet.

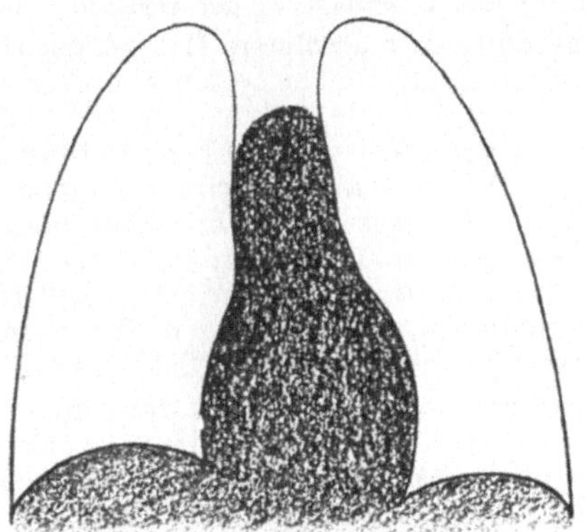

Abb. 25. Tropfenherz.

### Physiologisch großes Herz.

Daß die Herzmuskulatur, abhängig von der geleisteten körperlichen Arbeit, sich stärker entwickelt, ist eine Erfahrung, die in den letzten Jahrzehnten immer mehr gestützt worden ist. Man findet bei muskelkräftigen, gut entwickelten Leuten, die in ihrer Entwickelungszeit schwere körperliche Arbeit geleistet haben, oft ein auffällig großes Herz, ohne Krankheitserscheinungen von seiten

des Herzens oder des Zirkulationssystems. In diesen Fällen ist
man berechtigt, von einer **Arbeitshypertrophie** des Herzens
zu sprechen.

### b) Pathologische Veränderungen der Herzdämpfung.

Zum Verständnis der folgenden Darstellung ist eine Übersicht über die
pathologischen Veränderungen am Endokard, Myokard, Perikard dringend
notwendig. Diese Veränderungen sind in der speziellen Diagnostik von S. 130
bis S. 147 näher geschildert. Die Darstellungen dort sind so kurz wie möglich
wiedergegeben. Es empfiehlt sich daher, zugleich die spezielle Diagnostik durch-
zuarbeiten.

Die **Herzdämpfung** ist **insgesamt vergrößert**

1. bei Hypertrophie des Herzens,

2. bei Hypertrophie und Dilatation des Herzens, z. B. beim
Versagen des Herzens im Verlaufe eines Klappenfehlers oder bei
Myodegeneratio cordis (s. Abb. 26),

3. bei einem Flüssigkeitserguß im Perikard (Verbreiterung der
Herzdämpfung nach rechts, links und oben, Form eines Dreiecks
mit oben abgerundeter Spitze).

Die Herzdämpfung kann scheinbar vergrößert sein durch vergrößerte
Nachbarorgane oder Tumoren, die der Herzdämpfung anliegen (vergrößerter
Thymus oder aneurysmatische Erweiterung der Aorta oder Mediastinaltumoren).

Eine **Vergrößerung** der **absoluten** Herzdämpfung (nicht zugleich der relativen) kommt nicht selten zustande unter folgenden
Bedingungen:

1. Bei Bettlägerigen, bei schwächlichen, blutarmen Personen.
Wird die Lunge bei der Atmung nicht genügend ausgedehnt, so
retrahieren sich die Lungenränder und diese Retraktion bedingt
eine Vergrößerung der absoluten Herzdämpfung. Diese Retraktion
findet sich nicht allein bei Bettlägerigen, sondern oft auch bei
körperlich schwächlichen und blutarmen Personen, insbesondere
bei bleichsüchtigen jungen Mädchen (Chlorose).

2. Bei allen Schrumpfungsprozessen der Lungen.

3. Immer dann, wenn das Herz durch Druck von unten der
Thoraxwand mehr genähert wird (insbesondere bei Schwangerschaft, dann bei Aszites, schließlich bei allen Abdominaltumoren,
die durch Druck von unten auf das Zwerchfell und auf die Lage
des Herzens einwirken).

Eine **Verbreiterung der Herzdämpfung nach links** kommt
zustande:

1. Bei Hypertrophie des linken Ventrikels. Diese findet sich
bei verschiedenen Herzfehlern: Aorteninsuffizienz, Mitralinsuffizienz, Aortenstenose, dann bei Schrumpfniere und Arteriosklerose;
endlich nach längerer außergewöhnlich starker körperlicher An-
strengung (Arbeit und Sport).

2. Bei Dilatation (Dehnung, Erweiterung) des linken Ventrikels.
Sie kann in allen den unter 1. aufgeführten Fällen zustande kommen.

3. Bei Verdrängung, Verziehung, Verlagerung des Herzens nach links, z. B. durch einen rechtsseitigen Brustfellerguß (Verdrängung nach links), durch linksseitige Verwachsungen (Ver-

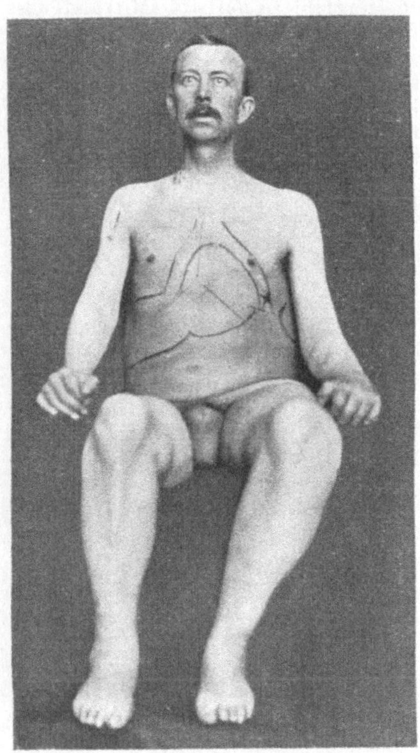

Abb. 26. Myodegeneratio cordis.

Perkussorisch: Absolute und relative Dämpfung nach links und rechts verbreitert (Dilatatio cordis).
Auskultatorisch: Systolisches Geräusch an der Spitze (relative Mitralinsuffizienz vgl. S. 133).
Große fühlbare und perkussorisch große Stauungsleber. — Große Stauungsmilz. — Ausgesprochene Ödeme der Beine und des Skrotums.

ziehung nach links), durch Aszites, Tumoren im Abdomen, Gravidität (Verlagerung nach links und oben).

Eine **Verbreiterung der Herzdämpfung nach rechts** kommt zustande:

1. Bei Hypertrophie und Dilatation des rechten Ventrikels. Die einfache Hypertrophie macht keine wesentliche Verbreiterung

nach rechts. Der Hypertrophie aber folgt eine Dilatation, eine
Überfüllung des rechten Herzens mit Blut, die gewöhnlich die
Folge von Stauungen im Lungenkreislauf ist und in der Haupt-
sache bei einigen Herzfehlern auftritt (Mitralstenose, Mitralinsuffi-
zienz, Trikuspidalinsuffizienz, Pulmonalklappenfehler; s. Abb. 76,
S. 132ff.).

2. Bei Verdrängung, Verziehung des Herzens nach rechts z. B.,
linksseitigem Brustfellerguß (Verdrängung nach rechts), rechts-
seitige Verwachsungen (Verziehung nach rechts).

3. Bei Erweiterung (Dilatation) des rechten Vorhofes. Diese
Erweiterung stellt sich gewöhnlich dann ein, wenn die Herz-

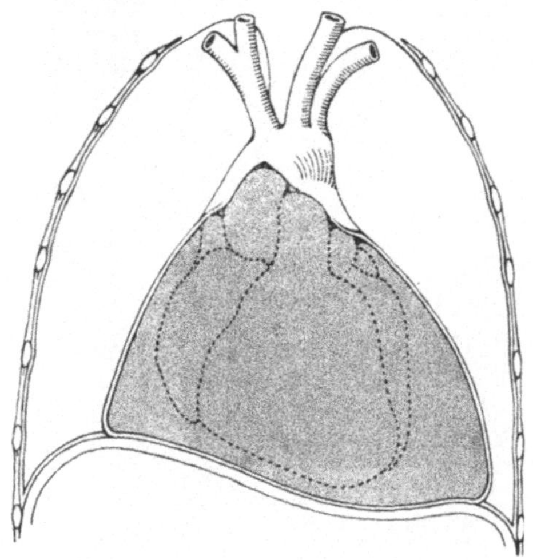

Abb. 27.  Flüssigkeitserguß im Perikard (Pericarditis exsudativa).
Perkuss. typ. Dämpfungsfigur, dreieckig, mit abgerundeter Spitze.

muskulatur im allgemeinen (die des rechten Ventrikels im besonderen) versagt. Man findet daher den rechten Vorhof wesentlich nach rechts verbreitert bei Trikuspidalinsuffizienz und bei
der Herzmuskelschwäche (Myodegeneratio cordis, s. Abb. 26).

**Herzdämpfung insgesamt verkleinert.** Bei angeborenem kleinen
Herzen (Tropfenherz), s. S. 33.

**Herzdämpfung scheinbar verkleinert.** Ebenso wie bei der
Retraktion der Lungenränder nur die absolute Herzdämpfung
vergrößert ist, und dadurch ein großes Herz vorgetäuscht werden
kann (s. S. 34), ebenso kann bei der Überlagerung des Herzens mit
Lunge, also beim Emphysem, nur die absolute Herzdämpfung
verkleinert und dadurch ein kleines Herz vorgetäuscht sein. Dazu

kommt, daß beim Emphysem infolge der Überlagerung und des stärkeren Luftgehaltes der Lungenränder die relative Dämpfung schwerer perkutierbar ist. Man hat also beim Tiefstand der unteren Lungengrenzen und bei mangelhafter Verschieblichkeit derselben, bei einem emphysematösen Thorax (breit, tief, gedrungen, faßförmig, s. Abb. 47, S. 81) auf die Beeinflussung der Dämpfungsfigur durch die Lungen besonders zu achten.

Tympanitischer Schall im Bereiche der Herzdämpfung findet sich, wenn im Herzbeutel Luft vorhanden ist (Pneumoperikard). Bedingung für das Zustandekommen ist: daß die Luft unter einer gewissen nicht zu starken Spannung steht. Neben der Luft findet sich fast immer seröse oder eitrige Flüssigkeit im Herzbeutel (Hydro-Pyo-Pneumoperikard). Luft und gleichzeitig Flüssigkeit im Perikard können synchron mit dem Herzstoß metallisch klingende Herztöne, oder ein metallisch klingendes Plätschergeräusch über dem Herzen auslösen.

Statt des tympanitischen Schalles kann Metallklang, und falls der Herzbeutel durch eine Fistel mit der Bronchial- oder Außenluft in Verbindung steht, das Geräusch des gesprungenen Topfes entstehen.

### Die Perkussion der großen Gefäße.

Die relative (wahre, tiefe) Herzdämpfung geht direkt über in die Dämpfung der großen Gefäße. Diese Gefäßdämpfung fällt rechts mit dem rechten Sternalrand zusammen, links ist sie im II. Interkostalraum, 1—1½ cm vom linken Sternalrand entfernt. Nach oben hin ist die Gefäßdämpfung schwer begrenzbar. Überhaupt ist die normale Gefäßdämpfung nicht leicht zu perkutieren. Am besten bedient man sich der Modifikation nach Moritz (vgl. S. 28). Praktisch hat die Perkussion insofern Bedeutung, als nennenswerte Veränderungen in der Gefäßdämpfung, durch eine Verbreiterung des Aortenbogens bedingt, auch perkussorisch oft gut erkannt werden können (s. Abb. 24, S. 32 u. Abb. 82, S. 145).

Findet man im II. Interkostalraum links oder rechts vom Sternum eine breite Dämpfung, so kann dies eine Erweiterung der großen Gefäße bedeuten. Der Aortenbogen kann sich nach allen Dimensionen ausdehnen. Bei einer Ausdehnung ausschließlich nach hinten ist diese nicht perkutierbar. Bei einer Ausdehnung nach den Seiten kann die Erweiterung sowohl nach rechts als auch nach links erfolgen, also sowohl im II. Interkostalraum rechts wie links vom Sternum gelegen sein. Bei einer Ausdehnung nach vorne kann das Sternum usuriert, die Pulsation über der Mitte des Sternums fühlbar und sichtbar sein. Perkussorisch zugänglich sind gewöhnlich nur die nennenswerten Erweiterungen des Aortenbogens nach vorn und nach den Seiten. Da diese Erweiterungen diagnostisch oft von großer Bedeutung sind, muß man bei allen älteren Leuten, insbesondere dann, wenn nach den anamnestischen Angaben eine Arteriosklerose vorliegen kann, auf die Gefäßdämpfung besonders achten. Diagnostisch und prognostisch wichtig kann die Gefäßdämpfung auch sein bei der Aorteninsuffizienz

(s. S. 31). — Sehr starke Verbreiterung der Gefäßdämpfung bedeutet in der Regel Aneurysma (s. Abb. 24, S. 32).

Differentialdiagnose: Man denke an Struma substernalis und an Mediastinaltumoren, Lymphome usw.

## 3. Perkussion der Leber und der Gallenblase.

### Anatomisches.

Die Leber ist das größte und blutreichste Organ unter den Bauchorganen. Sie wiegt beim erwachsenen Mann ca. 1½ kg. Die Größe, die feste Konsistenz und der Blutreichtum machen es wahrscheinlich, daß dieses Organ Schenkelschall geben muß.

Die Leber wird nach obenhin begrenzt durch das Zwerchfell; entsprechend der Zwerchfellwölbung ist die Leberkuppe abgerundet. Der durch die Wölbung entstehende Sinus phrenicocostalis wird oberhalb des Zwerchfells von der Lunge bzw. von den aneinander liegenden Pleurablättern ausgefüllt. Stößt man mit einem spitzen Instrument z. B. im VII. Interkostalraum in der Mamillarlinie in den Thorax, so trifft man die Leber, eine Rippenbreite höher trifft man die Pleurablätter, wiederum eine Rippenbreite höher (V. Interkostalraum) trifft man zuerst die Lungen, dann in einer Tiefe von etwa 2—3 cm die Leber; schließlich im IV. Interkostalraum zuerst die Lungen, dann in einer Tiefe von 8 cm die Leberkuppe. Dementsprechend wird man bei leiser Perkussion im VI. Interkostalraum die absolute Leberdämpfung, d. h. den wandständigen Teil der Leber treffen, bei stärkerer Perkussion oberhalb des VI. Interkostalraumes, d. h. schon über der 5. Rippe, eine mehr oder weniger stärkere Schallverkürzung des Lungenschalles wahrnehmen, d. h. eine relative Dämpfung.

Der untere Rand der Leber verläuft in einer bogenförmigen Linie vom rechten Rippenbogen bis zur Herzspitze. Die vordere untere Grenze ist bei leiser Perkussion bestimmbar. Bei der Perkussion ist zu berücksichtigen, daß der vordere untere Leberrand keilförmig in die Bauchhöhle herabreicht, daß man bei der Perkussion also nicht die ganze Masse der Leber, sondern nur einen schmalen Rand trifft, da unmittelbar unterhalb der Leber die lufthaltigen Bauchorgane gelegen sind. Unter der Leberkuppe rechts vorne verläuft das Kolon (Impressio colica), dicht abwärts davon liegt das Duodenum (Impressio duodenalis), und unter dem linken Leberlappen liegt der Magen (Impressio gastrica). Das Ligamentum suspensorium hepatis, welches den rechten und linken Lappen trennt und ungefähr in der vorderen Medianlinie gelegen ist, kann man perkussorisch nicht abgrenzen. Bei stark vergrößerter Leber fühlt man die durch das Ligament bedingte Kerbe. Da beim tiefen Atmen die Zwerchfellkuppe sich abflacht und mit dem Zwerchfell die Leber sich nach unten verschiebt, so wird hierbei sowohl die Lungen-Lebergrenze, wie die untere Lebergrenze entsprechend verschoben. Diese Verschieblichkeit ist beim jungen elastischen Thorax groß; sie beträgt ca. 3—4 cm.

### Das Zwerchfell und die Nachbarorgane.

#### Anatomisches.

Der Stand des Zwerchfells ist abhängig vom Lebensalter, von der Konfiguration des Thorax und von der Atmung. Die beiden Kuppen stehen beim Säugling am höchsten und rücken in der Folgezeit nach und nach tiefer. Die rechte Kuppe steht 1—2 cm höher als die linke. Beim Mann in mittlerem Lebensalter steht die Kuppe rechts in der Höhe des IV. Interkostalraums, links in der Höhe der 5. Rippe (vgl. Abb. 32).

Bei der Atmung bleibt die mittlere Partie des Zwerchfells (Centrum tendineum) fast in derselben Stellung. Die seitlichen Partien senken sich erheblich, die beiden Kuppen flachen sich ab. Die Differenz in der Horizontalen

ist beim Lebenden im Röntgenbild bequem feststellbar und beträgt rechts
3—4 cm, links 2—3 cm. Unter der rechten Kuppe liegt der große rechte Leberlappen, unter der linken Kuppe linker Leberlappen, Fundus des Magens, Milz.
Die untere Fläche der Leber wird begrenzt: rechts vorne durch das Kolon,
rechts hinten durch die rechte Niere, links durch den Fundus des Magens. Man
wird also bei der Palpation unterhalb der Leber rechts das Kolon, in der Tiefe
die rechte Niere, unterhalb des linken Leberlappens den Magen finden. Am
unteren Rande des rechten Leberlappens, 2 Querfinger breit nach rechts von
der Mittellinie entfernt, liegt die Gallenblase. Sie ist in der Regel nicht fühlbar, da sie entweder von der Leber ganz zugedeckt wird, oder nur eben den
Lappen überragt. Klinisch wichtig ist, daß in unmittelbarer Nähe der Gallenblase der Pylorus gelegen ist (Abb. 32). Tumoren der Gallenblase sind nicht
selten mit dem Pylorus verwachsen und umgekehrt. Lateral von der Gallenblase liegt die Flexura coli dextra und das Colon transversum. Gelegentlich
kommt es auch zwischen diesen Organen zu Verwachsungen bzw. zum Übergreifen eines Tumors des einen Organs auf das andere.

## Wie perkutiert man?

Bei der Perkussion beginnt man gewöhnlich mit der Fest-
legung der Lungen-Lebergrenze, d. h. oberflächliche Atmung
vorausgesetzt, die Berührungsstelle von Zwerchfell und vorderer
Thoraxwand; diese ist bei leiser Perkussion im VI. Interkostalraum in der Mamillarlinie gelegen und bei tiefer Atmung 2 Querfinger breit, d. h. 3—4 cm verschieblich. Die Prüfung der Verschieblichkeit sollte nie unterlassen werden. Die vordere untere
Grenze perkutiert man am besten von unten her ebenfalls leise;
sie deckt sich in der vorderen Achsellinie mit dem unteren Rand
der 10. Rippe, liegt in der vorderen Medianlinie, zwischen Processus xiphoideus und dem Nabel und verläuft weiterhin bis zur
Herzspitze, indem sie den linken Rippenbogen unter einem stumpfen
Winkel schneidet. Man perkutiert rechts wie links leise, von unten
nach oben, und legt den linken Finger oder das Plessimeter links
senkrecht zum Rande des Rippenbogens auf.

Die mit dieser Methode gefundenen Werte sind beim Gesunden
9 × 8 × 6 cm. 9 cm heißt in der rechten Mamillarlinie gemessen,
die Entfernung der Lungen-Lebergrenze von der unteren Grenze, 8 cm
in der vorderen Medianlinie, die Entfernung der Basis des Processus
xiphoideus von der unteren Grenze, und 6 cm die Entfernung
der linken Grenze von der vorderen Medianlinie. Beim tiefen
Atmen wird die Leberdämpfung kleiner, weil bei entsprechender
Abflachung des Zwerchfells und durch Erweiterung des Thorax die
der Bauchwand anliegende Leberfläche an Größe abnimmt. Die oben
erwähnte relative Leberdämpfung ist praktisch ohne Bedeutung.

Notwendig ist in jedem Fall, die untere Grenze durch den
Tastbefund zu kontrollieren. Bei gesunden Leuten fühlt man in
der Regel bei tiefem Atmen den unteren Leberrand nur eben angedeutet unter dem rechten Rippenbogen. Ist aber die Leber
vergrößert oder die Resistenz erhöht, so fühlt man den Rand mehr
oder weniger deutlich.

Die normale Leberdämpfung ist also folgende: Obere
Grenze = Lungen-Lebergrenze 6. Rippe, entsprechend dem Verlaufe des Zwerchfells von der 6. Rippe, in einer leichten, nach

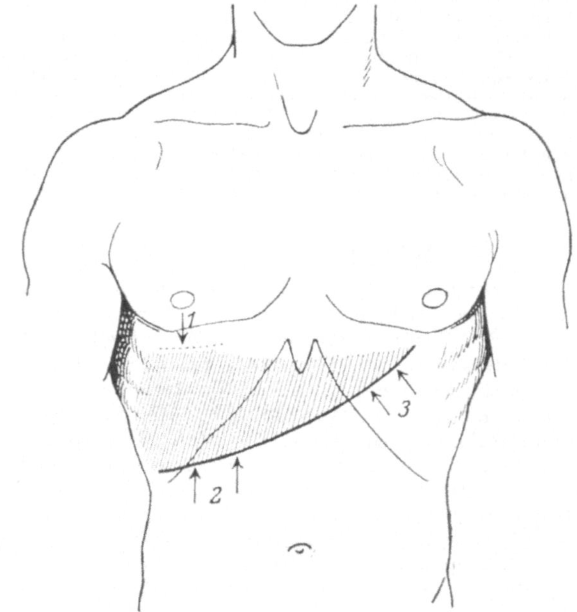

Abb. 28.  Perkussion der Leber.
Die Lungen-Lebergrenze wird leise perkutiert und liegt in der Brustwarzenlinie
im VI. Interkostalraum (1).  Die untere Lebergrenze wird leise perkutiert in
der Richtung von unten nach oben und liegt in der Verbindungslinie zwischen
dem rechten Rippenbogen und der Herzspitze (2 und 3).

unten geschweiften Linie bis zur unteren hinteren Lungengrenze,
d. h. bis zur Höhe des XI. Processus spinosus; untere Grenze
vom rechten Rippenbogen bis zum Herzspitzenstoß (s. Abb. 28).

## Veränderung der Leberdämpfung.

Die **Leber ist vergrößert:**

1. Bei primärer oder hauptsächlicher Erkrankung des Organs:
Leberzirrhose (Hanot), Leberlues, Karzinom der Leber (meistens
sekundär, aber oft als Organerkrankung im Vordergrund stehend),
Echinokokkus der Leber, Leberabszeß.

2. Bei **Erkrankungen** des Organs als Folge von Allgemeinerkrankungen: Fettleber, Stauungsleber (Herzinsuffizienz), Amyloidleber.

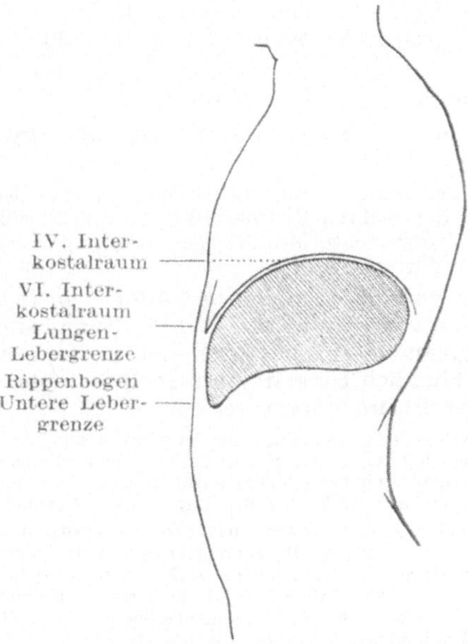


Abb. 29.  Perkussion der Leber in der Mamillarlinie.

**Leber scheinbar vergrößert:**

Eine scheinbare Vergrößerung wird sehr leicht vorgetäuscht
in allen den Fällen, in denen die Lungen-Lebergrenze höher steht,
hochgeschoben oder hochgezogen ist (s. S. 42).

Die **Leber** ist **verkleinert:**

Bei Leberzirrhose (Laennec), bei allgemeiner Kachexie, im
höheren Lebensalter, bei akuter gelber Leberatrophie.

**Leber scheinbar verkleinert:**

wenn von oben her die geblähten Lungenränder (Emphysem)
die Leber bedecken oder dann, wenn von unten her mit Gas gefüllte Darmschlingen (Meteorismus) oder freies Gas die Leber
nach oben drehen (Kantenstellung), wenn sich Darmschlingen
zwischen Leber und Bauchwand legen.

**Hochstand der oberen Grenze = Lungen-Lebergrenze.**

Die Lungen-Lebergrenze liegt höher als im VI. Interkostalraum:

1. Beim **Aufwärtsdrängen der Leber durch Druck von unten**

(Aszites, Tumor in der Bauchhöhle, Meteorismus, schwangerer Uterus).

2. Bei Schrumpfung des rechten Brustfellraums oder der Lungen, wenn Verwachsungen mit dem Zwerchfell bestehen (z. B. nach exsudativer Pleuritis, Empyem, Lungenabszeß mit Verwachsungen).

3. Bei Lähmung des rechten Zwerchfells.

4. Bei einer wesentlichen Vergrößerung des Organs selbst (s. S. 40 u. S. 149).

Hochstand der Lungen-Lebergrenze kann vorgetäuscht werden dadurch, daß auf der rechten Zwerchfellkuppe ein Exsudat gelegen ist oder dadurch, daß der rechte Mittellappen intensiv verdichtet ist (exsudative Pleuritis, Pneumonie).

**Tiefstand der unteren Lebergrenze** findet man in allen Fällen, in denen das Organ vergrößert ist (s. S. 149), dann beim Emphysem, wenn die emphysematöse Lunge die Leber stark nach abwärts gedrängt hat, schließlich bei stärkerem rechtsseitigen pleuritischen Exsudat oder bei Pneumothorax rechts.

Die untere Grenze der Leberdämpfung zu perkutieren ist, wie S. 39 ausgeführt, nicht immer leicht. Es kann unmöglich werden, wenn die stark mit Gas gefüllten Darmschlingen tympanitisch mitklingen. Der Palpationsbefund gibt in solchen Fällen Aufschluß über die Lage des Leberrandes.

Das Röntgenverfahren leistet für die Beurteilung der Lebergröße nicht die Dienste wie für die Beurteilung der Herzgröße. Man kann sich aber von dem Stand des Zwerchfells, also der rechten Leberkuppe, und von der Verschieblichkeit des Zwerchfells überzeugen. Bei entzündlichen Prozessen zwischen Leber und Zwerchfell (subphrenischer Abszeß), bei größeren Leberabszessen und bei starker Vergrößerung des Organs an sich ist die respiratorische Verschieblichkeit der Zwerchfellkuppe geringer. Der Verlauf der unteren Lebergrenze ist im Röntgenbilde nur in einzelnen Fällen gut zu kontrollieren.

### Die Perkussion der Gallenblase.

Die Perkussion der Gallenblase kann möglich sein, wenn die Gallenblase durch Flüssigkeit (Serum, Eiter) oder feste Massen (Steine, Geschwülste) stärker gedehnt ist. Man perkutiert dann eine halbrunde, nach unten konvexe Dämpfung, die einige Zentimeter rechts von der Mittellinie gelegen ist. Die Perkussion ist ohne Bedeutung, da es immer gelingt, die Gallenblase zu fühlen.

Die bei Cholelithiasis und Cholezystitis lokal vergrößerte Leber (Riedelscher Lappen) ist perkussorisch oft deutlich abgrenzbar.

## 4. Die Perkussion der Milz.

Die Milz liegt unter der 10. Rippe links. Ihr oberer Pol ist unmittelbar unter dem Zwerchfell gelegen, ihr unterer und vorderer Pol ca. handbreit vom Rippenbogen entfernt. Die normale Milz ist daher nicht fühlbar. Wie alle dem Zwerchfell unmittelbar anliegenden Organe, ist die Milz abhängig von den Atmungsbewegungen des Zwerchfells. Es kann daher vorkommen, daß man den vorderen Pol nur bei tiefer Atmung fühlt, weil das Organ dann um mehrere Zentimeter nach unten verschoben wird (s. Palpation S. 100).

## Wie perkutiert man?

Man perkutiert in rechter Seitenlage und läßt den Patienten die linke
Hand auf den Kopf nehmen. Zuerst bestimmt man die linke untere und hintere

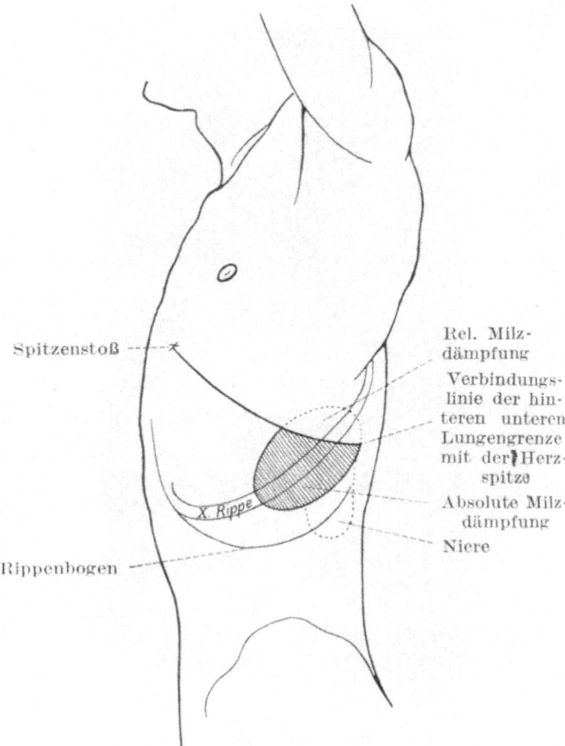


Abb. 30. Perkussion der Milz in rechter Seitenlage.
(Linke Hand auf dem Kopf.)

Lungengrenze. Die Verbindungslinie dieser Grenze (Höhe des XI. Processus
spinosus mit dem Herzspitzenstoß, V. Interkostalraum) entspricht der linken
unteren Lungengrenze. Die Verbindungslinie läuft leicht nach unten konvex.
Perkutiert man jetzt in der Achsellinie von oben nach unten, so findet man
einen deutlichen Unterschied zwischen dem Lungenschall oben und dem gedämpften Schall unten auf der Höhe der Lungen-Milzgrenze. Perkutiert man
weiter auf der 10. Rippe, vom Rippenbogen bis zur Achsellinie zu, so bekommt
man ca. 5—7 cm von der Lungen-Milzgrenze entfernt die untere und vordere
Milzgrenze. Durch Perkussion von vorne oben und hinten unten läßt sich die
gefundene Grenze so ergänzen, daß eine halbkreisförmige Figur entsteht. Da
der Milz hinten die Niere angelagert ist, so läßt sich die hintere untere Grenze

nicht vollständig perkutieren. Diese halbkreisförmige Figur entspricht den
beiden unteren Dritteln des Organs, die der Thoraxwand unmittelbar anliegen,
also der absoluten Milzdämpfung. Im Gegensatz zur absoluten ist die Perkussion der relativen Milzdämpfung, d. h. dem oberhalb der Lungen-Milzgrenze
gelegenen Drittel, wesentlich schwerer. Man perkutiert hier mittelstark von

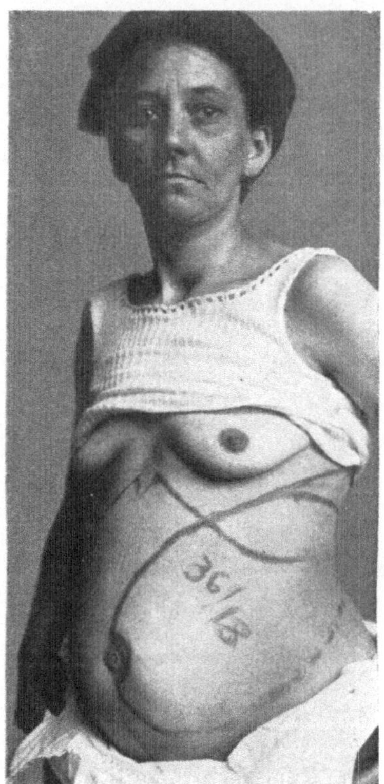

**Abb. 31. Chronischer Milztumor bei Leukämie.**
Die Milz ist enorm vergrößert (36 zu 18 cm). Die Oberfläche fühlt sich glatt
an, der Rand ist hart, am vorderen Rand in der Umgebung des Nabels fühlt
man deutlich eine tiefe Einkerbung. Im Blut reichlich Myelozyten.

oben nach unten, und findet eine leichte Dämpfung des Lungenschalls, entsprechend der vorderen und der hinteren Grenze dieses Drittels. Die Normal-
maße der Gesamtdämpfung heißen 12 : 6.

Die Milzperkussion kann praktisch von Bedeutung sein bei der Erkennung
von Infektionskrankheiten, insbesondere beim Typhus abdominalis. Man
findet oft perkussorisch eine Milzvergrößerung in einer Zeit, in der das Organ
zu tasten noch nicht möglich ist.

### Veränderungen der Milzdämpfung.

Die **Milzdämpfung ist vergrößert** bei allen Infektionskrankheiten, insbesondere bei Typhus, Syphilis und Malaria, bei Stauungen im Pfortaderkreislauf (besonders bei Leberzirrhose), bei einigen Blutkrankheiten (besonders bei Leukämie), bei Echinokokkus, mitunter bei Milzinfarkten und -abszessen. Milzanschwellungen mittlerer Größe finden sich bei Syphilis und bei Lymphogranulomatose; Milztumoren von bedeutender Ausdehnung bei Malaria, Leukämie, Pseudoleukämie (s. Tastbare Milz S. 151).

Die Milzdämpfung ist **verkleinert** bei angeborenem kleinem Organ oder bei Atrophie des Organs in höherem Alter.

Die Milzdämpfung **fehlt** bei Wandermilz (beim Situs inversus liegt sie natürlich rechts).

Eine scheinbare Verkleinerung der Milzdämpfung oder ein Fehlen der Milzdämpfung kann zustande kommen bei starker Gasfüllung des Magens oder Darmkanals dadurch, daß die Milz von den gashaltigen Därmen überlagert wird. Man muß daher bei der nicht oder nicht normal perkutierbaren Milz mit der Schlußfolgerung sehr vorsichtig sein.

## 5. Perkussion des Magendarmkanals.

### Anatomisches.

Magen: Die Form und Größe des Magens schwankt stark. Bei mittlerer Füllung steht die große Kurvatur in der Höhe des Nabels oder besser gesagt oberhalb der Linea interspinata, die kleine Kurvatur liegt hinter dem linken Leberlappen. Bei starker Magenerweiterung kann die große Kurvatur bis zur Symphyse herabreichen. Bei stark gefülltem Magen drängt der Fundus das linke Zwerchfell in die Höhe, drückt auf das Herz und verlegt das Herz nach oben und rechts. Die Kardia liegt links von der Mittellinie, hinter dem Ansatzpunkt der 7. Rippe, in der Höhe des XI. Brustwirbelkörpers, ist vom linken Leberlappen überdeckt. Der Pylorus liegt rechts von der Mittellinie und ist vom Lobus quadratus der Leber überlagert. Die Lage des Pylorus wechselt stark. Beim gefüllten Magen wird der Pylorus lateralwärts verschoben. Die Atmung ist nur von geringem Einfluß auf die Bewegung des Magens, da die Kardia mit dem Ösophagus fixiert ist. Dies ist differentialdiagnostisch wichtig, wenn es sich um eine Resistenz handelt, die nach ihrer Lage dem Magen oder der Leber angehören kann.

Darm: Perkussorisch und palpatorisch ist es nur selten möglich, Dickdarm und Dünndarm zu trennen. Wichtig ist die Tatsache, daß das Colon transversum nicht immer horizontal verläuft, sondern daß das Kolon sehr oft im Abdomen herunterhängt, bisweilen sogar, besonders bei Enteroptose, stark winkelig abgeknickt ist.

### Was kann man im Bereiche des Magendarmkanals perkussorisch feststellen?

Den über dem gesamten Magendarmkanal gehörten Schall nennen wir Magendarmschall oder tympanitischen Schall. Da sowohl Magen wie Darm in bezug auf Größe, Ausdehnung, Spannung der Wände, Inhalt (Gas oder Flüssigkeit) ständig wechseln, so ist es erklärlich, daß

man über dem Magendarmkanal einen sehr verschiedenen tympanitischen
Schall hört, daß zwischen tympanitischen Bezirken Dämpfung sich
findet.  In der Regel ist der Schall über dem Magen tiefer als über der
Umgebung.  Ausnahmsweise gelingt es auch, den Dickdarm vom Dünn-

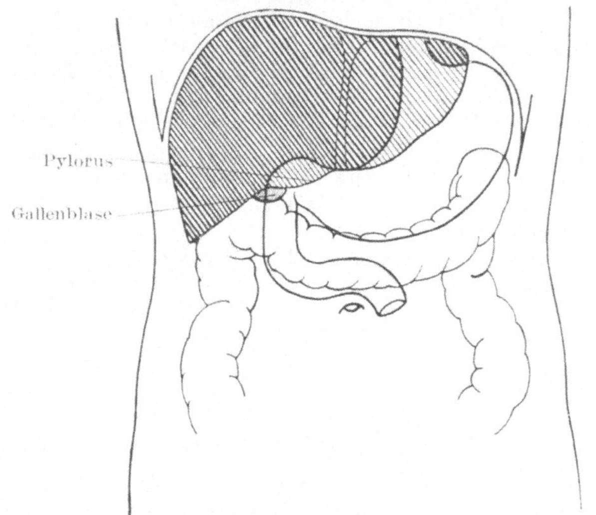


Abb. 32.  Lage des Magens und seiner Nachbarorgane.

Topographisch wichtig: Kleine Kurvatur hinter dem linken Leberlappen, große
Kurvatur verläuft bei geringer Füllung oberhalb des Nabels.  Pylorus und
Anfangsteil des Duodenums liegen zwischen Gallenblase und Ligamentum
falciforme (suspensorium) hepatis dem Lobus quadratus an.  Die Nachbarschaft
von Gallenblase und Pylorus ist für die hier häufigen Verwachsungen und für
die Lokalisation der Schmerzen wichtig  Der großen Kurvatur liegt unmittelbar
das Colon transversum an.  Da beides (Magen und Colon transversum) reichlich
Luft enthalten können, ist die perkussorische Abgrenzung beider Teile nicht
möglich.  Man kann die große Kurvatur nur dann perkutieren und tasten,
wenn der Magen mit festen Substanzen, insbesondere mit Flüssigkeit gefüllt ist.

darm durch Perkussion abzugrenzen.  Aber im allgemeinen sind die
perkussorischen Unterschiede sehr unsicher.

Man perkutiert das Abdomen am besten in Horizontallage des Patienten,
weil bei aufrechter Stellung die Bauchdecken gespannt sind und die angespannte
Bauchmuskulatur zu stark dämpft.  Die Hammer-Plessimeterperkussion gibt
oft bessere Resultate als die Fingerperkussion.  Bei fetten Leuten muß man
berücksichtigen, daß das fettreiche, große Netz eine Dämpfung erzeugen kann.

a) Magen.  Die Grenzen des Magens genau perkussorisch zu bestimmen,
ist im allgemeinen nur bei schlaffen Bauchdecken und aufgeblähtem Magen
ausführbar.  Um die Grenzen festzulegen, kann man, abgesehen von der Untersuchung im Röntgenbilde mittels Bariumbrei (s. S. 48), den Magen mit Kohlensäure aufblähen oder mit Wasser füllen.  Ist der Magen mit Kohlensäure gefüllt,
so ist der Perkussionsschall tief tympanitisch (oft Metallklang), hat man den

Patienten genügende Mengen Flüssigkeit trinken lassen, so findet man in aufrechter Stellung über der unteren Magengrube gedämpften Schall (Schenkelschall mit tympanitischem Beiklang), bei Horizontallage an dieser Stelle tympanitischen Schall. Die untere Magengrenze steht zumeist zwischen Proc. xiph. und dem Nabel. Diese Grenze rückt natürlich bei Aufblähung und bei Füllung des Magens tiefer. Steht die Grenze weit unterhalb des Nabels, so liegt ein Tiefstand des Magens vor bei normal großem Organ (Gastroptose) oder ein Tiefstand bei erweitertem Organ (Gastrektasie). In ersterem Falle ist auch die kleine Kurvatur tiefer gerückt.

Hochstand der kleinen Kurvatur findet sich bei nüchternem und wenig gefülltem, gesundem Magen. Perkussorisch ist das nicht feststellbar.

Tiefstand der kleinen Kurvatur findet sich bei tiefstehendem Organ (Gastroptose) oder Druck auf den Magen von oben (durch Tumoren, vergrößerte und verlagerte Leber; Schnürleber).

Hochstand der großen Kurvatur findet sich bei Druck von unten (gravider Uterus, Aszites, Tumor).

Tiefstand der großen Kurvatur findet sich:

1. bei Gastroptose (Organ insgesamt normal groß, auch die kleine Kurvatur steht tief), oft physiologisch besonders beim Habitus asthenicus;

2. bei Gastrektasie (Organ insgesamt abnorm gedehnt, erweitert);

3. bei Druck von oben auf den Magen, z. B. durch die vergrößerte Leber, durch Tumoren, hauptsächlich der Leber und der Gallenblase, durch die verlagerte Leber (Schnürleber).

b) **Darm.** Wie oben bereits ausgeführt, ist es nur ausnahmsweise möglich, mit Hilfe der Perkussion Dickdarm und Dünndarm voneinander abzugrenzen. Praktisch sind diese Fälle so selten, daß die Perkussion keine Bedeutung hat. Findet sich im Bereiche des tympanitischen Magendarmkanals ein gedämpfter Bezirk, so hat man folgendes zu berücksichtigen:

Ist das gesamte Abdomen gedämpft, so kann das bedingt sein durch ein sehr fettreiches Netz, bei außergewöhnlich fetten Personen. Bei einer lokalen Dämpfung denke man in erster Linie an eine Kotanhäufung. Diese kommt in der Hauptsache im Colon transversum und descendens vor. Auch leere kontrahierte Darmschlingen können Dämpfung geben. Diese physiologischen Dämpfungen machen keine äußerlich sichtbaren Veränderungen des Abdomens und wechseln, schnell korrespondierend mit dem Tastbefund, bei einer anderen Lage der Kotmassen und der Darmteile.

Sind die abhängigen Partien des Abdomens in Horizontallage oder die Partien unterhalb des Nabels in aufrechter Lage gedämpft, so denke man an die Möglichkeit eines Aszites. Freie Flüssigkeit in der Bauchhöhle läßt sich außer dem Wechsel in der Dämpfung bestimmen durch den Tastbefund (s. S. 96). Ist die Regio ileocoecalis lokal gedämpft, so denke man an einen Abszeß, der vom Blinddarm ausgeht, oder an geschwollene Mesenterialdrüsen. Das letztere kommt bei Kindern und bei Tuberkulose nicht selten vor. Sind gedämpfte Bezirke in der Gegend des Colon descendens vorhanden, so denke man, abgesehen von den erwähnten Kottumoren, an die Möglichkeit eines vom Colon descendens ausgehenden Karzinoms. Ist der gedämpfte Bezirk oberhalb der Symphyse in der Medianlinie gelegen, so denke man in erster Linie an eine gefüllte Blase, dann, bei Frauen, an den graviden Uterus, schließlich auch hier wiederum an maligne Tumoren, die von den Genitalorganen ausgehen. Sind die Bezirke in unmittelbarer Kontinuität mit Leber, Milz oder Nieren, so erwäge man die hier möglichen Vergrößerungen der Organe (s. S. 150ff.).

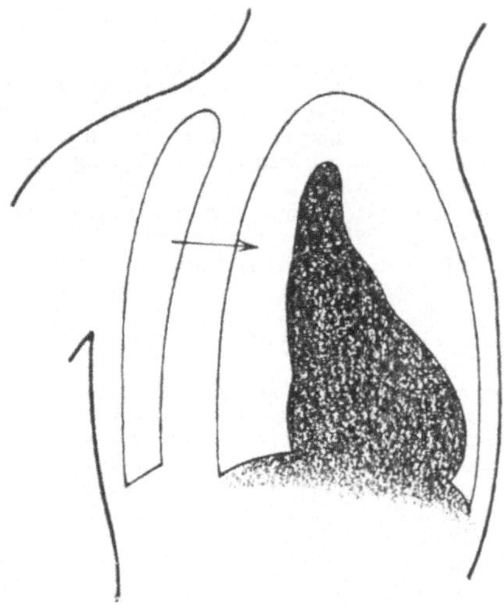

Abb. 33. Herzschatten im ersten schrägen Durchmesser.

In dem zwischen dem Herzschatten und der Wirbelsäule liegenden freien Feld
befinden sich die absteigende Aorta und der Ösophagus. Man durchleuchtet
in diesem Durchmesser hauptsächlich um zu erkennen: 1. Erweiterung des
Aortenbogens, 2. Veränderungen, insbesondere Verengerungen des Ösophagus.
Der Bariumbissen bleibt stecken bei einem Karzinom in der Höhe der Bifurkation
(25 cm von der Zahnreihe) an der markierten — Stelle. Der Bariumbissen
bleibt stecken beim Kardia-Karzinom (auch beim Kardiospasmus) unmittelbar
oberhalb des Zwerchfelles (40 cm hinter der Zahnreihe)

## Röntgendiagnostik des Magendarmkanals.

Die Röntgendiagnostik des Magendarmkanals hat in den letzten Jahren
große Fortschritte gemacht. Es ist technisch einfach, mittels Bariumbreis
sich über den Schluckakt, über die Lage und Ausdehnungsfähigkeit des Magens
und über die Lage des Darmkanals zu informieren. Beim Schluckakt sieht
man den Bariumbissen vor dem Röntgenschirm durch den Ösophagus in den
Magen gleiten. Befindet sich im Ösophagus an der Bifurkationsstelle oder an
der Kardia ein Hindernis, so wird der Bissen hier aufgehalten und entweder wieder
erbrochen, oder allmählich, oft nach längerer Zeit, durch das Hindernis durch-
gepreßt. Man kann also eine Stenose des Ösophagus sowohl, wie Erweiterungen
des Ösophagus erkennen (s. Abb. 33). Ist die Bariummahlzeit in den Magen
gelangt, so kann man sich über die Form und Lage des Magens ein Bild machen.
Die normale Form ist in der Regel die sog. Angelhakenform oder Stierhorn-
form. Bald nach der Aufnahme der Mahlzeit setzt die Peristaltik des Magens
ein. Die peristaltischen Wellen sind besonders stark ausgesprochen, wenn es
sich um eine Verengerung des Pylorus handelt. Eine weitere besondere Form
ist der Langmagen, d. h. die große Kurvatur steht außergewöhnlich tief, der
Magen ist lang gezogen (gastroptotischer Langmagen). Ist die motorische
Funktion des Magens stark herabgesetzt, so findet man einen breiten tiefstehenden
Magen, mit geringen peristaltischen Bewegungen. Als besondere Form des
Magens kann man unterscheiden: den Sanduhrmagen, dessen Ursache fast

immer in einer Narbenstriktur nach Ulcus ventriculi besteht. Ein Magenkarzinom erkennt man in der Hauptsache daran, daß die karzinomatöse Stelle
nicht von Bariumbrei ausgefüllt ist, daß hier also ein Füllungsdefekt entsteht,
dann daran, daß die peristaltischen Wellen plötzlich sich absetzen. Magen-
oder Duodenalgeschwüre gehen einher mit abnormen Dauerfüllungen des Duodenums, zugleich mit einer erhöhten Peristaltik oder mit einer Herabsetzung
der Magenmotilität. Das Magengeschwür kann eine kraterförmige Höhlenbildung in der Magenwand verursachen. Dringt in diese Höhle der Barium-

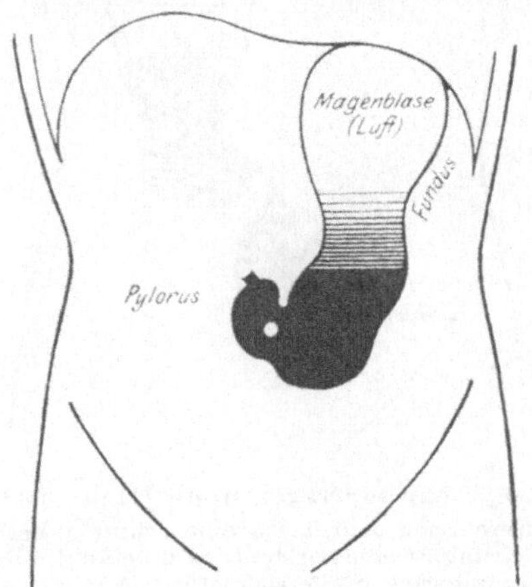


Abb. 34. Normaler Magen nach Bariummahlzeit.

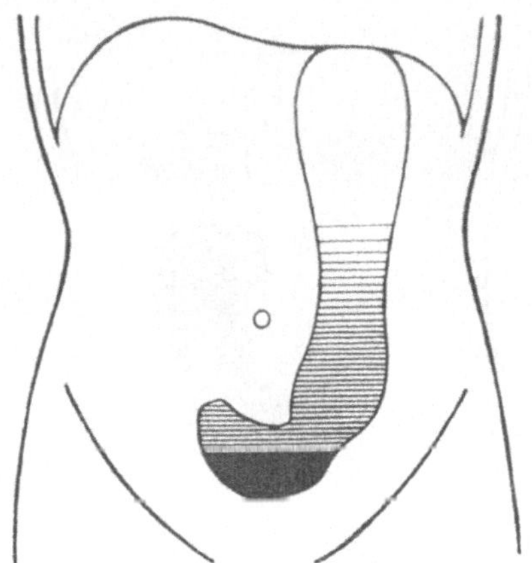

Abb. 35. Gastroptose beim Habitus asthenicus.

brei, so sieht man einen schwarzen zapfenförmigen Schatten. Diese Ulcus-
nische wird **Haudeksche Nische** genannt (Abb. 36). Über die Lage des Dick-

Külbs, Propädeutik. 3. Aufl.    4

darms kann man sich im Röntgenbild sehr leicht informieren. Die Untersuchungen haben einen außerordentlich starken Wechsel in der Lage des Colon
transversum (s. o.) bestätigt.

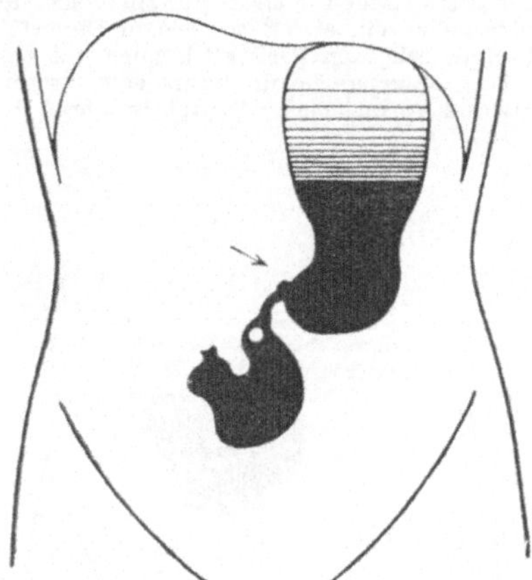

Abb. 36.  Sanduhrmagen nach Ulcus callosum.

Der obere und untere Sack sind durch eine schmale Verbindungsstraße verbunden.  Die Aussparung ist eine konstante und bedingt durch die ausgedehnten
bindegewebigen Veränderungen (Perigastritis).  An der kleinen Kurvatur ist
angedeutet das für Ulcus charakteristische Haudeksche Nischensymptom (→).

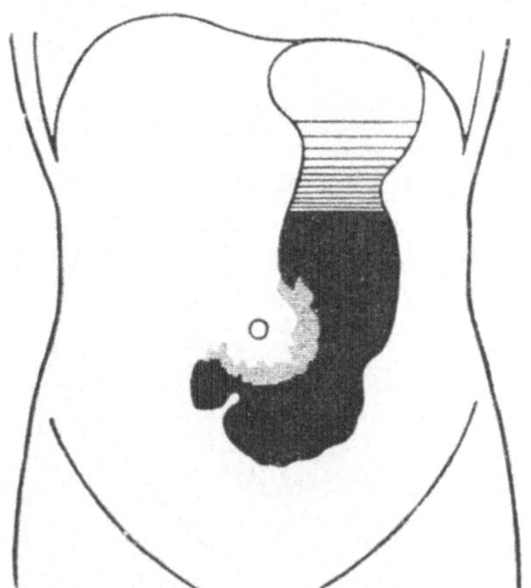

Abb. 37.

Das ausgedehnte in der Pars pylorica liegende Karzinom macht einen deutlich
sichtbaren Füllungsdefekt.

## Traubescher Raum.

Bei der Perkussion von Lungen, Magen und Milz stößt man auf einen Bezirk mit tympanitischem Schall, der am linken Rippenbogen gelegen nach oben hin von der unteren Lungengrenze, nach rechts vom linken Leberrand, nach links vom vorderen Milzpol und nach unten vom Rippenbogen begrenzt wird. Dieser Raum wird der halbmondförmige Raum von Traube genannt und ist ca. 10 cm lang und 8 cm hoch. Traube (Kliniker in Berlin a. d. Charité, † 1876) legte diesem Raum eine besondere Bedeutung bei, weil er differential-diagnostisch bei Pneumonie des linken Unterlappens oder linksseitiger Pleuritis in Frage kommen kann. Falls bei einer linksseitigen Pleuritis der Erguß groß genug ist, so füllt er den sichelförmigen Bezirk des Komplementärraums der linken Pleura aus, bedingt also hier Schenkelschall im Gegensatz zur Pneumonie. Bei einer wesentlichen Milzvergrößerung wird der Traubesche Raum eingeengt.

## 6. Perkussion der Blase.

Wenn es mechanisch nicht möglich ist, den Urin zu entleeren (Harnröhren-, Blasenstein, Harnröhrenverengerung, Prostataanschwellung) oder wenn die Blasenmuskulatur gelähmt ist, findet man oft eine außergewöhnlich große rundliche Anschwellung oberhalb der Symphyse. Diese Anschwellung, die durch eine stark gefüllte Blase zustande kommt, gibt perkussorisch Schenkelschall, und ist leicht von der Umgebung abzugrenzen. Das Resistenzgefühl bei der Perkussion sowohl, wie insbesondere bei der Palpation, ist ein so eigentümliches, daß die Anschwellung nicht verwechselt werden kann mit anderen hier vorkommenden Resistenzen oder Tumoren.

## Perkussion der Nieren.

Die Perkussion der Nieren ist technisch fast unmöglich, da die Nieren auf einer dichten Muskelschicht gelegen (Musculus sacrospinalis, quadratus lumborum) Schenkelschall geben, ebenso wie die Umgebung, und daher nur sehr schwer von der Umgebung abgrenzbar sind.

## Perkussion von Mund und Kehlkopf.

Die Perkussion des Mundes ist praktisch ohne Bedeutung. Der Mund gibt, wenn er geschlossen ist, Schenkelschall (bedingt durch die Zähne) mit tympanitischem Beiklang. Wenn man bei geschlossener Zahnreihe die Wangen aufbläst, bekommt man tympanitischen Schall. Bei geöffnetem Munde ist die Tympanie viel deutlicher, d. h. man hat bei geöffnetem Mund einen ausgesprochenen klangähnlichen Schall. Der Klang ist hoch, wenn der Mund weit geöffnet wird, und ist tief, wenn der Mund fast geschlossen wird. (Wie Seite 1 ausgeführt, ist auch der über dem offenen Ende eines Zylinders entstehende Klang abhängig von der Weite der Öffnung.)

Bei der Perkussion des Kehlkopfes bekommt man tympanitischen Schall, und zwar bei geschlossenem Munde einen tieferen, bei geöffnetem Munde einen höheren und lauteren Schall. Wenn man bei geschlossenem Munde die Nasenlöcher nacheinander zukneifen läßt, so wird der Schall noch tiefer als vorher. Die Perkussion des Kehlkopfes hat praktisch keine Bedeutung.

Ebenso wie über dem Kehlkopf, hört man über der Luftröhre und in unmittelbarer Nachbarschaft derselben tympanitischen Schall. Nur dann, wenn eine außergewöhnlich stark entwickelte Schilddrüse, Thymusdrüse, ein maligner Tumor usw. zwischen Haut und Trachea bzw. Kehlkopf gelegen sind, ist der tympanitische Schall abgeschwächt oder aufgehoben.

## IV. Tastperkussion.

Eine Kontrolle für die Schallperkussion kann die Tastperkussion sein, d. h. die Methode beim Klopfen nicht zu hören, sondern die Resistenz zu fühlen.

Diese Methode wendet man bei der Auenbruggerschen Fingerhaltung (s.
S. 3) stets bewußt oder unbewußt an, und es ist sehr wahrscheinlich, daß
Auenbrugger bei seiner Methode die Tastempfindung bereits berücksichtigte.
Später haben Piorry, Skoda und Wintrich sich der palpatorischen Perkussion
bedient. Piorry sagt: „Le doigt qui frappe est un juge non moins exacte que
l'oreille qui écoute." Wintrich tastete mit dem gebogenen Mittelfinger. Er
betont, daß er den Widerstand am größten findet bei Brustwarzenkrebs und
bei sehr massigen Pleuraexsudaten. Später hat Ebstein (Kliniker Göttingen,
† 1912) die Methode besonders empfohlen. Ebstein tastete, indem er die Hand
im Handgelenk und die Finger in dem Metakarpal-Phalangealgelenk leicht
volarflektierte.

### Wie tastet man?

1. Unmittelbar mit den pyramidal zusammengelegten Spitzen der leicht
gebogenen 2.—4. Finger, indem man kurz und genügend stark stößt. Man
soll also hier das Gefühl haben, daß man nur den Drucksinn benutzt, nicht
das Gehör (s. Abb. 1).

2. Mittelbar mit dem Mittelfinger der einen und dem flach aufgelegten
Zeigefinger der anderen Hand; am besten benutzt man, weil mehr anpassungs-
fähig, den Finger (s. Abb. 38), nicht das Plessimeter.

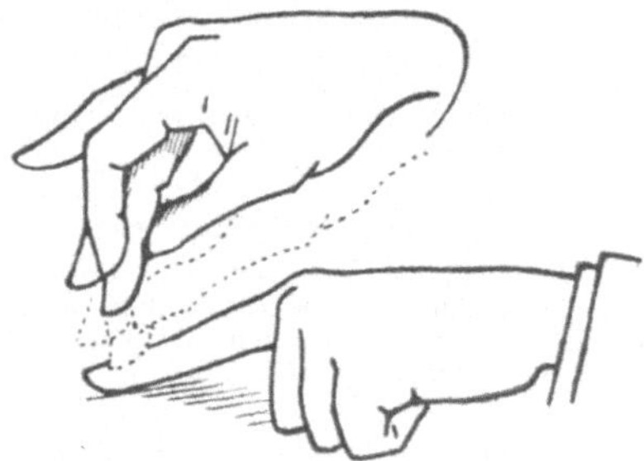

Abb. 38.  Tastperkussion.

### Was fühlt man beim Betasten des menschlichen Körpers?

Wenn man mit kurzen stoßenden Bewegungen den menschlichen Körper
abtastet, so fühlt man die größte Resistenz über dem freiliegenden Röhren-
knochen (z. B. Tibia), eine mittelgroße über der angespannten Muskulatur
(z. B. Bizeps, Quadrizeps), eine geringere über der erschlafften Muskulatur
(insbesondere über dem Abdomen, bei erschlafftem Bauchmuskel). Der knöcherne
Thorax gibt eine sehr verschiedene Resistenz, abhängig von der Elastizität
der Rippen, von der Dicke der Thoraxmuskulatur. Man sollte annehmen,
daß eine unter den Rippen liegende Masse nicht den tastenden Fingern zugänglich wäre. Aber auch dann, wenn der Thorax starr, wenn die Muskulatur
außergewöhnlich gut ausgebildet ist, kann man unter den Rippen liegende
Resistenzen fühlen. Schwierig kann die Tastperkussion werden bei ausgesprochen starren Rippen und bei Kyphosen und Kyphoskoliosen.

Praktisch ist die Tastperkussion wichtig für:

1. die Bestimmung der Lungengrenzen,

2. für die Bestimmung der Herzgrenzen,

3. für die Abgrenzung pathologischer Resistenzen des knöchernen Thorax
(Aortenaneurysma, Mediastinaltumor).

Aus dieser Aufstellung sieht man, daß die oben beschriebene Methode
hauptsächlich über dem knöchernen Thorax angewandt wird. Bei den Ab-

dominalorganen und den Extremitäten ist diese Methode überflüssig, weil man hier mit der einfachen Palpation leichter zum Ziele kommt, als mit dieser, immerhin nicht ganz leichten Tastperkussion.

## I. Tastperkussion der Lungen.

Mit der unter 1 angegebenen Methode, d. h. mit den leicht gebogenen Fingern — Zeige-, Mittel- und Ringfinger —, hat man beim Tasten über der gesamten Lunge das Gefühl eines Kissens, eines mehr elastischen Widerstandes. Vergleicht man die Resistenz, die die Nackenmuskulatur oberhalb der hinteren oberen Lungengrenze gibt, mit der Resistenz der beiden Oberlappen, so ist der Unterschied sehr groß. Durch vorsichtiges Tasten kann man die hinteren oberen Lungengrenzen beiderseits, in derselben Weise die unteren Lungengrenzen beiderseits bestimmen. Über dem oberen Bezirk, wie über dem unteren Bezirk zeigen sich Infiltrationen des Lungengewebes und über dem unteren Bezirk auch Ergüsse der Pleura durch eine deutliche vermehrte Resistenz an. Im Gegensatz zu den hinteren Lungenpartien gelingt es mit dieser Tastperkussion nicht immer, vorne so gute Vergleichsresultate für die normale Perkussion zu erzielen. Man wendet daher diese Tastperkussion hauptsächlich an für die perkussorisch feststellbaren Veränderungen der hinteren Partien der Lungen, mag es sich handeln um einen infiltrierten Oberlappen (Tuberkulose), um einen Erguß (Pleuritis exsudativa) oder um einen infiltrierten Unterlappen (Pneumonie).

Die Methode 2 (Abb. 38) kann bei der Bestimmung der Lungen-Lebergrenze zur Kontrolle der einfachen Perkussionsmethoden herangezogen werden.

## II. Tastperkussion des Herzens.

Daß die Bestimmung der absoluten Herzdämpfung nur bedingten Wert hat, wurde oben erwähnt. Wenn man mit der Tastmethode 2 bei Rückenlage des Patienten den Perkussionsbefund vergleicht, so ist man erstaunt, wie oft sich beide Methoden (gewöhnliche Perkussion der absoluten Herzdämpfung und Tastperkussion) decken. Die relativen (wahren) Herzgrenzen kann man besonders in Fällen von ausgesprochener Herzvergrößerung mit der Methode 1 tasten. Im allgemeinen ist aber der Tastperkussion des Herzens keine besondere Bedeutung zuzumessen.

Bei der Tastperkussion der großen Gefäße ist nur die Methode 2 zu empfehlen.

# B. Auskultation.

## I. Allgemeines.

Die Auskultation wurde zuerst 1816 von dem Pariser Kliniker Laennec ausgeübt. Laennec bediente sich dazu einer Papierrolle. Heute benutzt man Hörrohre (Stethoskope) von Holz, Metall, durchbohrte oder solide oder sogenannte Schlauchstethoskope. Die Geräusche, die im menschlichen Körper, z. B. beim Atmen oder bei der Tätigkeit des Herzens auftreten, kann man auch ohne Hörrohr mit aufgelegtem Ohr vernehmen. Das Hörrohr hat — abgesehen von ästhetischen Momenten — den Vorteil, daß es die Schallerscheinungen besser lokalisiert und verstärkt.

### Wie auskultiert man?

Man setzt den Trichter des Hörrohrs vorsichtig, nicht zu fest, und ohne sich dabei auf den Patienten zu stützen, auf die Haut auf und entfernt dann die Finger vom Hörrohr. Beim Festhalten des Hörrohrs können Nebengeräusche entstehen, die zu Irrtümern Veranlassung geben. Der Trichter muß der Haut voll anliegen, d. h. es darf zwischen dem Rand des Trichters und der Haut

keine Lücke sein. Beim Auskultieren des Atemgeräusches muß man berücksichtigen, daß Nebengeräusche hervorgerufen werden können durch Haare,
durch die anspringende Muskulatur, durch Entfaltung der Alveolen usw. (s.
S. 61). Für den Anfänger sind am meisten empfehlenswert hölzerne Stethoskope
mit weiter Bohrung, gut anliegender Muschel und mittelgroßem Trichter. Welche
Form und Größe die Muschel hat, ist gleichgültig, wichtig ist, daß die Muschel
dem Ohr sich gut anschmiegt, nicht auf den Tragus drückt.

## II. Auskultation der inneren Organe.

### 1. Auskultation der Lunge.

#### a) Physiologisches Atmungsgeräusch.

Wir atmen gewöhnlich geräuschlos. Man hört aber das Atmungsgeräusch auch ohne weitere Hilfsmittel oft laut, z. B. dann,
wenn infolge eines Katarrhs der Luftwege sich dem Eintritt und
Austritt der Luft größere Widerstände in den Weg stellen. Mit
dem aufgelegten Ohr oder mit Hilfe eines Stethoskops (Hörrohrs)
hört man über Kehlkopf, Trachea und über dem knöchernen
Thorax bis zur Zwerchfellgrenze (mit Ausnahme der von dem
Herzen eingenommenen Gegend) während der Ein- und Ausatmung ein Geräusch. Das über dem Kehlkopf, der Trachea und
den großen Bronchien hörbare Geräusch unterscheidet sich wesentlich von dem über den Lungen entstehenden. Das über der Trachea
hörbare Geräusch nennen wir tracheales = bronchiales Atmen,
das über den Lungen hörbare Bläschen- = vesikuläres Atmen.

**Bronchialatmen** : hörbar beim gesunden Menschen über
Kehlkopf, Trachea, zwischen den Schulterblättern. Das Geräusch
entspricht dem, welches entsteht, wenn wir ein „ch" sprechend
tief ein- und ausatmen, oder dem Geräusch, das wir hören, wenn
ein Mensch schnaufend, z. B. nach starkem Laufen, Luft holt.

Bronchialatmen entsteht dadurch, daß der Luftstrom, sowohl bei der Ein- als bei der Ausatmung, die enge Stimmritze
passiert und hier Wirbelbewegungen erzeugt.

Da die Stimmritze bei der Inspiration weiter, bei der Exspiration enger ist, und da die Inspiration kürzer, die Exspiration
länger ist, so ist das Geräusch bei der Einatmung kürzer und leiser,
bei der Ausatmung länger und lauter. Diese beiden Phasen verhalten sich zueinander wie 4 : 5.

**Vesikuläres Atmen (Lungen-, Zellen-, Bläschenatmen)** L.
Dieses Atmungsgeräusch ist im Gegensatz zum Bronchialatmen
ein weiches und schlürfendes. Man kann es nachahmen, wenn
man ein weiches „f" oder „w" leise sprechend tief einatmet. Wahrscheinlich entsteht es dadurch, daß die Alveolarwände bei der
Inspiration aufgeblasen werden. Ihre Wände schwingen und
pendeln infolge ihrer Elastizität hin und her und wirken dadurch
stoßend auf die eingeschlossene Luft. Das Vesikuläratmen ist fast

nur im Inspirium hörbar, im Exspirium hört man es nur angedeutet. Beim gesunden Menschen findet es sich über dem ganzen

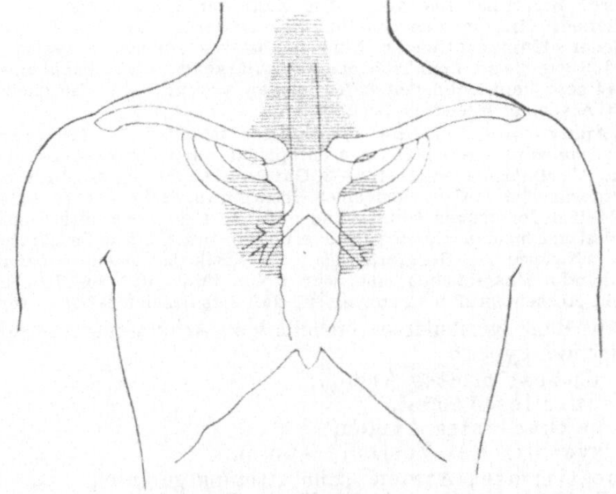

Abb. 39. Ausbreitung des Bronchialatmens.
(Ansicht von vorne.)
Über dem schraffierten Bezirk hört man physiologisch Bronchialatmen. Man
beachte die Höhe der Bifurkation topographisch-anatomisch.

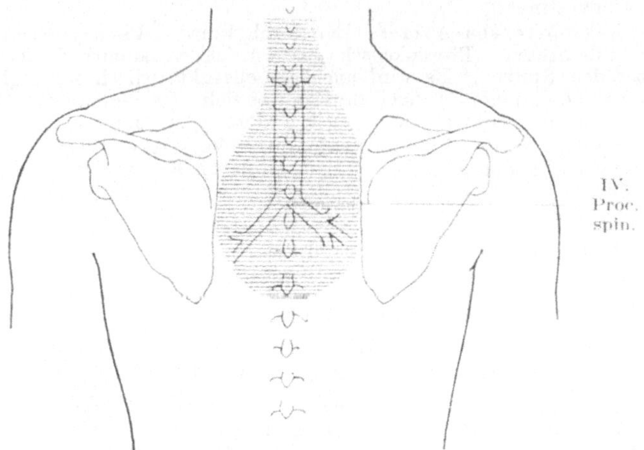


Abb. 40. Ausbreitung des Bronchialatmens. (Ansicht von hinten.)

Lungenbezirk, mit Ausnahme der in Fig. 39 u. 40 schraffierten
Bezirke.

Geigel berechnet folgendes: Die Zahl der Lungenalveolen beträgt ca.
400 Millionen. Nimmt man das Volumen beider Lungen zu 4000 ccm an, so
erhält jeder Kubikzentimeter Lungensubstanz 100 000 Alveolen. Vorausgesetzt, daß wir bis zu 3 cm Tiefe das Vesikuläratmen hören könnten, so würden
wir ca. 14 ccm beim schnellen tiefen Atmen auskultieren, also damit die von
1 400 000 Alveolen erzeugten Schallwellen.

Die Analyse des Atmungsgeräusches ist nach Fr. Müller (s. S. 11)
folgende: Das reine Bronchialatmen entspricht einer Tonhöhe von d''' bis d''.
Das reine Vesikuläratmen liegt 2—3 Oktaven tiefer als das Bronchialatmen.
Die Herzgeräusche entsprechen einer Schwingungszahl von 60—80, also der
unteren Hälfte der großen Oktave und den obersten Tönen der Kontraoktave.
Da das Vesikuläratmen dieselbe Oktave haben muß, ist es erklärlich, daß es
mitunter schwierig ist, Herzgeräusche vom Vesikuläratmen zu unterscheiden.
Das klingende Rasseln hat eine sehr hohe Tonlage; von dem metallisch
klingenden Rasseln muß man annehmen, daß dies besonders hohe Obertöne hat.

Neben dem vesikulären bronchialen Atmen unterscheidet man
noch folgende Typen:

> Unbestimmtes Atmen,
> pueriles Atmen,
> sakkadiertes Atmen,
> systolisches Vesikuläratmen.

Unbestimmtes Atmen: Ein Atmungsgeräusch, das zwischen
dem vesikulären und bronchialen liegt. Physiologisch selten, gelegentlich in der Regio supraspinata, besonders rechts. Pathologisch bei
allen jenen Prozessen, die Bronchialatmen bedingen können, besonders aber bei der beginnenden Lungentuberkulose.

Pueriles Atmen: Das bei Kindern physiologisch vorhandene,
seinem Charakter nach rauhe Vesikuläratmen. Da die Brustwände
sehr dünn und elastisch sind, entsteht ein auffällig lautes und rauhes
Vesikuläratmen.

Sakkadiertes Atmen: Ein durch kurze Pausen unterbrochenes
Vesikuläratmen. Physiologisch gelegentlich vorkommend, besonders
über den Spitzen. Es wird auch als charakteristisch für beginnende
Tuberkulose aufgefaßt; doch empfiehlt es sich, nur dann dieses Atmungsgeräusch zu verwerten, wenn auch andere Symptome da sind.

Systolisches Vesikuläratmen: Verstärkung des Atmungsgeräusches in der Systole des Herzens durch den ersten Herzton (vgl.
S. 72).

### b) Veränderung des Atmungsgeräusches unter patho-<br>logischen Bedingungen.

**Abgeschwächtes Vesikuläratmen:**

1. Bei mangelhafter Ausdehnung der Lunge.

a) Starrer Thorax, herabgesetzte Elastizität (Emphysem).

b) Adhäsionen zwischen Lunge und Pleura (zumeist einseitig).

2. Bei einem Erguß in der Pleura. (Atmungsgeräusch
abgeschwächt oder fehlend; Stimmfremitus [s. S. 62] abgeschwächt
oder fehlend.)

3. Bei ausgedehnter bindegewebiger Pleuraschwarte (s. S. 126).

4. Bei einem in der Pleura oder in der Lunge liegenden Tumor.

5. Bei der Verstopfung eines größeren Bronchus. Ursache: z. B. Sekret (Schleim, Eiter) im Verlaufe einer Pneumonie; oder Kompression des Bronchus durch einen Tumor.

**Verschärftes Vesikuläratmen:**

1. Bei Bronchialkatarrhen (zumeist rauhes Inspirium, verlängertes Exspirium).

2. Bei leichten Infiltrationen der Lunge.

(Hierhin gehört auch

3. das physiologisch bei Kindern vorkommende puerile Atmen, s. o.).

**Bronchialatmen** :

Wenn das Lungenpolster, das normalerweise zwischen dem Bronchialbaum und der Thoraxwand eingeschaltet ist, zerstört. infiltriert oder komprimiert ist, dann kann das Bronchial-atmen bis zur Thoraxwand fortgeleitet dort gehört werden, wo physiologisch Vesikuläratmen zustande kommt.

**Bronchialatmen findet man unter pathologischen Verhältnissen:**

I. Wenn Lungengewebe zerstört ist (direkte Fortleitung des [physiologischen] Bronchialatmens unter der Bedingung, daß der zuführende Bronchus frei ist). Das **trifft zu bei:**

a) Kaverne, gewöhnlich im Oberlappen durch chronische Tuberkulose entstanden (s. Abb. 13).

b) Abszeß (Vereiterung) oder Gangrän (Brand), zumeist im Mittel- oder Unterlappen durch Vermittelung einer pneumonischen Infiltration und Eiterbakterien, subakut entstanden. (Gelegentlich machen auch größere Bronchiektasen Kavernensymptome.)

II. Wenn das Lungengewebe infiltriert oder komprimiert ist. Durch Infiltration oder Kompression eines Lungenteiles werden die betreffenden Alveolen von der Atmung ausgeschaltet. Wir hören also nur das Atmungsgeräusch, das in den zuführenden größeren Bronchien erzeugt wird, die durch ihr glattes, weites Lumen vor Infiltration und durch ihre feste Wand vor Kompression geschützt sind.

a) **Infiltration.** Bei weitem am häufigsten kommen hier in Betracht:

1. Die kruppöse Pneumonie, zumeist Unterlappen (akute Erkrankung) (s. Abb. 12).

2. Die Tuberkulose, zumeist Oberlappen (chronische Erkrankung) (s. Abb. 41).

b) **Kompression:** Oberhalb von Pleuraexsudaten oder Tu.
moren. Durch die Kompression werden die Alveolen luftleer.
Man spricht dann von Kompressionsatelektase (Abb. 12).

### Abarten des Bronchialatmens.

**Amphorisches Atmen:** Ein Atmungsgeräusch, das physiologisch nicht vorkommt. Es gleicht dem Geräusch, das entsteht, wenn man über den Hals
einer weitbauchigen Flasche bläst, und ist ein Bronchialatmen mit lautem
tiefen Grundton. Man kann es nachahmen, wenn man ein „Hu“ sprechend
tief ein- und ausatmet. Es findet sich erstens über größeren Kavernen, zweitens
über einem offenen Pneumothorax (s. Abb. 14).

**Metamorphosierendes Atmen:** Sehr selten vorkommendes Atmungsgeräusch,
charakteristisch: der Übergang des vesikulären rauhen Inspiriums in ein bronchiales Atmen während des Inspiriums; es findet sich über Kavernen.

### c) Nebengeräusche über Lunge und Pleura.

Neben dem Atmungsgeräusch kann man unter pathologischen
Bedingungen über Lunge und Pleura Nebengeräusche hören. Diese
Nebengeräusche können akustisch einen sehr verschiedenen Charakter haben; einmal gleichen sie mehr einem pfeifenden, summen-
den, gurrenden Geräusch, ein andermal mehr einem Rasseln, ein
drittes Mal mehr einem Schaben oder Reiben, einem Kratzen oder
Raspeln. Da eine Unterscheidung dieser Nebengeräusche differentialdiagnostisch von großer Wichtigkeit ist, so muß man imstande sein, den Charakter genau zu erkennen. Dies stößt insofern
auf Schwierigkeiten, als hier ausschließlich die Übung und ein
gutes Gehör die Erkenntnis vermitteln, denn auch über diese
Nebengeräusche sind wir physikalisch nicht so genau unterrichtet,
daß wir imstande wären, sie mit unseren physikalischen Hilfs-
mitteln näher zu analysieren.

### Giemen. ∼[1]

Giemen, Pfeiffen, Schnurren sind Nebengeräusche, die bei der
Anwesenheit von Schleimmassen in den Bronchien entstehen, die
aber auch bei Verengerungen des Bronchialbaums (z. B. durch
einen stenosierenden Tumor) ausgelöst werden können. Sie sind
typisch für Bronchitis, besonders für die diffuse akute und chronische, für den asthmatischen Anfall. Bei einer Striktur hört
man im Gegensatz zu den in ihrem Charakter sehr wechselnden
Nebengeräuschen der Bronchitis gewöhnlich ein lautes, mehr gleich-
mäßiges Pfeifen oder Schnurren (vgl. S. 119).

### Rasselgeräusche. ∴ [1]

Rasselgeräusche entstehen, wenn flüssige Massen in den Bronchien vorhanden sind. Sie kommen dadurch zustande, daß der

---

[1] Die Zeichen sind dem Lehrbuch von Sahli entnommen.

Luftstrom diese Massen hin- und herschiebt und eine Schleimmembran sprengt. Rasselgeräusche sind also das Zeichen eines Katarrhs (Bronchialkatarrh) oder einer Exsudation in die Bronchialräume (z. B. Lungenödem). Offenbar durch akustische Vergleiche aus der Natur veranlaßt hat man sie eingeteilt in trockene und feuchte. Bei den trockenen hatte man die Vorstellung, daß es sich um ein mehr zähes Sekret handeln müsse, um ein Geräusch, wie es z. B. hervorgerufen wird, wenn man ein mit zähem, eben antrocknendem Gummi beklebtes Papier von einer Flasche losreißt, oder, wie es entsteht beim Verbrennen von trockenem Holz, beim Gehen durch trockenes Laub usw. Bei den feuchten Rasselgeräuschen hatte man die Vorstellung von einem reichlichen flüssigen Sekret, das Schallerscheinungen hervorruft, wie sie beispielsweise entstehen, wenn ein Wasserstrahl unter mäßigem Druck in ein Becken fällt, oder wenn man durch ein Rohr Luft durchbläst, nachdem man das untere Ende des Rohres in Wasser getaucht hat. Diese Vorstellung korrespondiert insofern mit der Praxis, als man bei serösen Katarrhen, die ein reichliches Sekret haben, sehr oft feuchte Rasselgeräusche hört, bei Katarrhen mit einem zähen und spärlichen Sekret oft trockene. Man kann also nach dieser Anordnung unterscheiden:

1. Feuchte und trockene Rasselgeräusche.

„Feuchte" Rasselgeräusche, gewöhnlich viel Sekretion, Schleimrasseln, ein Rasseln, bei dem die einzelnen Nebengeräusche sehr reichlich sind und kontinuierlich ineinander übergehen.

„Trockene" Rasselgeräusche, gewöhnlich wenig Sekretion, ein Rasseln, bei dem mehr vereinzelte und scharf abgesetzte Nebengeräusche vorhanden sind.

2. Man unterscheidet weiter: klein-, mittel- und großblasige Rasselgeräusche, je nach der Vorstellung, ob hier beim Bewegen der Schleimmassen oder beim Sprengen von Schleimmembranen große oder kleine Massen bewegt werden und je nachdem hier zahlreiche kleine Schallerscheinungen ausgelöst werden oder vereinzelte große.

3. Endlich unterscheidet man „klingende" ∴ Rasselgeräusche (konsonierende) von den „nicht klingenden" ₒₒ und kann zu den letzteren auch die unbestimmten Rasselgeräusche rechnen. Unter klingenden Rasselgeräuschen versteht man diejenigen, bei denen man die Empfindung hat, daß sie sehr nahe dem Ohr liegen. Diese gleichen sehr oft einem Knacken oder metallischen Klingen. Sie sind insofern differentialdiagnostisch von besonderer Bedeutung, als sie sich nur dann finden, wenn die Bronchien von verdichtetem, luftleeren Gewebe umgeben sind (S. 119).

Zu den klingenden Rasselgeräuschen gehört auch das „Krepitieren" oder „Knisterrasseln", ein Geräusch, das sich z. B. im Anfangsstadium der kruppösen Pneumonie findet (S. 120).

Obwohl heute von mancher Seite die Anschauung vertreten wird, daß das Knisterrasseln stets durch das Entfalten der einander genäherten Alveolarwände entsteht, erscheint es mir praktisch richtiger, das Knisterrasseln als ein feinblasiges Rasseln aufzufassen, da man es in der Hauptsache im Resolutionsstadium der Pneumonie, bei Lungenödem und bei infiltrativer Tuberkulose findet, also in Krankheitszuständen, in denen sicher in den Alveolen reichlich Sekrete vorhanden sind.

## Kardiopulmonale Nebengeräusche, systolische Rasselgeräusche, systolisches Vesikuläratmen (vgl. S. 72).

Metallisch klingende Rasselgeräusche können dann auftreten, wenn die Hohlräume, in denen sie zustande kommen, unter einer bestimmten Spannung stehen. Man findet sie daher überall da, wo größere Hohlräume

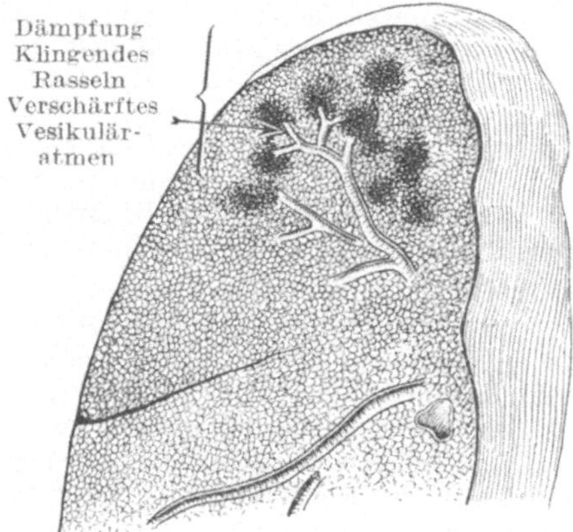


Abb. 41. Tuberkulose der linken Lungenspitze.
Über dem herdförmigen Infiltrationsbezirk hört man Dämpfung, verschärftes Vesikuläratmen oder Bronchialatmen, klingendes Rasseln.

in der Lunge (z. B. tuberkulöse Kavernen) vorhanden sind, wo Dämpfung mit tympanitischem Beiklang und amphorischem Atmen besteht; dann da, wo die in der Nähe eines Hohlraumes in der Pleura (eines Pneumothorax, geschlossen unter bestimmter Spannung) entstehenden Rasselgeräusche die stehenden Wellen im Pneumothorax auslösen. Man findet sie drittens gelegentlich in der Magengegend, wenn die Magenwand unter einer bestimmten Spannung steht, und von dem linken unteren Lungenlappen Rasselgeräusche durch den Magen fortgeleitet werden.

## Reiben. ∧∧

Unter Reiben versteht man ein schabendes Geräusch. Dieses Nebengeräusch kann einem leisen Schaben gleichen oder einem lauten Knarren. Es wird auch identifiziert mit dem Knarren des gepreßten Schnees (Schneeballgeräusch), mit dem Knarren von Leder (Neulederknarren, Bruit de cuir neuf, new leather thound).

Der Charakter des Reibens ist von Fall zu Fall außerordentlich
verschieden. Oft hat man, wie erwähnt, den Eindruck eines Knarrens
wie beim Pressen eines Schneeballs oder des Knarrens von neuem Leder.
Oft haben die Geräusche Ähnlichkeit mit dem Knattern, das man
im Telephon hört. Oft erinnern die Geräusche mehr an das beim Biegen
von Zink entstehende Knarren.

Das Geräusch entsteht überall da, wo die normal glatten und
schlüpferigen serösen Häute rauh geworden sind und wo bei der Verschiebung die Rauhigkeiten Hindernisse erzeugen. Man findet es
daher bei der Erkrankung der Pleura, des Perikards, oder des
Peritoneums (Pleuritis sicca, Perikarditis, Peritonitis, [Perihepatitis,
Perisplenitis]). Diagnostisch ist am meisten von Bedeutung das
bei der Pleuritis auftretende Reibegeräusch.

Abgesehen von dem akustischen Charakter, d. h. von dem
Schaben (ein schabendes Nebengeräusch, das absatzweise auftritt
und dessen Einzelgeräusche zumeist akustisch verschieden sind)
unterscheidet sich das Reiben von dem Rasseln dadurch, daß es sich
fast immer mit lokalisierten mehr oder weniger heftigen Schmerzen
verbindet, daß es durch Husten nicht verändert wird, in- und
exspiratorisch hörbar ist und daß es dem Ohr viel näher klingt als
das Rasseln.

### Akzidentelle Nebengeräusche.

#### Entfaltungsgeräusch.

Über einer normalen Lunge hört man gelegentlich, besonders wenn
der Patient vorher längere Zeit nicht tief geatmet hat, ein Nebengeräusch, das man „Entfaltungsgeräusch“ nennt. Dieses Geräusch
findet sich besonders morgens nach dem Erwachen; es kann mitunter
einem Knisterrasseln ähnlich sein, tritt aber nur vorübergehend in Erscheinung, d. h. es verliert sich stets nach 2—3 Atemzügen.

Ein dem Knisterrasseln sehr ähnliches Nebengeräusch hört man auch
dann, wenn die neugeborenen Kinder zu atmen beginnen; hier entfalten
sich in diesem Augenblick die aneinanderliegenden Alveolarwände. Das
Geräusch entsteht dadurch, daß die Verklebungen der Alveolarwände
plötzlich gelöst werden.

Wenn man eine aus dem Thorax herausgenommene Tierlunge auf-
bläht, hört man auch ein Geräusch, das dem Knisterrasseln sehr ähnlich
ist. Auch hier haben Verklebungen der Alveolarwände stattgefunden,
die durch das Aufblähen gelöst werden. Sowohl hier, wie bei der Lunge
des Neugeborenen, liegen also Verhältnisse vor, die sich nicht mit der
erkrankten Lunge innerhalb des Thorax vergleichen lassen. Trotzdem
ist es mitunter schwer, die akustischen Differenzen genau festzulegen.

#### Muskelgeräusche, Haargeräusche usw.

Nebengeräusche können auch entstehen durch Haare, die zwischen
dem Hörrohr und der Haut eingeklemmt werden, dann dadurch, daß
die außergewöhnlich trockene Haut bei der Auskultation sich unter dem
Stethoskop verschiebt, schließlich dadurch, daß die Muskulatur stark

anspringt. Diese Geräusche gleichen einem groben Knacken, einem unbestimmten Rasseln. Die durch Haare und trockene Haut entstehenden Nebengeräusche kann man dadurch ausschalten, daß man Haut und Stethoskop mit Wasser oder mit Wasser und Seife anfeuchtet; die Muskelgeräusche dadurch, daß man weniger intensiv atmen läßt. Berücksichtigen muß man ferner, daß Nebengeräusche entstehen können, wenn das Stethoskop gegen Hautfalten oder Knochen verschoben wird. Praktisch geschieht das z. B., wenn bei der Auskultation der Lungenspitzen das Hörrohr in der Supraklavikulargrube, in der Nähe der Klavikula aufgesetzt und beim forcierten Atmen gegen diese bewegt wird. Auch diese Nebengeräusche haben einen intensiven, knackenden Charakter und sind bei einiger Übung leicht erkennbar.

## d) Auskultation der Stimme.

**Bronchophonie.** Wenn man die Atmungsorgane auskultiert, während der Patient spricht, so hört man über Kehlkopf, Luftröhre, wie über dem gesamten Bereich der Lunge ein Summen und Murmeln. Man spricht dann von einer Laryngo-Tracheo-Bronchophonie. Diese Erscheinung, die offenbar dadurch zustande kommt, daß die Schallwellen wie durch den Mund nach außen, so auch durch die Bronchien und Alveolen zur Brustwand fortgeleitet werden, ist bei Kindern und Frauen, wenn überhaupt, dann nur in abgeschwächter Weise hörbar. Die klinische Bedeutung des Phänomens ist daher schon wesentlich eingeschränkt. Die Bronchophonie (= Pectoriloquie) kann aber zur Unterstützung des Stimmfremitus (vgl. u.) unter Umständen diagnostisch wichtig sein.

Man hört die Stimme abgeschwächt:

1. Über großen Ergüssen in das Brustfell (Pleuritis, Empyem).

2. Bei Verstopfung eines Bronchus, d. h. praktisch am häufigsten bei Verstopfung durch Fibrin bei Lungenentzündung (eine vorübergehende Erscheinung).

Man hört die Stimme verstärkt:

1. Über allen infiltrativen Prozessen. Die Flüstersprache ist oft lokal verstärkt über Infiltrationen der Lungenspitzen, ein diagnostisch wichtiges Symptom für die beginnende Tuberkulose.

2. Über komprimierten Lungenpartien (Kompressions-Atelektase).

## Stimmfremitus.

Unter Stimmfremitus oder Pektoralfremitus versteht man eine fühlbare Schwingung der Brustwand, die entsteht, wenn der Patient spricht. Dieses Phänomen wird, ebenso wie die Bronchophonie (s. oben), dadurch hervorgebracht, daß die Schwingungen der Luft sich durch die Bronchien und Alveolen zur Brustwand fortpflanzen.

Man fühlt den Stimmfremitus (von fremere = brummen) an der rechten Brustwand stärker als an der linken wegen der größeren Weite des rechten Bronchus. Man fühlt ihn bei tiefer und lauter Stimme am stärksten, weil hier die Amplituden der einzelnen Schwingungen am größten sind. Daß der Fremitus bei mageren Leuten mit mäßig ausgebildeter Muskulatur stärker ist, als bei dicken mit starkem Fettpolster und guter Muskulatur, ist selbstverständlich. Man fühlt ihn — ceteris paribus — vorne oben und zwischen den Schulterblättern am deutlichsten, hinten unten etwas schwächer.

Man kann den Stimmfremitus z. B. benutzen, um die Grenze der Lunge nach unten festzustellen. Der Anfänger, der sich über die von ihm perkutierte

Lungen-Lebergrenze oder über die hintere untere Lungengrenze nicht recht klar ist, mag dieses Phänomen verwerten.

Der Pektoralfremitus charakterisiert sich nach F. Müller (vgl. S. 11) als ein Mitschwingen der Lunge und der Brustwand auf die vom Kehlkopf erzeugten Schwingungen. Die Schwingungszahl ist natürlich abhängig von den intonierten Tönen. Wurde z. B. A intoniert, dessen Schwingungszahl 108 beträgt, so konnten in der Pektoralfremituskurve 106 Schwingungen in der Sekunde gezählt werden.

Praktisch prüft man den Stimmfremitus, indem man die Handfläche oder besser nur den ulnaren Rand an die Brustwand anlegt, während der Patient spricht. Notwendig ist gleichmäßig tiefes und lautes Sprechen von Wörtern, die starke Schwingungen auslösen, wie z. B. des Wortes „neunundneunzig" oder des Wortes „Huhu". Diese Schwingungen müssen sich natürlich abschwächen, wenn zwischen Lunge und Brustwand eine solide Masse eingeschaltet wird, die nur träge oder gar nicht mitschwingt (z. B. Flüssigkeit, pleuritischer Erguß, ein Tumor der Pleura oder schließlich, wenn eine oder mehrere größere Bronchien verstopft sind (z. B. durch ein Exsudat bei der Pneumonie oder durch einen Tumor der Lunge). Die Schwingungen müssen sich dagegen verstärken, wenn die Alveolarräume infiltriert sind, also in toto schwingen, z. B. bei den pneumonischen oder bei den tuberkulösen Infiltrationen, ferner dann, wenn die Alveolarräume komprimiert, luftleer geworden sind, z. B. oberhalb pleuritischer Exsudate, oder schließlich dann, wenn Hohlräume im Lungengewebe vorhanden sind (Kavernen, Abszesse, Gangränhöhlen). Bedingung ist in letztem Falle, daß die Hohlräume nahe der Brustwand liegen und der zuführende Bronchus frei ist.

**Stimmfremitus verstärkt,**

physiologisch: bei starker, tiefer Stimme und elastischer dünner Thoraxwand;

pathologisch:

1. bei akuten oder chronischen Infiltrationen der Alveolarräume, z. B. Pneumonie, Tuberkulose (Abb. 12, S. 18);

2. bei Atelektase der Lunge, z. B. in der atelektatischen Zone oberhalb eines pleuritischen Exsudates (Abb. 11, S. 17);

3. bei Kavernen (Abszeß, Gangrän), wenn der Hohlraum nahe der Brustwand liegt, nicht gefüllt und der zuführende Bronchus frei ist (Abb. 13, S. 19).

**Stimmfremitus abgeschwächt** oder aufgehoben:

Physiologisch: bei schwacher hoher Stimme (sehr oft bei Frauen) und bei dicker, wenig elastischer Thoraxwand (starkes Fettpolster, stark entwickelte Muskulatur).

Pathologisch:

1. bei Ausfüllung des Pleuraraumes:

a) durch Flüssigkeit (Pleuritis exsudativa) (Abb. 11, S. 17).

b) durch Luft (geschlossener Pneumothorax) (Abb. 14),

c) durch eine solide Masse, wie z. B. Tumoren oder dicke pleuritische Schwarten.

2. bei Verstopfung eines Bronchus:

a) durch Schleim, Eiter (Pneumonie), stets nur vorübergehend,

b) durch einen Tumor, der den Bronchus komprimiert hat oder in ihn hineingewachsen ist.

Daß beim Sprechen der Kehlkopf mitschwingt, kann man lokal deutlich fühlen (Laryngealfremitus). Bei Lähmung eines Stimmbandes wird die zitternde Bewegung auf der einen Seite abgeschwächt oder aufgehoben.

## 2. Auskultation des Herzens und der Gefäße.

### a) Herztöne.

Über dem schlagenden Herzen hört man zwei Töne. Die Schallerscheinungen lauten ungefähr: „tum-ta" ⌣⌣. Nach „ta" entsteht eine kurze Pause, so daß der Rhythmus heißt: „Tum-ta"

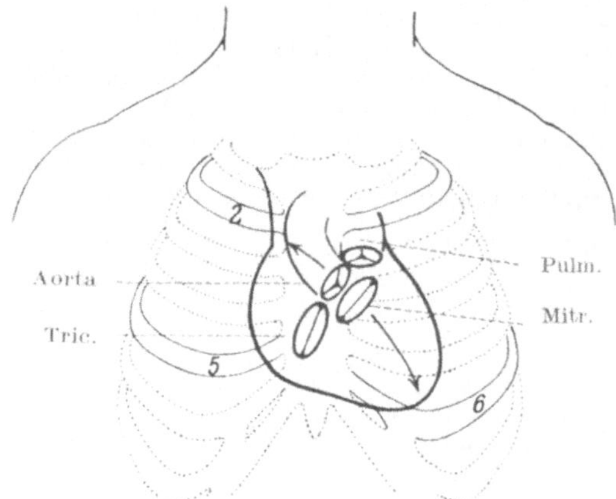


Abb. 42. **Anatomische Lage der Herzklappen und der Auskultationsstellen (→).**

— (Pause) „Tum-ta". Der erste Ton ist lang, tief, dumpf; der zweite kurz, höher, klappend. Der erste entspricht der Phase des Spitzenstoßes, also der Systole; der zweite der Diastole. Den ersten Ton hört man lauter als den zweiten in der Umgebung der Herzspitze, den zweiten lauter als den ersten über der Herzbasis bzw. den großen Gefäßen. Der erste Ton „tum" entsteht, wie gesagt, in der Systole in dem Augenblick, in dem die Atrioventrikularklappen geschlossen werden und die Muskulatur des linken und rechten Ventrikels sich kontrahiert. Er ist bedingt durch den Schluß der Klappen, wahrscheinlich auch durch die sich kontrahierende Muskulatur, ist also als Muskel- und Klappenton aufzufassen, im wesentlichen aber wohl als Atrioventrikular-Klappenton. Der zweite Ton „ta" ist am lautesten hörbar über den großen Gefäßen in dem Augenblicke, in dem die Semilunarklappen geschlossen werden; er ist als reiner Klappenton, Semilunarklappenton, anzusprechen. Infolge der Fortleitung hört man überall über dem Herzen und in seiner Umgebung beide Töne. Sowohl der erste als der zweite Ton sind eigentlich Doppeltöne — Töne, die im linken wie im rechten Ventrikel, in der Art. pulm., wie in der Aorta ausgelöst werden. Im ganzen hört man also vier Töne, zwei systolische (linker und rechter Ventrikel) und zwei diastolische (Art. pulm. und Aorta), die, da sie zeitlich fast zusammenfallen, als zwei Töne imponieren.

Wo auskultiert man (s. Abb. 42)?

Man auskultiert die Mitralklappen an der Herzspitze, die Aortenklappen im II. Interkostalraum rechts, die Pulmonalklappen im II. Interkostalraum links neben dem Sternum, die Trikuspidalklappen am Sternalansatz der V. Rippe.

Verglichen mit der anatomischen Lage auskultiert man also: Trikuspidalis und Pulmonalis entsprechend ihrem anatomischen Ort, die Mitralis aber, statt am Sternalansatz der IV. Rippe links im V. Interkostalraum, in der Gegend des Herzspitzenstoßes und die Aorta statt im III. Interkostalraum links neben dem Sternum im II. Interkostalraum rechts neben dem Sternum.

Warum geschieht das?

Die anatomische Lage der 4 Klappen ist auf einen engen Raum (Verbindungslinie zwischen II. Interkostalraum links und Sternalansatz der V. Rippe rechts) begrenzt, infolgedessen ist es nicht möglich, die auskultatorischen Phänomene der 4 Klappen räumlich zu trennen. Man auskultiert daher die Mitralis, die ohnehin an der Hinterseite des Herzens gelegen und teilweise von der Trikuspidalis und dem rechten Ventrikel überlagert ist, über der Herzspitze, weil hier am reinsten der Mitralton gehört werden kann. Man auskultiert daher die Aortenklappen, die unmittelbar neben den Pulmonalklappen anatomisch gelegen sind, in der Verlaufsrichtung der aufsteigenden Aorta und so weit von der anatomischen Lage der Pulmonalklappen entfernt, daß man die über den Aortenklappen entstehenden Schallerscheinungen von denen der Pulmonalis isolieren kann, daher im II. Interkostalraum, rechts vom Sternum.

b) Veränderungen der Herztöne unter physiologischen und pathologischen Bedingungen.

Nicht immer sind die Herztöne gleichmäßig laut. Die Tatsache bedarf keiner Erklärung, daß nach stärkeren körperlichen Anstrengungen die Töne sehr viel lauter werden, oft so laut, daß man durch die Kleidung hindurch das Herzklopfen hört. Dies ist physiologisch interessant, pathologisch ohne Bedeutung. Es gibt aber Fälle, in denen eine Verstärkung oder Abschwächung der Herztöne diagnostisch wichtig sein kann.

**Herztöne leise, dumpf.** Die Herztöne sind leise, dabei dumpf, wenn zwischen Herz und Brustwand Fett, Lunge, Flüssigkeit, Luft sich einschiebt, wenn ein dickes Fettpolster vorliegt (Fettherz), oder wenn die Lunge breit das Herz überdeckt (Lungenerweiterung = Emphysem), oder wenn Flüssigkeit im Herzbeutel vorhanden ist (Herzbeutelwassersucht). Die Herztöne sind leise bei stärkerer Blutarmut, in Ohnmachtsanfällen. Bei einem der Herzklappenfehler (Aortenstenose: systol. Geräusch über der Aorta) findet man oft auffällig leise Herztöne. Man darf nie „Herzschwäche" annehmen, wenn man schwache, d. h. leise Herztöne hört.

**Herztöne gespalten, verdoppelt.** Wie oben auseinandergesetzt, bestehen sowohl der erste, wie der zweite Herzton aus je zwei Tönen. Obwohl nun schon physiologisch die beiden Herzhälften nicht ganz synchron arbeiten und dementsprechend auch der Klappenschluß an den großen Gefäßen nicht ganz synchron erfolgt, hört man in der Regel nur je einen Ton in der Systole und der Diastole. Sowohl der erste, wie der zweite Ton können aber als je zwei Töne gehört werden bei herzgesunden wie bei herzkranken Menschen. Man spricht dann von einem gespaltenen ersten oder von einem gespaltenen zweiten Ton. Einen gespaltenen ersten Ton, d. h. statt des „tum" ein „tu tum", hört man bisweilen nach mäßigen körperlichen Anstrengungen bei Gesunden, bisweilen bei Herzkranken, bei Herzmuskelschwäche oder Herzmuskelentzündung (Myodegeneratio, Myokarditis). Das Symptom kann erklärt werden durch die nicht gleichzeitige Kontraktion des rechten und linken Ventrikels oder dadurch, daß die in die Aorta geworfene Blutwelle hier einen Ton erzeugt, der als zwischengeschobener Ton imponiert. Eine Verdoppelung des zweiten Tones, d. h. statt des „ta" ein „ta ta", findet man mitunter bei Gesunden, besonders während der Inspiration, findet man sehr stark akzentuiert besonders bei der Mitralstenose. Man hat diese Verdoppelung erklärt durch die Spannungsdifferenzen in den großen Gefäßen, d. h. in dem Sinne, daß die Aorta langsamer und unvollkommener gefüllt wird, der Aortenton also nachklappt. Möglich ist aber auch, daß der zweite der gespaltenen Töne nicht von den großen Gefäßen kommt, sondern als präsystolischer Vorschlag aufzufassen ist, bedingt durch den Druck des Vorhofblutes gegen die Mitralklappe.

Der **erste Herzton** ist **verstärkt** ⏑: Bei Beschleunigung der Herztätigkeit durch körperliche Anstrengungen, durch psychische Erregungen, besonders dann, wenn es sich um magere Leute handelt und wenn das Herz der Brustwand dicht anliegt. Eine Verstärkung findet sich weiterhin im Fieber — bei nervösem Herzklopfen (Neurosis cordis) — bei der Basedowschen Krankheit — bei Mitralstenose (= Snapp der Engländer) — bei Hypertrophie des linken Ventrikels.

Der **erste Ton** ist **abgeschwächt**: Bei Aortenstenose und mitunter bei Mitralinsuffizienz.

Der **zweite Herzton** ist verstärkt, **klappend** — ⏑:

1. Über der Aorta, d. h. der (zweite) Aortenton ist lauter und mehr klappend als der Pulmonalton. Das findet man im allgemeinen bei Erhöhung des Druckes im arteriellen Gefäßsystem; vorwiegend bei Schrumpfniere und bei peripherer Arteriosklerose. Der zweite Aortenton kann einen besonderen Charakter annehmen, klingend sein, wenn durch Übergreifen der Arteriosklerose auf

die Semilunarklappen die Aortenklappen starr geworden sind
(vgl. S. 145).

2. **Über der Pulmonalis, d. h. der zweite Pulmonalton ist
verstärkt**, d. h. lauter und stärker klappend als der Aortenton,
bei allen Stauungszuständen im Lungenkreislauf. In erster Linie
kommt hier in Betracht die Mitralstenose, dann die Mitralinsuffizienz, weiterhin das Lungenemphysem und alle ausgedehnteren
Einschränkungen des Lungenkreislaufes, wie z. B. durch Lungen-
schrumpfung, durch ausgedehntere Tuberculosis pulmonum.

### c) Herzgeräusche.

**Organische endokardiale Herzgeräusche:** Die Ursache der durch
organische Veränderungen am Endokard ausgelösten Herzgeräusche
ist entweder eine Endokard-„itis", oder ein Klappenfehler. Unter
einem Herzklappenfehler versteht man die organisch bedingte
Funktionsstörung der Herzklappen. Man unterscheidet Insuffizienz,
d. h. mangelhafte Schlußfähigkeit der Klappen, und Stenose, d. h.
Verengerung des Klappenostiums (s. S. 138). Die meisten Klappenfehler sind erworben, die meisten entstehen nach Gelenkrheumatismus. Die meisten sind lokalisiert an der Mitralis. Ein Klappenfehler wirkt in der Hauptsache auf die hinteren Herzabschnitte,
nicht auf die vorderen (s. Abb. 76, S. 133).

Über dem normal schlagenden Herzen hört man auch beim
Tier, z. B. beim Hund, in derselben Weise wie beim Menschen
zwei Herztöne, ein „tum" und ein „ta" (s. oben S. 64). Wenn man
jetzt bei diesem Hunde mit einer Sonde von der Karotis her bis
zum Herzen tastet, und die Semilunarklappen durchstößt, so
hört man in demselben Moment statt des „ta" ein lautes zischendes
Nebengeräusch. Es handelt sich also um ein Herzgeräusch, und
zwar um ein diastolisches Geräusch, d. h. um ein durch Insuffizienz
der Aortenklappe entstandenes diastolisches Geräusch. Dieses
Geräusch sagt, daß nicht mehr wie vorher in der Diastole die
Aortenklappen sich geschlossen haben, sondern daß durch den
Klappendefekt hindurch das Blut zurückströmt in das Herz und
hier Wirbelbewegungen erzeugt. Man spricht jetzt, im Gegensatz
zum Herzton, vom Herzgeräusch. Ob der Klappendefekt trau-
matisch entstanden ist oder sich nach einer Entzündung (Endokarditis) ausgebildet hat, ist auskultatorisch nicht zu unterscheiden.

Man unterscheidet systolische und diastolische Geräusche, je
nachdem sie mit dem ersten oder zweiten Ton zusammenfallen.
Praktisch von Bedeutung ist drittens das präsystolische Geräusch,
das in der Diastole entsteht, also eigentlich diastolisch ist, aber
so unmittelbar vor dem ersten Ton gehört wird, daß man es als
präsystolisches besonders herausgehoben hat.

Die Nebengeräusche können sehr verschieden laut sein und
akustisch einen verschiedenen Charakter haben. Bald sind sie

zischend oder hauchend, bald mehr blasend oder gießend, rauschend.
Die Intensität der Geräusche ist prognostisch ohne Bedeutung.
Die Intensität ist abhängig von der Kraft, mit der sich das Herz
kontrahiert, von der Geschwindigkeit des Blutes, von den Wider-
ständen, Rauhigkeiten usw., und endlich von allen den äußeren
Momenten, die die Stärke der Herztöne beeinflussen, d. h. von der
Dicke der Muskulatur, Fettpolster usw. Da die Geräusche oft
erst nach körperlichen Anstrengungen, oft nur in einer bestimmten
Stellung deutlich werden, muß man beim Verdacht auf ein Ge-
räusch den Patienten Knie beugen, Treppen steigen oder andere
Bewegungen machen lassen, im Liegen, Sitzen, Stehen untersuchen.

Diagnostisch besonders wichtig ist, daß die Geräusche in der
Richtung des Blutstroms fortgeleitet werden. Man hört daher
das Mitralinsuffizienzgeräusch bisweilen am stärksten oberhalb der
Herzspitze in der Gegend des linken Herzohres (s. Abb. 76, S. 132).
Man hört daher das diastolische Geräusch der Aorteninsuffizienz
am lautesten nicht über der Aorta, sondern in der Mitte zwischen
Aorta und der Herzspitze, d. h. über der Herzbasis. Die endo-
kardialen Geräusche sind häufig auch auf der Brustwand fühlbar.

**Systolische Geräusche** über der Herzspitze (Mitralis) oder
über der Trikuspidalis **bedeuten,** daß ein Teil des Blutes während
der Kontraktion der Ventrikel durch die nichtschlußfähige Klappe
in den Vorhof zurückströmt. Systolische Geräusche über den
großen Gefäßen (Aorta oder Pulmonalis) bedeuten, daß während
der Ventrikelsystole dem in die großen Gefäße einströmenden
Blut hier, d. h. an den Klappen oder in der Umgebung derselben
Widerstände entgegengesetzt werden. Ein systolisches Geräusch
über der Mitralis bedeutet also Mitralinsuffizienz, ein systolisches
Geräusch über der Aorta bedeutet also Aortenstenose.

**Diastolische Geräusche** (einschließlich der präsystolischen)
über der Spitze (Mitralis) oder über der Trikuspidalis **bedeuten,**
daß in dem Moment der Ventrikeldiastole (Vorhofssystole) das aus
dem Vorhof in den Ventrikel strömende Blut Widerstände (Rauhigkeiten, Verengerungen) an dem Klappenostium findet. Diastolische
Geräusche über den großen Gefäßen (Aorta oder Pulmonalis) bedeuten, daß in dem Moment der Ventrikel-Diastole die Gefäß-
klappen sich nicht ganz schließen, sondern infolge von Schlußunfähigkeit Blut in die Ventrikel zurückfließen lassen. Die an
oder unterhalb der Semilunarklappen auftretenden Strömungswirbel
des Blutes verursachen das Geräusch. Ein diastolisches Geräusch
über der Mitralis bedeutet also Mitralstenose, ein diastolisches Geräusch über der Aorta Aorteninsuffizienz.

Die diastolischen Geräusche sind im allgemeinen, was Diagnose
und Prognose angeht, von größerer Bedeutung, als die systolischen.

**Dehnungsgeräusche bei relativer Insuffizienz.** Bei der Sektion
an Herzinsuffizienz Gestorbener findet man bisweilen keinerlei

Veränderungen am Klappenapparat, obwohl im Leben ein lautes systolisches Geräusch über der Herzspitze hörbar war und obwohl auch andere Symptome, insbesondere die Verbreiterung der Herzdämpfung, auf eine Mitralinsuffizienz hindeuteten. In diesen Fällen handelt es sich um eine relative muskuläre Insuffizienz, d. h. infolge organischer Veränderungen der Herzmuskulatur kam es zu einer Dilatation des Ventrikels und zu einer Dilatation des Ansatzringes der Klappen. Es liegt auf der Hand, daß diese durch relative muskuläre Insuffizienz bedingten Geräusche (Dehnungsgeräusche) ein durch Klappenveränderung entstandenes Vitium vortäuschen können.

**Präsystolische Geräusche.** Wie oben erwähnt (s. S. 66), hört man bei Gesunden sowohl wie bei Herzkranken mitunter einen verdoppelten 2. Ton $\smile\smile$, d. h. einen präsystolischen Vorschlag. Statt des präsystolischen Tons hört man bei der Mitralstenose ein präsystolisches Geräusch, d. h. ein diastolisches, präsystolisch verstärktes (Crescendo-)Geräusch $''\!\smile\!\diagup''$. Das präsystolische Geräusch entsteht also in der letzten Phase der Diastole, d. h. gleichzeitig mit der Vorhofskontraktion und wird offenbar dadurch ausgelöst, daß der Vorhof sich mit erhöhter Geschwindigkeit zu entleeren sucht, das Blut durch die Stenose in den Ventrikel treibt. Es entspricht einem „f... ff tum-ta" oder einem „tum-ta f... ff".

Das Stenosegeräusch kann aber auch in seltenen Fällen in der ersten Phase der Diastole auftreten, also protodiastolisch gelegen sein. Dieses Geräusch $\smile\diagdown\smile$ wird wahrscheinlich dadurch ausgelöst, daß in der ersten Phase der Diastole der diastolisch sich erweiternde linke Ventrikel das Blut vom linken Vorhof her stark ansaugt. Die hierbei entstehenden Wirbelbewegungen machen das protodiastolische Geräusch. Bisweilen findet man beide Stenosegeräuscharten nebeneinander.

### Organische perikardiale Geräusche.

Das in den Herzbeutel gewissermaßen eingestülpte Herz hat eine so glatte und schlüpferige Oberfläche, daß die Bewegungen des Herzmuskels hier keine Widerstände finden. Wenn man bei der Sektion einer frischen Leiche die Innenseite des Herzbeutels abtastet, dann ist man erstaunt, wie gut das Perikard „geölt" ist. Wenn der Herzbeutel aber rauh geworden ist, z. B. dadurch, daß sich fibrinöse Massen auf der Innenhaut abgelagert haben, dann entsteht hier bei der Bewegung des Herzens eine Reibung und dementsprechend ein Nebengeräusch. Dieses Geräusch ist ähnlich demjenigen der Brustfellentzündung (s. S. 60) ein rauhes, schabendes, oft absatzweise auftretendes Geräusch. Es klingt dem Ohr nahe, ist im Inspirium und Exspirium hörbar, wird lauter bei Atmungsstillstand nach tiefer Inspiration, besonders beim Valsalvaschen Versuch, wird durch Lagewechsel stärker oder schwächer, gewöhnlich stärker beim Aufsitzen des Patienten und beim Nachvornebeugen oder bei linker Seiten-

lage. Es ist oft am besten hörbar in der Umgebung der Herzspitze oder in der Nähe der großen Gefäße, d. h. der Umschlagstelle der Herzbeutelblätter. Das Geräusch kann systolisch und
diastolisch sein, es ist aber nicht immer an diese Phasen gebunden,
sondern bisweilen unregelmäßig den Herztönen nachschleppend,
oft diese verdeckend. Der Rhythmus kann dreiteilig sein dem
Galopprhythmus entsprechend oder ausnahmsweise sogar vierteilig. Bei nachgiebigem Thorax kann durch Druck des Hörrohres das Geräusch verstärkt werden. Mitunter kann man das
Reiben auch fühlen. Wenn sich allmählich ein Erguß im Herzbeutel entwickelt (erkennbar unter anderem an der schrittweisen
Verbreiterung der Herzdämpfung), dann verschwindet das Reibegeräusch nach und nach.

**Herzbeutelreiben, perikardiales Reiben** ∧∧**, kommt vor bei**
entzündlichen Prozessen, d. h. im Verlaufe von Infektionskrank-

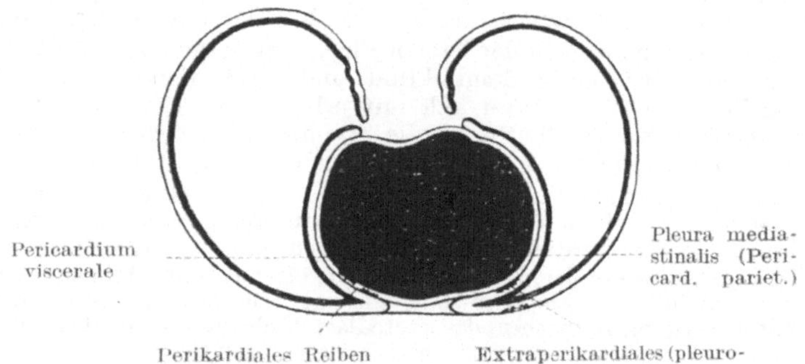


Abb. 43. Perikardiales und extraperikardiales Reiben.

heiten aller Art, besonders bei Gelenkrheumatismus, Lungenentzündung, eiteriger Brustfellentzündung, Sepsis, Typhus, Scharlach.

Es findet sich aber auch bei disseminierter Tuberkulose am Perikard,
bei Kalkablagerungen und bei Krebsknötchen. Wenn im Verlaufe
von Cholera perikardiales Reiben auftritt, so ist das in der Regel dadurch zu erklären, daß die Perikardblätter, ebenso wie die anderen
serösen Häute, sehr trocken geworden sind.

Gelegentlich findet man ein schabendes Nebengeräusch über dem
Perikard bei herzgesunden Leuten, die nie vorher krank waren. In
diesen Fällen muß man, in Übereinstimmung mit pathologisch-anatomischen Befunden, annehmen, daß hier sich sogenannte Sehnenflecken am
Perikard befinden.

**Hauptsymptome der perikardialen Nebengeräusche:** Rauh,
schabend, absatzweise auftretend, naheklingend, beim Vornüber-

beugen stärker werdend, neben den normalen Herztönen hörbar,
oft diese verdeckend.

**Extraperikardiales Reiben.** Extraperikardiale Reibegeräusche (pleuro-
perikardiale-pseudoperikardiale) hört man bisweilen an der linken Herzgrenze,
synchron mit der Herztätigkeit und mit den Respirationsbewegungen. Diese
Geräusche sind der Ausdruck einer Entzündung der Pleura pulmonalis und
Pleura pericardiaca oder der Pleura pulmonalis und Pleura costalis. Es handelt
sich also nicht um perikarditische Nebengeräusche, sondern um pleuritische.
Differentialdiagnostisch kann es oft sehr schwer sein, diese Geräusche von den
perikarditischen zu trennen; es ist dann leicht, wenn ein Teil der Geräusche
beim Atemstillstand verschwindet und wenn die anamnestischen Angaben auf
eine in der Umgebung des Herzbeutels lokalisierte Pleuritis hindeuten.

## Akzidentelle Geräusche.

Akzidentelle Geräusche nennt man diejenigen, die nicht auf eine
organische Veränderung zurückgeführt werden können, also nicht auf
endokarditische Prozesse oder ihre Folgeerscheinungen, nicht auf degenerative Prozesse in den Klappen. Die Geräusche sind fast immer
systolisch, unterscheiden sich akustisch mitunter nicht von den organischen Klappengeräuschen, sind aber in anderen Fällen außerordentlich weich, in ihrem akustischen Charakter stark wechselnd; verstärken
sich bei körperlichen Anstrengungen, verschwinden in der Ruhe oder
zeigen gelegentlich das umgekehrte Verhalten.

Über die Ätiologie dieser akzidentellen Geräusche ist man nicht
genau unterrichtet, man nimmt im allgemeinen an, daß sie entstehen
können:

a) durch abnorme Schwingungen der Herzmuskelfasern,

b) durch veränderte Strömungsgeschwindigkeit des Blutes (anämische Geräusche bei vermehrter Pulsfrequenz [Sahli]),

c) durch Veränderungen in der Zusammensetzung des Blutes,

d) durch die unmittelbare Einwirkung der systolischen Herzkon-
traktion auf die anliegenden Lungenteile (vgl. systolisches Vesikuläratmen, S. 72).

Akzidentelle Geräusche kommen vor hauptsächlich bei Chlo-
rosen und Anämien, allgemeinen Schwächezuständen, im Fieber.

Hauptsymptome der akzidentellen Geräusche:

1. Fast immer systolisch.

2. Fehlen der sonstigen für Klappenfehler charakteristischen
Veränderungen.

Da in der Hauptsache die Mitralinsuffizienz differentialdiagnostisch
in Frage kommt, fehlt die Herzverbreiterung nach rechts und links
und der klappende zweite Pulmonalton.

3. Der Wechsel in dem auskultatorischen Charakter, d. h.
das Verschwinden bei erregter Herzaktion, körperlichen Anstrengungen, beim tiefen Atmen, dann die besondere Eigentümlichkeit
insofern, als die Geräusche oft weich sind und der erste Herzton
daneben noch deutlich erkennbar ist (s. u. Kardiopulmonale Nebengeräusche).

4. Die Tatsache, daß sie oft über allen Ostien gleichmäßig
laut gehört werden und sich nicht selten mit Venengeräuschen
(Nonnensausen) kombinieren.

## Kardiopulmonale Nebengeräusche.

1. **Systolisches Vesikuläratmen**: Wenn die Lunge den Raum ausfüllt, der bei der Systole des Herzens frei wird, wenn also Luft synchron mit der Herzsystole aspiriert wird, dann verstärkt sich lokal das inspiratorische Atmungsgeräusch. Man bezeichnet dies als systolisches Vesikuläratmen. Dieses Geräusch kann mit einem endokardialen Geräusch verwechselt werden. Vielleicht ist ein Teil der akzidentellen Herzgeräusche als inspiratorisches Atmungsgeräusch aufzufassen.

2. **Systolische Rasselgeräusche**. Wenn der Ventrikel sich kontrahiert, also kleiner wird, wenn gleichzeitig mit der Ventrikelkontraktion der Vorhof sich erweitert, also größer wird, so findet ein Ansaugen bzw. eine Kompression der benachbarten Lungenbezirke statt (s. o.). Lokalisiert sich in diesen Bezirken ein Katarrh (Bronchialkatarrh), so werden die katarrhalischen Geräusche in der Systole lokal verstärkt. Diese systolischen Rasselgeräusche treten natürlich synchron mit der Systole auf, sind aber auch bei angehaltenem Atem hörbar.

### Zusammenfassung (vgl. S. 128 bis 146).

Ein **systolisches** Geräusch kann bedeuten:

1. Akzidentelles Geräusch (Geräusch lokalisiert: oft nur über der Pulmonalis, oft über allen Ostien, bisweilen nur über der Spitze).
2. Mitralinsuffizienz (Geräusch lokalisiert: Spitze oder oberhalb derselben).
3. Aortenstenose (lokalisiert: Aorta).
4. Trikuspidalisinsuffizienz (lokalisiert: IV. Interkostalraum rechts).
5. Pulmonalstenose.

Weitaus am häufigsten kommen nur 1 und 2 in Frage.

Ein **diastolisches** Geräusch kann bedeuten:

1. Aorteninsuffizienz (Geräusch laut, gießend, über der Herzbasis).
2. Mitralstenose (Geräusch vorwiegend präsystolisch über der Spitze).
3. Trikuspidalstenose oder Pulmonalinsuffizienz (beide sehr selten).

Ein **präsystolisches** (oder protodiastolisches) Geräusch über der Herzspitze bedeutet: Mitralstenose.

### d) Gefäßtöne und Gefäßgeräusche.

**Töne und Geräusche über den Arterien.** Der zweite Herzton ist eigentlich ein Gefäßton. Er wird, wie S. 65 erwähnt, bedingt durch den Schluß der Semilunarklappen in der Aorta und Pulmonalis. Man hört aber über den großen Gefäßen nicht allein diesen zweiten, sondern auch den ersten Ton. Wenn man jetzt entlang der Aorta, oder entlang den von der Aorta abgehenden größeren Gefäßen auskultiert, so hört man über dem Aortenbogen und über der Subklavia und Karotis ebenfalls zwei Töne. Von diesen Tönen ist der zweite, d. h. der herzdiastolische, der stärkere, der erste, d. h. der herzsystolische, der schwächere. Es ist wahrscheinlich, daß der erste Ton, nicht wie der zweite als fortgeleiteter Ton anzusprechen ist, sondern daß die Anspannung der Gefäßwand den ersten Ton auslöst.

Statt des ersten Tons hört man ein Geräusch, über der Karotis und Subklavia bei Aortenstenose, Aortenaneurysma, Mitralinsuffizienz, bei stärkeren Beschleunigungen der Herztätigkeit wie im Fieber und bei Morbus Basedowii.

Der zweite Ton fehlt über der Karotis und Subklavia bei der Aorteninsuffizienz.

An den übrigen mittleren Gefäßen (Femoralis, Brachialis) kann man in der Regel keine Töne hören. Bei mageren Frauen mit schwachen Bauchdecken gelingt es bisweilen, in der Bauchaorta einen herzsystolischen Ton zu hören.

Bei Basedow hört man oft über der Struma ein herzsystolisches Geräusch.

Eine allgemeine Regel ist, das Hörrohr nur vorsichtig aufzusetzen; setzt man es zu intensiv auf, so entstehen infolge des lokalen Hindernisses Wirbelbewegungen und ein artifizielles Geräusch (Druckgeräusch). Bei noch stärkerem Druck, der das Gefäß verschließt, entsteht ein Ton (Druckton). Das Druckgeräusch hat insofern praktische Bedeutung, als man bei mageren Leuten bei der Auskultation der Lungenspitzen nicht selten ein durch Druck des Hörrohres in der Arteria subclavia entstehendes Geräusch wahrnimmt. Das über der Subklavia bei Phthisikern hörbare Geräusch kann allerdings durch pleuritische Verwachsungen bedingt sein. Auch die Pulmonalisgeräusche bei Phthisikern sind oft organisch bedingte Stenosengeräusche.

Bei Aorteninsuffizienz, gelegentlich auch bei Chlorose und in der Gravidität, hört man über der Arteria cruralis 2 Töne (kruraler Doppelton), die man mit der systolischen Spannung und Entspannung der Arterienwand in Verbindung bringt. Bei Aorteninsuffizienz, bisweilen auch bei Aneurysma, bei Chlorose, bei Basedow hört man über der Kruralis das Duroziezsche Doppelgeräusch, d. h. beim stärkeren Druck systolisch das systolische Druckgeräusch (siehe oben), diastolisch ein leiseres, ebenfalls lokal bedingtes diastolisches Geräusch.

**Geräusche über den Venen.** Venengeräusche (**Nonnensausen**: Nonne = Kreisel = diable [bruit de diable]) findet sich über dem Bulbus am Ansatz des Sternokleidomastoideus, besonders rechts; systolisch und diastolisch; verstärkt bei nach links gedrehtem Kopf und verstärkt inspiratorisch. Das Geräusch findet sich bei anämischen Prozessen, besonders bei Chlorose. Es kann differentialdiagnostisch wichtig sein in jenen Fällen, in denen zeitweise Geräusche über dem Herzen hörbar sind, in denen die akzidentelle Natur der Herzgeräusche nicht sicher erscheint.

## 3. Auskultation des Ösophagus und der Abdominalorgane.

Die Auskultation des Magendarmkanals hat eine geringe praktische Bedeutung. Sie soll deswegen nur kurz gestreift werden.

### Auskultation des Ösophagus.

Beim Schluckakt hört man oft schon ohne Stethoskop ein glucksendes Geräusch (pharyngeales Schluckgeräusch). Daneben nimmt man ein Geräusch wahr, wenn man den unteren Teil des Ösophagus oder den Magen, d. h. entweder am Rücken links, neben der unteren Brustwirbelsäule oder im Epigastrium, speziell am linken Rippenbogen, auskultiert. Das hier entstehende Schluckgeräusch besteht aus zwei getrennten Geräuschen. Es charakterisiert sich so, daß man gewöhnlich unmittelbar nach dem Schluckakt, besonders wenn es sich um Flüssigkeit gehandelt hat, ein intensives Plätschergeräusch wahrnimmt (Durchspritzgeräusch), daß man 6—7 Sekunden später, besonders bei festen oder dickflüssigen Speisen, ein zweites Geräusch, das sogenannte Durchpreßgeräusch, wahrnimmt. Das Aufeinanderfolgen der Geräusche kann sich insofern verändern, als das Durchpreßgeräusch erst nach 30—60 Sekunden oder nach mehreren Minuten auftritt. Ein solches **sekundäres Schluckgeräusch** findet man nicht selten bei Ösophagusstenosen (s. S. 146.)

### Die Auskultation des Magendarmkanals.

Über dem gesamten Magendarmkanal hört man unter normalen Bedingungen mehr oder weniger intensive Plätschergeräusche, die verstärkt werden können, wenn im Magen oder Darm sich kohlensäurehaltige oder stark gärende Flüssigkeiten befinden. Bei der Auftreibung des Magens durch Kohlensäure z. B. treten diese Geräusche sehr stark hervor. Bei Darmverengerungen durch Kompression oder durch Knickung können diese Geräusche ebenfalls intensiv gehört werden (Spritzgeräusche) (s. S. 146).

### Auskultation der Leber und Milz.

Die durch das In- und Exspirium bedingte Verschiebung der Leber und Milz machen normalerweise keine Geräusche. Bei einer Perihepatitis oder

Perisplenitis können typische Reibegeräusche von demselben Charakter wie das pleuritische Reiben entstehen. Sie sind in der Regel schabend und rauh klingend und können in- und exspiratorisch gehört werden.

# C. Inspektion und Palpation.

Was man mit der Perkussion und Auskultation erreichen kann, ist in den vorigen Kapiteln festgelegt. Diese Untersuchungsmethoden sind aber nur Teile des gesamten diagnostischen Apparates. An erster Stelle wird man immer bewerten müssen das, was der Patient berichtet, insbesondere die subjektiven Beschwerden (Anamnese = Vorgeschichte), die hereditäre Veranlagung, dann das, was der Arzt mit unbewaffnetem Auge sehen kann. Der Klinizist soll sich immer bewußt sein, daß die alten Ärzte in der Hauptsache auf die subjektiven Angaben und auf die Beobachtung der äußeren Merkmale angewiesen waren, und daß sie hiermit sehr viel erkannten, eine große Reihe von Krankheitsbegriffen, festgelegt haben. Der Klinizist kann aber alle notwendigen Untersuchungsmethoden nur dann richtig und sicher beherrschen und bewerten, wenn er sie mit System anwendet, d. h. so, daß er nach abgeschlossener Untersuchung nichts vergessen, nichts übersehen hat. Das zu erlernen ist nicht leicht, das zu beherrschen eine Kunst. Wie man das Fachwerk errichtet, soll hier gezeigt werden, wie man die Felder ausfüllt, kann nur skizzenhaft angedeutet werden.

Inspektion und Palpation sollen in diesem Kapitel gemeinsam behandelt werden, weil sie bei den Untersuchungsmethoden in der Regel sich gegenseitig ergänzen. Die Palpation wird methodisch hauptsächlich bei den Erkrankungen der Abdominalorgane gebraucht, deshalb wird die Technik der Palpation bei den Erkrankungen der Bauchorgane S. 148 besonders besprochen[1]).

## Kurze Notizen über die wichtigsten Punkte des Krankenexamens.

**1. Vorgeschichte.** Das Wichtigste bei der Krankengeschichte ist die Vorgeschichte (Anamnese). Eine gute Anamnese ist ein mit allen Berechnungen durchgeführter Kunstbau. Aus den Linien dieses Kunstbaues muß man mit zwingender Notwendigkeit die Diagnose (die richtige Diagnose) erkennen. Im allgemeinen pflegt man zu unterscheiden zwischen näherer Anamnese (Beginn und Verlauf der jetzigen Erkrankung, die ursächlich wichtigen Momente) und entfernterer Anamnese (frühere Erkrankungen, hereditäre Verhältnisse, Berufsschädigung). Alle diese

---

[1]) Das Kapitel Inspektion müßte eigentlich einen sehr breiten Raum einnehmen und mit sehr vielen Abbildungen versehen sein. Aus äußeren Gründen konnte ich nur das Wichtigste bringen. An der Auswahl kann man Kritik üben; aber ich habe nur dasjenige wiedergegeben, was mir in den Perkussionskursen als besonders lehrreich erschien.

Daten soll man kurz, aber exakt, im Telegrammstil ausführen, den Hauptwert aber auf die nähere Anamnese legen. Eine gut und kurz ausgeführte nähere Vorgeschichte ist besser, als die endlose Aufzählung unwichtiger früherer Erkrankungen. Zum Schluß der Vorgeschichte sind die jetzigen Klagen anzuführen. Hier sind genaue Angaben unbedingt notwendig über das „Wie, wo, seit wann". Oft erzielt man eine gute Vervollständigung dieser Angaben dadurch, daß man sich die jetzige oder die frühere Berufs-Tagesarbeit erzählen läßt.

**2. Untersuchungsbefund.** Beim Befund (Status praesens) beginne man stets mit denjenigen Organen, die in der näheren Anamnese und den jetzigen Klagen genannt sind. Lediglich zur Gedächtnisunterstützung gelten untenstehende Daten, s. die Aphorismen S. 75 ff. Sind diese einmal durchlesen und durchdacht, mit persönlicher Erinnerung belebt und ergänzt, dann ist es ein Kleines, den Bau der Krankengeschichte vollständig durchzuführen.

### Untersuchungsbefund:

1. Allgemeines. Größe; Gewicht, Körperbau, Lage, Gesichtsausdruck, Haut, psychisches Verhalten, Gedächtnis, Bewußtsein, Schlaf.

2. Spezielles: Kopf und Hals; Brust: Respirationsapparat. Zirkulationsorgane; Bauchorgane; Wirbelsäule, Extremitäten, Nervensystem.

# I. Allgemeines.

## Größe, Gewicht.

Größe und Gewicht im Vergleich eine wichtige Unterlage, aber nur dann zu bewerten, wenn man die individuellen und familiären Eigentümlichkeiten mit in Rechnung stellt. Am wichtigsten ist zu wissen, ob das Körpergewicht in den letzten Monaten und Jahren konstant geblieben ist. Der Durchschnittsmensch wiegt mit Kleidern (gerechnet zu 3,5—5,0 kg) soviel kg, als seine Körperlänge in cm 1 m überschreitet; also bei 1,70 Größe 70 kg Körpergewicht.

**Starke Abmagerung** findet sich bei länger dauernden Erkrankungen, besonders bei

a) Infektionskrankheiten: Typhus — Meningitis — Tuberkulose — Morbus Addisoni (Tuberkulose der Nebennieren) — bei nicht behandelter Lues.

b) Karzinom — Diabetes.

c) Geisteskrankheiten: progressiver Paralyse.

Die mageren Patienten sind oft blaß, aber nicht jede Blässe der Haut und des Gesichts geht mit einer starken Abmagerung einher. Bei der perniziösen Anämie z. B. ist oft trotz ausgesprochener Blässe ein gutes Fettpolster vorhanden. Bei abgemagerten Patienten läßt sich die Haut in Falten abheben, die Muskulatur ist schlaff und weich.

**Übermäßige Fettentwicklung** findet sich:

Bei jugendlichen Personen: oft bei Störung der inneren Sekretion (Hoden, Ovarien, Thyreoidea, Hypophyse).

Bei Frauen: besonders nach der Menopause.

Bei Männern und Frauen: oft infolge abnormen Fettstoffwechsels (konstitutionelle Fettsucht). Die Fettsucht geht bisweilen mit schmerzhaften Sensationen einher = Adipositas dolorosa.

## Körperbau.

Körperbau umfaßt Berücksichtigung von Knochenbau, Muskulatur, Haut

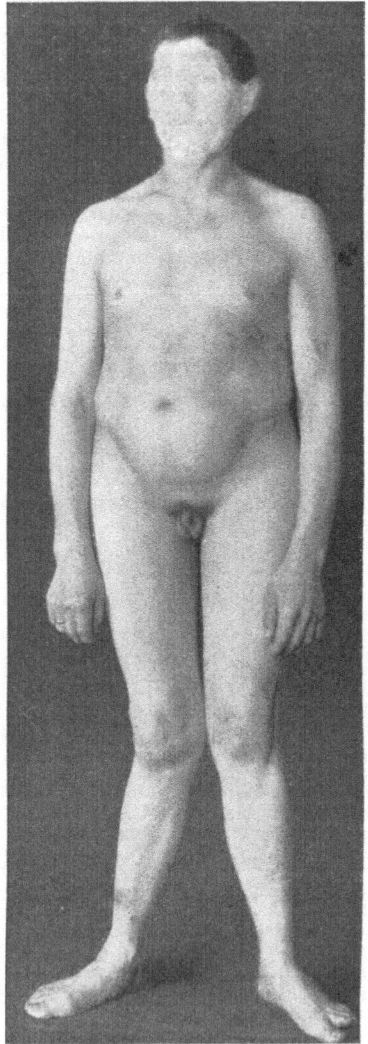

Abb. 44.  Hypogenitalimus.

39jähriger Bäcker — kleiner Penis, eben fühlbare Testikel, geringe Scham-, keine Achsel-, keine Barthaare; Fistelstimme. Charakteristische Fettansammlung an den Brustdrüsen und in der Unterbauchgegend.

und Fettpolster. Im allgemeinen genügen die Ausdrücke: kräftig, mittelkräftig, schwächlich, grazil.

Maßgebend für den augenblicklichen Kräftezustand kann sein, die Beurteilung von Muskulatur und Fettpolster; diese sind nach manchen entkräftenden akuten oder chronischen Krankheiten außerordentlich reduziert. Nicht so einfach erkennbar, diagnostisch aber wichtiger ist der Knochenbau. Die Beurteilung aller äußerlich sichtbaren Erscheinungen hat wegen des häufigen Zusammentreffens mit bestimmten Krankheiten eine große Bedeutung. Diese Beurteilung gehört als wesentlicher Bestandteil zu dem Begriff der „Konstitution". (Auf die im übrigen sehr verschiedene Definition des Begriffes Konstitution kann ich hier nicht eingehen.) Das Studium der Konstitution hat dazu geführt, daß wir heute mehr als vor einigen Jahren auf den Körperbau und Anomalien im Bau des Körpers achten und daß wir mit einigen diagnostisch und prognostisch wichtigen Begriffen operieren.

Folgende Begriffe sind heute gebräuchlich:

**Habitus asthenicus:** deckt sich im allgemeinen mit dem Begriff Habitus phthisicus. (Asthenicus von a. priv. und stenos = Kraft.)

Hauptmerkmale: Graziler Knochenbau, paralytischer Thorax (s. S. 80), Costa decima fluctuans, schlaffe Muskulatur, geringes Fettpolster, blasse Hautfarbe, Tropfenherz. Tiefstand aller Bauchorgane, Splanchnoptose.

Also ein schmaler, blasser, grazil gebauter Mensch, mit kleinem hängendem Herzen und tiefstehenden Bauchorganen.

**Habitus apoplecticus:** deckt sich nicht selten mit dem Begriff Habitus emphysematicus. (Apoplexia griech. = Schlagfluß.)

Hauptmerkmale: Dunkelrotes, fettes Gesicht, kurzer Hals, faßförmiger, emphysematöser Thorax, starkes Fettpolster, Neigung zu Apoplexie.

**Habitus thymico-lymphaticus:** Hyperplasie aller Lymphdrüsen der Zungenfollikel, Milz und Thymus. Kleines Herz, enge Aorta, hohe Pulsfrequenz, subnormaler Blutdruck.

**Diathesen** (griechisch = Zustand, Verfassung).

a) **Exsudative Diathese.** Bei Kindern häufige Stoffwechselstörungen, die mit Aufgedunsensein, Neigung zu Hautausschlägen und Katarrhen einhergehen (Czerny).

b) **Arthritische Diathese.** Neigung zu Gelenk- und Stoffwechselerkrankungen (z. B. Arthritis deformans, Diabetes, Fettsucht). Hierher gehört auch die Gicht, genannt harnsaure Diathese.

c) **Hämorrhagische Diathese.** Neigung zu Haut- und Schleimhautblutungen (Skorbut, Barlowsche Krankheit, Hämophilie und die verschiedenen Formen der Purpura [Purpura simplex, Peliosis rheumatica, Morbus maculosus Werlhofii]).

d) **Spasmophile Diathese.** Neigung zu krankhaften Zuständen infolge einer abnorm erhöhten Erregbarkeit des Nervensystems. Hierher gehört z. B. die Tetanie bei Kindern; die spasmophile Diathese spielt auch bei der Rachitis der Kinder eine Rolle (Laryngospasmus bei Rachitis).

e) **Den Diathesen** könnte man auch anreihen die neuropathische Konstitution, d. h. die „reizbare Schwäche" des Nervensystems.

**Dyskrasie** (Krasis griechisch = Mischung). Eine fehlerhafte Mischung des Blutes gebräuchlich für die durch Lues, Tuberkulose bedingten allgemeinen Veränderungen des Körpers.

**Allgemeiner Riesenwuchs** (Makrosomie) (vom griech. makros = lang und soma = Leib).

**Zwergwuchs** (Nanosomie vom griech. nanos = Zwerg und soma = Leib.)

**Kretinismus,** d. h. mit mangelhafter Entwicklung der Genitalorgane, mit Kropf, oft mit Taubstummheit, mit Schwachsinn einhergehende, endemisch hauptsächlich in Steiermark, Schweiz, Oberitalien vorkommende Wachstumsstörungen des Skeletts.

**Infantilismus:** Stehenbleiben der körperlichen und geistigen Entwicklung auf kindlicher Entwicklungsstufe infolge mangelhafter Entwicklung der Geschlechtsorgane.

**Hypogenitalismus:** Mangelhafte Entwicklung der Genitalorgane, Fehlen der sekundären Geschlechtscharaktere; Hochwuchs infolge verzögerten Epiphysenschlusses. (Hypogenitalismus vom griech. hypo = unter und lat. genitalia, s. Abb. 44.)

### Diagnostisch wichtige Thoraxformen.

1. **Paralytischer Thorax:** Lang, abgeplattet, schmal, spitze Rippenwinkel, stark abfallende weite Interkostalräume, Fossae claviculares vertieft. Atemmuskulatur mäßig entwickelt. Scapulae flügelförmig abstehend. Diese Thoraxform nicht selten kombiniert mit Lungentuberkulose, s. Abb. 46.

2. **Emphysematöser Thorax:** Kurz, stark gewölbt, breit (tief, faßförmig). Stumpfer Rippenwinkel. Rippenverlauf horizontal. Rippen breit. Interkostalraum eng, untere Lungengrenze relativ tiefstehend, wenig verschieblich bei tiefem Atmen. Thoraxform oft kombiniert mit ausgesprochenem Emphysem und chronischer Bronchitis, s. Abb. 47.

3. **Thorax piriformis** (umgekehrt birnförmig): Oberer Teil des Thorax stark gewölbt, unterer Teil flach verengt (schlanke Taille), paradoxe Atmung (Höhertreten des Zwerchfells bei der Inspiration). Thoraxanomalie kombiniert mit Enteroptose, Teilerscheinung des Habitus asthenicus.

4. **Rachitischer Thorax:** Weich, nachgiebig, mit vorspringendem Brustbein und abgeflachten Seitenpartien (Hühnerbrust = Pectus carinatum), Auftreibung der Rippen an der Knorpel-Knochengrenze (rachitischer Rosenkranz), Veränderungen in der Konfiguration der Wirbelsäule (Kyphose, Kyphoskoliose), kombiniert mit Lordose, an der Ansatzstelle des Zwerchfells (Harrisonsche Furche = winklige Abknickung der Rippen).

### Haltung, Gang, Lage.

**Passive Rückenlage:** Akute Infektionskrankheiten.
**Bauchlage:** Lumbago, Dekubitus, Malum Pottii.
**Seitenlage:** Pneumonie.
**Lage in ?-Form:** (angezogene Beine, Kopf rückwärts): Meningitis.
**Sitzen:** Dyspnoe, Asthma.
**Steifer Gang:** Berufsgang (Erdarbeiter), Lumbago, Spondylitis.
**Gang bei Nervenkranken** s. S. 162.

### Gesichtsausdruck.

**Facies febrilis:** gerötete Wangen, glänzende weite Augen bei hohem Fieber.
**Facies hectica:** bei fieberhafter Tuberkulose; umschrieben gerötete Wangen (im Volksmund Kirchhofsrosen).
**Facies hippocratica:** = abdominalis: agonales Symptom, besonders bei

schweren Abdominalerkrankungen; eingefallene Züge, spitze Nase, Gesicht blaß, zyanotisch, tiefliegende, leblose Augen.

Facies senilis = mine de Voltaire: bei Hydrozephalus, hereditärer Lues; starkfaltige, trockene Gesichtshaut, mumienartig, spitze Nase, tiefliegende Augen.

Risus sardonicus: bei Tetanus; Gesichtsmuskeln verzogen wie beim schmerzhaften Lächeln.

Facies idiotes: bei Idiotie, Myxödem; Mund geöffnet, Zunge halb vorgestreckt, Stirne gerunzelt, Gesichtsausdruck uninteressiert.

## Haut und Hautfarbe.

Hautfarbe: abhängig von Lebensgewohnheiten, von dem Einfluß von Licht und Luft, von familiären Eigentümlichkeiten, von der Rasse.

**Haut (Gesichtshaut) abnorm rot:**
vorübergehend: Erregung, Scham, Erhitztsein, im Fieber, z. B. Pneumonie, Tuberkulose (s. Facies hectica S. 78); bei fleckiger Rötung denke man an Gesichtsrose (Erysipel), Urtikaria (Nesselfieber);
dauernd: Polyzythämie = Erythrämie; Plethora vera.

**Haut (Gesichtshaut) blaß:**
vorübergehend (kreidebleich): Schreck, Ohnmacht, Kollaps, innere Blutung;
dauernd: blaßgelb bei Anämien:
a) Essentielle Anämien: Chlorose: Haut oft mehr grünlichgelb; perniziöse Anämie: Haut mehr strohgelb.
b) Sekundäre Anämien: Nach Blutungen infolge Ulcus ventriculi, Karzinom usw. — durch kachektische Krankheiten: (Karzinom, Lungenkrankheiten = Tuberkulose, chronische Nephritis). Bei Nephritis oft Gesichtshaut ödematös gedunsen (siehe unter Ödeme).

**Haut (Gesichtshaut) zyanotisch:**
1. Stauung primär vom Herzen oder vom Kreislauf ausgehend.
Herz: Angeborener Herzfehler — Herzinsuffizienz: durch Herzklappen oder Herzmuskelerkrankung.
Kreislauf: Kreislaufinsuffizienz im Verlaufe schwerer Infektionskrankheiten, besonders Sepsis, Scharlach, Diphtherie, Pneumonie und schwerer Vergiftung.
2. Stauung von den Atmungsorganen ausgehend.
Stenose der oberen Luftwege (Pharynxabszeß — Laryngospasmus — Krupp — Keuchhusten).
Ausgedehnte Erkrankungen des Lungengewebes (kruppöse Pneumonie — Miliartuberkulose).
3. Stauung bei tonisch-klonischen Muskelkrämpfen (Tetanus — Epilepsie).

**Haut (Gesichtshaut) lokal pigmentiert:** bei fuchsigen Personen (Sommersprossen) — in der Gravidität (Chloasma gravidarum).

**Körperhaut pigmentiert:** artifiziell nach Anwendung von Senfpflastern, heißen Kompressen, Schröpfköpfen (Lebenswecker) — bei starker Verlausung (Vagantenhaut).

**Haut ikterisch:** Pikrinsäure-Ikterus, nach Einnahme von Pikrinsäure, zur Befreiung vom Militärdienst angewandt, im Urin kein Gallenfarbstoff. Ikterus s. S. 83.)

**Haut bronzefarben:** Morbus Addisoni (Tuberkulose der Nebennieren).

**Haut schmutzig-grau:** durch Medikamente: Argent. nitric. = Argyrie — Arsen = Arsenmelanose.

**Haut trocken:** bei Diabetes — Cholera (starker Wasserverlust) — bei Kachexie (Karzinom).

**Haut feucht:** im Fieber, besonders stark in der Krise (Pneumonie) — im Kollaps — bei Morbus Basedow.

**Haut ödematös:** geringe Anschwellung der Haut der Unterschenkel und Füße nach langem Stehen und Sitzen, besonders im heißen Sommer (statische Ödeme) — habituell bei alten Leuten — dann bei Varizen — bei entzündlichem Plattfuß.

**Entzündliche Ödeme:** bei lokal entzündlichen Zuständen. Das entzündliche Ödem findet sich sowohl an den Extremitäten wie am Rumpf. Es kann

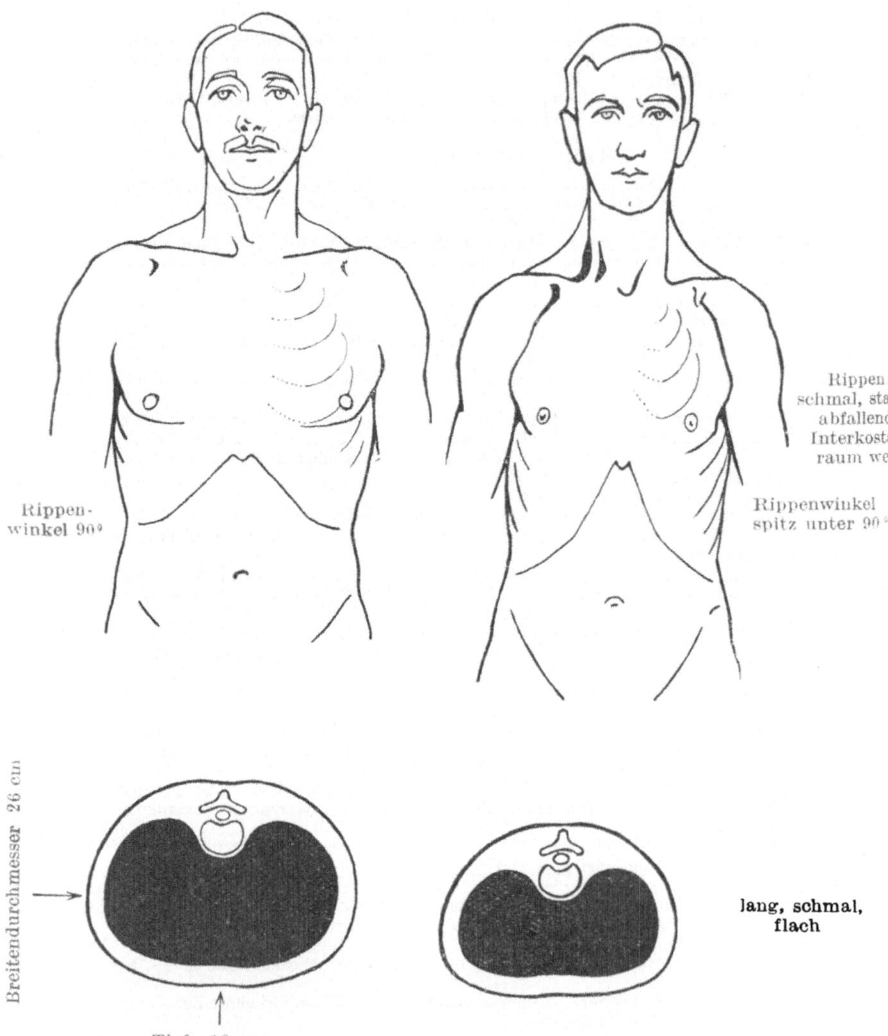


Abb. 45. Normaler Thorax.     Abb. 46. Paralytischer Thorax.

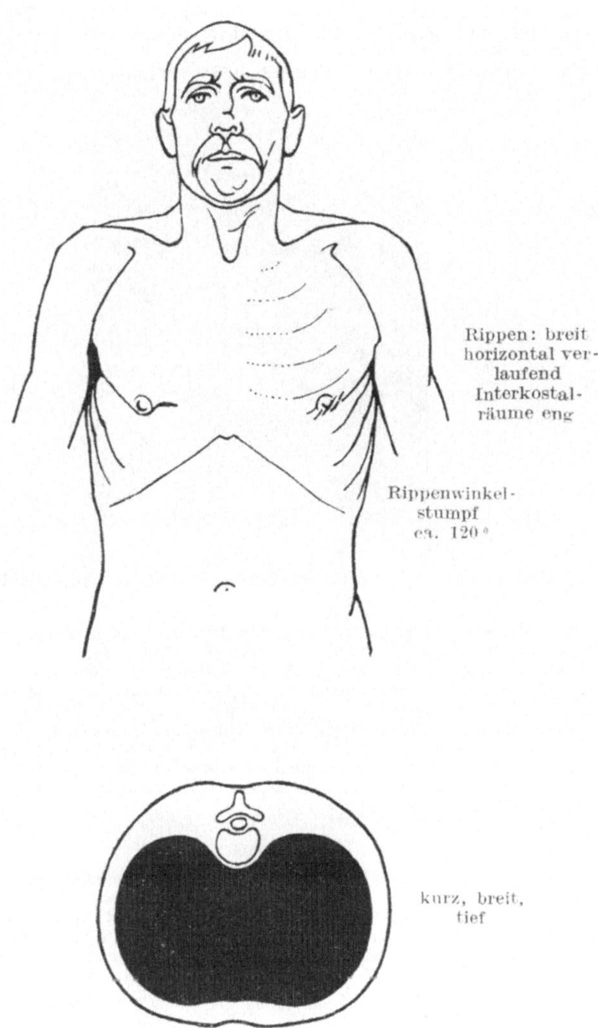


Abb. 47. Emphysematöser Thorax.

für die Erkennung tiefliegender Eiterungen diagnostisch besonders wichtig sein, z. B. beim Empyem, bei der Appendizitis.

**Kachektische Ödeme:** Ödeme der Beine mit Kachexie bei allen mit starker Abmagerung einhergehenden Allgemeinerkrankungen (vgl. S. 75).

**Renale Ödeme:** Hydrops mit Albuminurie, bei den meisten Nierenerkrankungen, insbesondere bei der chronischen Schrumpfniere.

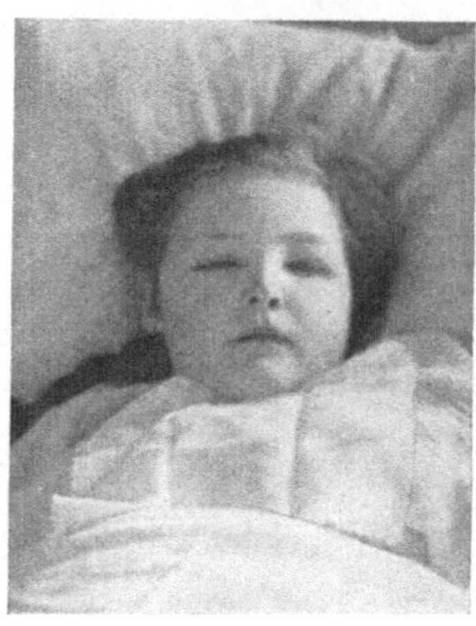

Abb. 48. 16j. Mädchen. St. Gesichtsödem bei Schrumpfniere.

**Zirkulatorische Ödeme:** Hydrops mit Zyanose und Dyspnoe = kardialer Hydrops, bei dekompensierten Herzkrankheiten (Abb. 26).

**Angioneurotische Ödeme:** lokalisierte Ödeme an allen Körperteilen, besonders im Gesicht, aber auch an den Schleimhäuten, auf angioneurotischer Basis.

Ödem (griech. = Geschwulst, von „schwellen"): Ansammlung von Flüssigkeit in den Geweben. Hydrops (griech. = Wassersucht): Ansammlung von seröser Flüssigkeit im Thorax (Pleura) oder Abdomen. Anasarka (griech. = durch die Gewebe zu ergießende Wassersucht): Ansammlung von Flüssigkeit im Unterhautzellgewebe.

## Hautexanthem.

a) **Akute Exantheme:** Bei akuten Infektionskrankheiten, Masern — Scharlach — Fleckfieber — Röteln — Typhus — als Nebenwirkung von Arzneimitteln, Arzneiexantheme nach Antipyrin, Jodoform, Kopaivbalsam usw.

Herpes: Bei akut einsetzenden fieberhaften Krankheiten: Febris herpetica — Pneumonie — Meningokokken-Meningitis — sehr selten bei Typhus.

b) **Chronische Exantheme:** Z. B. Ekzem — syphilitisches Exanthem — Pityriasis — Erythem usw.

## Hautschuppungen.

a) **Nach akuten Infektionskrankheiten:** Masern — Scharlach — aber auch Typhus — Erysipel — Lues.

b) **Bei Kachexien:** Tuberkulose — Diabetes.

c) **Dermatitis exfoliativa** — Pemphigus.

## Ikterus.

1. Icterus neonatorum (physiologisch).

2. Vollständiger Ikterus (Bilirubin im Urin, Stuhl acholisch, sehr fett, stinkend, cholämische Intoxikationserscheinungen).

a) Icterus catarrhalis.

b) Ikterus durch mechanische Kompression des Ductus choledochus (Gallen-steine — Tumoren: oft Karzinom des Magens auf die Gallenblase übergreifend — oder Gallenblasenkarzinom — selten Pankreastumor — selten Verschluß durch Askariden).

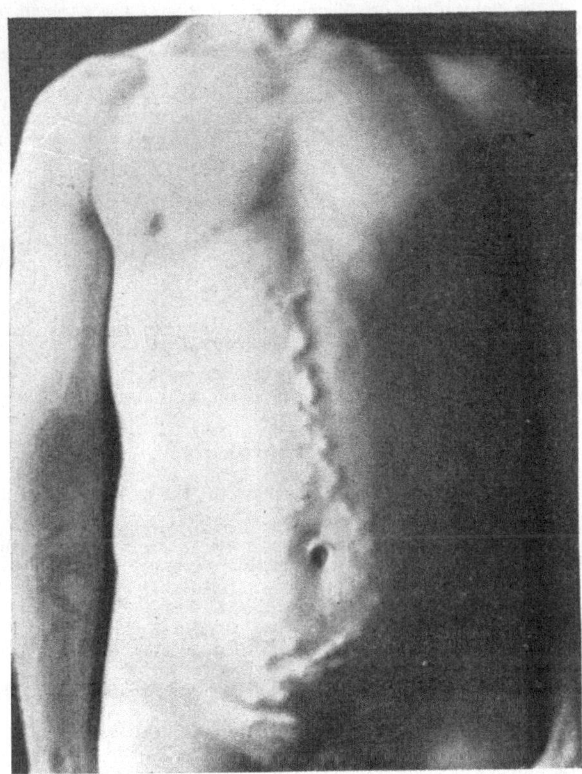

Abb. 49. Caput Medusae bei Leberzirrhose.

3. Nicht vollständiger Ikterus (selten Bilirubin, zumeist Urobilin im Urin — Stuhl zumeist normal).

a) Ikterus bei akuten und chronischen Infektionskrankheiten: Weilsche Krankheit — Pneumonie — Influenza — Diphtherie — Typhus — Scharlach — Sepsis.

b) Ikterus bei Intoxikationen (Phosphor, Arsen, Pilzvergiftung).

c) Ikterus bei Stauungsleber — bei fettiger, amyloider Degeneration —
bei Leberzirrhose (Hanot).

### Abnorm starke Füllung der Venen.

1. Stauung im Bereiche der unteren Extremitäten.

Varizen finden sich am häufigsten bei Frauen über den Unterschenkeln,
nicht selten kombiniert mit dem Ulcus cruris oder einer Neigung zu Ulcus cruris.
Die Venen erreichen oft eine enorme Größe und enorme Ausdehnung.

2. Stauung der Bauchhautvenen (Abb. 49).

Eine starke Schwellung der Venen der Bauchhaut besonders in der Umgebung des Nabels ist unter dem Namen Caput medusae bekannt. Diese Schwellung findet sich bei Pfortaderstauung, hauptsächlich bei Leberzirrhose.

3. Stauungen der Brustvenen.

Eine starke Stauung der Venen auf der Brusthaut ist gewöhnlich bedingt
durch ein Abflußhindernis im Gebiete der oberen Hohlvene. Ursache: Kompression der Vena cava durch einen Tumor (Mediastinaltumor) oder durch ein
Aneurysma, selten Thrombose (Abb. 16).

4. Stauungen der Armvenen.

Ursache: Strömungshindernis im Venengebiete des Oberarmes oder der
Brust, zumeist bedingt durch entzündliche Prozesse im Bereiche des Oberarms
(Lymphangitis) oder durch Druck von außen, Tumoren der Achseldrüsen von
der Mamma ausgehend, des Mediastinums oder durch Thrombose im Bereiche
der Venen der Achselgegend.

5. Stauungen im Bereiche des Ösophagus.

Blutungen der Ösophagusvenen können das erste Symptom der Leberzirrhose sein und können sehr bedrohlichen Charakter haben.

6 Stauungen im Bereiche der Hämorrhoidalvenen.

Außerordentlich häufig, besonders bei sitzender Lebensweise.

# II. Spezielles.

## Inspektion und Palpation von Kopf und Hals.

1. **Kopf:** Stark entwickelte Schädelknochen und eckiger großer Kopf ein
Symptom der Rachitis [andere Symptome der Rachitis: Hinterhauptbein
pergamentartig verdünnt und leicht eindrückbar (Kranio-Tabes), eckiger Unter-
kiefer, kleine, weiche Zähne mit unebener Kaufläche: rachitischer Thorax
s. S. 78.

Kugeliger großer Kopf: Hydrozephalus.

Seitlich schiefe Haltung des Kopfes: Tortikollis. Ursache: Myositis rheum.
Akzessoriuslähmung, Hysterie.

2. **Gesichtsmuskulatur:** Einseitige Fazialislähmung, zentral (innere Kapsel)
oder peripher bedingt.

3. **Parotis:** Parotitis epidemica (Mumps) meist beiderseitig, abstehende
Ohrläppchen.

Parotitis concomitans bei Munderkrankungen.

Parotitis metastatica, meist einseitig bei Infektionskrankheiten, besonders
Scharlach, Sepsis, Typhus.

Parotitis toxica beiderseits nach Jod.

Parotitis als Teilerscheinung der Mikuliczschen Krankheit.

4. **Augen:** Glotzauge, wichtiges Symptom der Basedowschen Krankheit
Störungen in der Bewegungsfähigkeit der Augenlider (Möbius-Gräfe-Stellwag-
sches Symptom). (Abb. 52).

Exophthalmus und großer kugeliger Kopf: Hydrozephalus.

**5. Nase**: Verbiegung der Nasenknorpel, oft angeboren — oder durch Trauma. Eingesunkene Nase (Sattelnase, Syphilis), Stinknase = Ozaena (durch chronische Rhinitis mit Borkenbildung bedingt).

Nasenbluten: Durch Rhinitis, insbesondere bei Ulzeration des Clivus Blumbachii — bei Anämie und Chlorose — bei chronischer Nephritis (Urin untersuchen!) — bei Leberzirrhose — bei Plethora — bei Infektionskrankheiten, Grippe, Fleckfieber, Sepsis, Polyarthr. acuta.

**6. Zunge**: Belegt, oft (nicht immer) bei Magen- und Magendarmkrankheiten — bei allen akuten Infektionskrankheiten. Spezifischer Belag, d. h. in der Mitte, Rand und Spitzen frei — bei Typhus. — Starke Schwellung und Rötung = Himbeerzunge, charakteristisch für Scharlach.

Trockene Zunge: Mundatmung.

Zungengeschwüre: Primäre Erkrankung — Tuberkulose (Geschwüre an der Spitze) — Lues — Karzinom oft auf alter luetischer Narbe.

Landkartenzunge im allgemeinen ohne Bedeutung.

Zungennarben bei Epilepsie.

**7. Zähne**: Nach Ersatz der Milchzähne bleibende Zähne. Zuerst, im 5. bis 7. Lebensjahre, wachsen die 4 ersten Molarzähne, dann die 8 Schneidezähne, dann (10.—15. Lebensjahr) die 8 Prämolar- und gleichzeitig die 4 Eckzähne, dann (13.—16. Lebensjahr) die 4 zweiten Molarzähne, schließlich (16. bis 26. Lebensjahr) die 4 dritten Molar- oder Weisheitszähne.

Rachitische Zähne: klein, weich; wie angenagt aussehend.

Zähne bei Syphilis: mangelhaft entwickelte Zähne, die inneren oberen Schneidezähne halbmondförmig angenagt; Zahnlockerung und Zahnausfall: bei Barlowscher Krankheit — beim Diabetes — bei Quecksilbervergiftung — bei Alveolarpyorrhoe — bisweilen ohne Ursache (falsche Zahnstellung).

**8. Mundschleimhaut**: Stomatitis catarrhalis: bei vielen Infektionskrankheiten. — Weißer Belag bei Soor. — Bei Masern sog. Kopliksche Flecke. Zahnfleischblutungen: bei Purpura — bei Morbus Werlhofi — bei Skorbut — bei Hämophilie. Bleisaum: bei Bleivergiftung. Papeln der Mund- und Zahnschleimhaut: bei Lues.

**9. Tonsillen**: Einfache Tonsillitis = Angina catarrhalis — dann Tonsillitis follicularis = Angina follicularis = lacunaris — Tonsillitis diphtherica = Angina diphtherica (typischer Belag, durch den Löfflerschen Diphtheriebazillus bedingt —) Plaut-Vincentsche Angina (durch fusiforme Bazillen und Spirillen hervorgerufen) — Pseudodiphtherie (durch Pseudodiphtheriebazillen) — Angina necroticans = gangraenosa — Tonsillarabszeß.

Sehr häufig besteht eine Neigung zu Angina bei Leuten mit chronisch hypertrophischen, zerklüfteten Tonsillen.

Man bezeichnet besser sämtliche Anginen als Tonsillitis oder richtiger Amygdalitis. Nicht jede Tonsillitis macht Angina (von lat. angere = verengen), aber manche nicht als Angina bezeichnete Halserkrankung (z. B. Tonsillarabszeß, retropharyngealer Abszeß usw.) machen in erster Linie Angina.

**10. Gaumen**: Lähmung des Gaumensegels nach Diphtherie, Gaumensegeldefekt bei Syphilis.

**11. Rachentonsillen**: Eine Hypertrophie der lymphoiden Elemente = adenoiden Vegetationen im Nasenrachenraum. Diese Hypertrophie macht bei Kindern erschwerte Nasenatmung. Man diagnostiziert die Adenoiden durch Palpation des Nasenrachenraums mit dem Zeigefinger.

**12. Rachen**: Rachenkatarrh: sehr häufig bei Rauchern und bei Säufern — bei Staubarbeitern — Rednern. Überempfindlichkeit der Schleimhaut: bei Säufern — und bei Nervösen. Unempfindlichkeit der Schleimhaut: bei Hysterie.

**13. Hals- und Nackendrüsen**: Schwellung der sublingualen und submaxillaren Drüsen bei jeder Tonsillitis. Schwellung der Hals- und Nackendrüsen bisweilen bei akuten Infektionskrankheiten — bei einigen chronischen Infektionskrankheiten, besonders bei der Tuberkulose. Die Drüsen sind beachtenswert bei Erkrankungen der blutbildenden Organe, insbesondere bei Leukämie und Pseudoleukämie. Die Drüsen sind stark geschwollen und wachsen rapide beim Lymphosarkom.

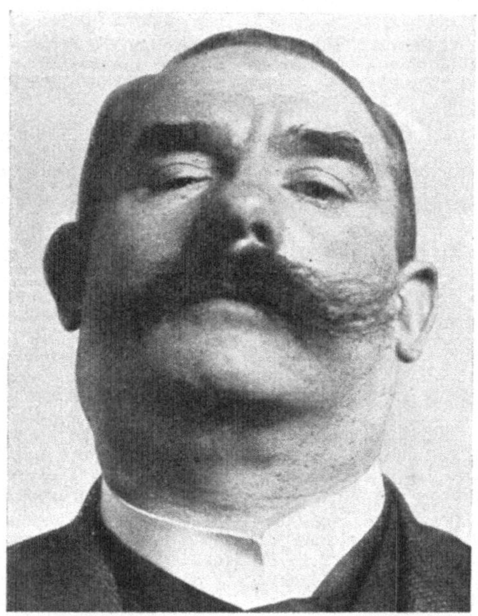

Abb. 50. Lymphosarkom der Halslymphdrüsen rechts.
Die Diagnose Sarkom stützt sich auf das rapide Wachstum, auf die Metastasen
und auf den mikroskopischen Befund einer probeexzidierten Drüse.

**14. Kehlkopf:** In der Pubertät wächst der kleine kindliche Kehlkopf, zugleich erfolgt Stimmwechsel (Mutieren der Stimme). Kleiner Kehlkopf und Knabenstimme bei Leuten über 20 Jahren deutet hin auf mangelhaft entwickelte Genitalorgane (Hypogenitalismus, s. Abb. 44, S. 76).

Die Schwingungen der Stimmbänder kann man fühlen. Die Schwingungen fehlen, wenn die Stimmbänder gelähmt sind, einseitig oder doppelseitig. Kehlkopf verschoben durch Druck von außen, zumeist durch Struma, bei größerer Struma Kehlkopf oft angemauert durch die vergrößerten seitlichen Schilddrüsenlappen. Ein Mitpulsieren der Trachea und des Kehlkopfes bei Aneurysma der Aorta (Olliver-Cardarellisches Symptom). Die Pulsation des auf dem linken Bronchus reitenden Aortenbogens wird dem Bronchus und der Trachea mitgeteilt und kann, besonders bei leicht gehobenem Kehlkopf, deutlich gefühlt werden.

**15. Schilddrüse:** Eine leichte Vergrößerung der Schilddrüse ohne besondere diagnostische Bedeutung findet sich bei vielen Personen. Bei Frauen kann die Schilddrüse während der Menstruation und während der Gravidität erheblich an Volumen zunehmen. Der einfache Kropf, d. h. die gutartig veränderte Schilddrüse (Struma benigna), hat so lange wenig diagnostisches Interesse, als die Vergrößerung keinen Druck ausübt auf die Umgebung, d. h. auf Trachea

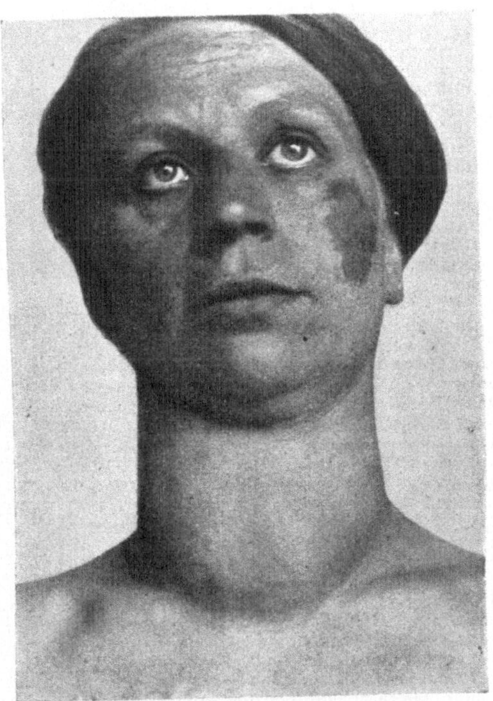

Abb. 51. Diffuser Kropf, Struma vasculosa.
Man hört über der Struma blasende Nebengeräusche, man fühlt deutliches
Schwirren. — Im Gesicht ein Naevus vasculosus.

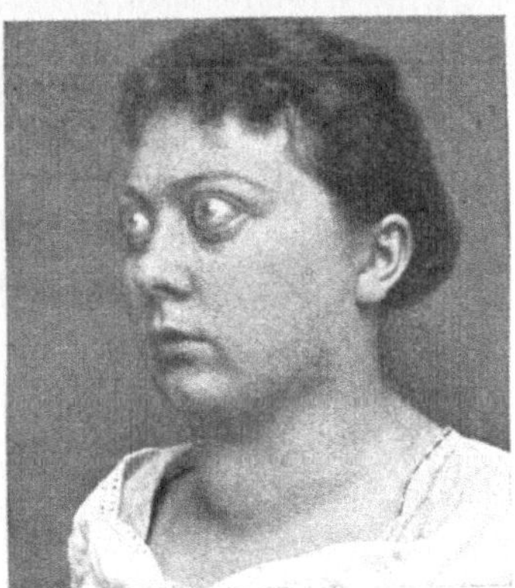

Abb. 52. Ausgesprochener Morbus Basedowii.
Sichtbar Struma, Exophthalmus, daneben Tachykardie und nervöse Allgemeinerscheinungen.

und Nerven und thyreotoxische Allgemeinerscheinungen fehlen. Die vergrößerte Drüse (Struma hyperplastica) kann sich kolloidal verändern (Struma colloides = gelatinosa), kann mit einer sehr reichlichen Neubildung von Gefäßen einhergehen (Struma vasculosa (s. Abb. 51). Die vergrößerte Drüse macht gelegentlich eine Verengerung der Trachea (säbelscheidenförmige Trachea) mit starker Dyspnoe, besonders bei körperlichen Anstrengungen.

Diagnostisch am meisten wichtig ist die Vergrößerung der Schilddrüse die mit den Symptomen des Morbus Basedowii einhergeht, d. h. mit Exophthalmus (s. Abb. 52). Tachykardie, Neigung zu starkem Schweiß, nervösen Allgemeinstörungen. Bei Schwund der Schilddrüse entwickeln sich die Symptome des Myxödem.

## Kehlkopf.

**Larynxstenose:**

1. **akut einsetzend, akut verschwindend:** Pseudokrupp; bei Kindern (bei adenoider Vegetation, bei erschwerter Zahnung, bei Rachitis, bei Bronchialdrüsenschwellung, bei Tetanie, bei Hydrocephalus chronicus).

2. **Selten akut, zumeist allmählich sich entwickelnd:**
   a) bei akuten Infektionskrankheiten: Diphtherie — Masern (Masernkrupp) — Influenza — Keuchhusten — Typhus (Peribronchitis typhosa);
   b) bei chronischen Infektionskrankheiten: Tuberkulose — Lues.
   c) durch Fremdkörper;
   d) durch Druck von außen — Eiterung der Umgebung — retropharyngealer Abszeß — Angina Ludovici;
   e) bei Glottisödem: auf angio-neurotischer Basis.

**Aphonie** (Stimme heiser oder klanglos):
1. Laryngitis acuta simplex oder Laryngitis chronica simplex.
2. Laryngitis: bei Infektionskrankheiten — bei Diphtherie — Typhus — Lues — Tuberkulose.
3. Tumoren: Papillom — Fibrom — Karzinom.
4. Larynxödem: bei Keuchhusten — bei angio-neurotischem Ödem.
5. Stimmbandlähmung: postdiphtherisch — hysterisch — bei Rekurrenslähmung (Aortenaneurysma), zentral bedingt bei Bulbär-Prozessen — postoperativ.

## Inspektion und Palpation des Thorax.

**A. Knochenbau.** Die verschiedenen Thoraxformen sind diagnostischwichtig. Zu beachten: Länge des Thorax, Breitendurchmesser, Tiefendurchmesser, Elastizität des Thorax, d. h. Ausdehnungsfähigkeit bei tiefem Atmen, Rippenverlauf.

Man erinnere sich folgender anatomischer Daten:
1. Länge: Sternum normal 16—20 cm lang.
2. Breitendurchmesser (Diameter costalis): in der Höhe der Mamilla normal 26 cm.
3. Tiefendurchmesser (Sterno-vertebraler Durchmesser): am unteren Sternum normal 19 cm.
4. Brustumfang: in der Höhe der Mamilla 82/90 cm.
5. Allgemeines: rechte Brusthälfte größer, rechte Mamilla höher, Rippenwinkel normal, ein rechter. Skapula anliegend (nicht abstehend) in der Höhe der 2. bis 7. Rippe.

Angulus Ludovici: winkliger Vorsprung zwischen Manubrium und Corpus sterni in der Höhe des Ansatzes der 2. Rippe.

Harrisonsche Furche, in der Höhe des Zwerchfellansatzes horizontal verlaufende Furche.

**Littensches Phänomen:** Bei mageren Personen sieht man in der Höhe des Zwerchfellansatzes bei der Inspiration eine Einziehung der Interkostalräume, d. h. eine nacheinander von vorne nach hinten wandernde Einbuchtung; diese Einbuchtung kommt dadurch zustande, daß im Augenblicke der Zwerchfellkontraktion die Lunge den Pleurasinus noch nicht ausfüllt, und bis die Lunge nachrückt, wirkt hier der Druck von außen so, daß eine Einbuchtung in der Höhe des Komplementärraumes stattfindet. Dieses Phänomen fehlt bei Lungen- und Pleuraerkrankungen.

Krankhafte Brustformen.

a) Im allgemeinen unwichtige Thoraxanomalien:

Trichterbrust: angeborene trichterförmige Einziehung des unteren Teiles des Sternums.

Schusterbrust: erworbene trichterförmige Einziehung hauptsächlich des Processus xiphoideus bei Handwerkern (Schuster).

b) Lokale Vorwölbungen am knöchernen Thorax. Starke lokale Vorwölbung der Brustwand in der Herzgegend (Herzbuckel = Voussure) sieht man bei Hypertrophie des Herzens dann, wenn die Hypertrophie im jugendlichen Alter entstanden ist, zu einer Zeit, in der die Thoraxwand noch elastisch genug war, um dem Druck des Herzens nachzugeben. Man sieht diese Vorwölbung gelegentlich bei angeborenen Herzklappenfehlern oder bei im Kindesalter erworbenen Herzklappenfehlern.

Lokale Vorwölbungen der vorderen Thoraxwand im Bereiche des II. oder III. Interkostalraums rechts oder links vom Sternum: durch Aneurysmen (Vorwölbung pulsiert) oder Mediastinaltumoren.

B. Verhalten der Atmung. (Siehe auch Atmung Seite 104). Man beachte Brust- (besonders Pectoralis) und Schultermuskulatur, das Agieren der Muskulatur bei tiefer Atmung, prüfe das Anspringen der Interkostalmuskeln (Finger in die Interkostalräume gelegt). Die Brustmuskeln sind im allgemeinen kräftig und symmetrisch entwickelt bei muskelkräftigen Leuten; mäßig entwickelt bei schmalbrüstigen, langen Leuten, insbesondere beim paralytischen Thorax (vgl. Seite 80). Bei gut ausgebildeter Muskulatur und bei elastischem Thorax wird bei tiefer Atmung der Thorax ausgiebig und gleichmäßig gehoben. Bei starrem Thorax, bei verknöcherten Rippenknorpeln wird der Thorax in toto gehoben, oft unter Zuhilfenahme der Halshilfsmuskeln. Bei inspiratorischer Dyspnoe, bei Larynxstenose, bei diffuser Bronchitis sieht man die Atmungsmuskulatur stark anspringen, besonders auch die Hilfsmuskeln (Sternocleido, scaleni, levator scapulae), bei erschwerter Exspiration (Emphysem, Asthma bronchiale) sieht und fühlt man oft eine Zuhilfenahme der Bauchmuskeln. Bei jeder Dyspnoe achte man auf das Herz, denn auch durch das erkrankte Herz (Myodegeneratio cordis, Herzinsuffizienz) kann Dyspnoe (kardiales Asthma) ausgelöst werden.

Man unterscheidet:

Asthma bronchiale, in den kleinen Bronchien ausgelöst.

Asthma cardiale, durch Herzinsuffizienz bedingt.

Asthma nasale, reflektorisch von der Nase her.

Asthma uraemicum, bei chronischer Nephritis.

Heuasthma, durch den Blütenstaub gewisser Gräser (Heuschnupfen).

Diagnostisch und prognostisch wenig wichtig ist die Bestimmung der Lungenkapazität mit dem Spirometer. Oft von Bedeutung ist die Verschieblichkeit des Zwerchfells im Röntgenbild.


## Inspektion und Palpation der Bauchorgane.

Die Palpation spielt im allgemeinen bei den inneren Erkrankungen keine so große Rolle als bei den äußeren. Es ist aber doch für die Erkennung mancher Krankheitsgruppen wichtig, gut geübt zu sein. Anatomisch ist es verständlich, daß bei Erkrankungen der Abdominalorgane der Tastbefund entscheidet.

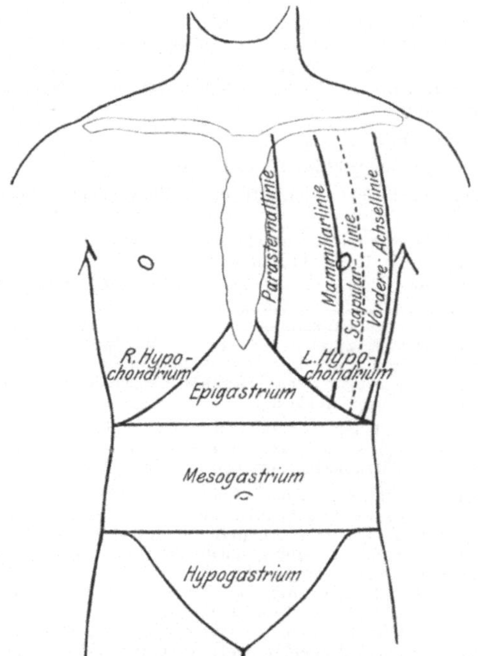


Abb. 53. Orientierungslinien und Regionen.

## Palpation der Abdominalorgane.

**Wie palpiert man?**

Man palpiert zuerst zur Orientierung nur mit einer Hand. Die tastende
rechte Hand soll möglichst flach aufgelegt werden, dabei sollen die
Finger nur leicht und locker gebeugt sein. Bei leicht abtastbaren Resistenzen genügt diese Palpation, um sich über Lage, Ausdehnung, Oberfläche, Härte und Verschieblichkeit zu informieren. Oft ist es notwendig, mit beiden Händen zugleich (bimanuell) zu tasten. Hier kommt
der linken Hand die Aufgabe zu, die zu fühlende Resistenz der rechten
Hand entgegenzudrücken.

Statt der linken Hand kann man oft die Atmung benützen, um bei
forcierter Atmung den zu fühlenden Widerstand gegen die rechte Hand
zu verschieben. Das gilt z. B. immer dann, wenn man Vergrößerungen
oder Organveränderungen von Leber und Milz feststellen will. Wichtig
kann sein nachzuweisen, ob sich die bei tiefer Einatmung der Hand
entgegengedrückte und greifbare Resistenz bei der Ausatmung festhalten läßt. Wenn es sich z. B. um eine Resistenz handelt, die dem
unteren Leberrande anliegt, so bedeutet ein Hinaufrutschen bei der
Ausatmung, daß die Resistenz entweder der Leber angehört oder mit
ihr verwachsen ist.

Man palpiert im wesentlichen in Rückenlage, bei erschlafftem Bauch und bei gleichmäßiger ruhiger Atmung. Die Bauchspannung kann sehr stark und der Palpation sehr hinderlich sein, man lasse dann die Knie anziehen, die eine Hand des Patienten auf das Hypogastrium legen. Unter Umständen ist eine Untersuchung in Narkose oder im Bade notwendig.

### Palpation des Magens.

Wie oben erwähnt (Anatomisches, Seite 45), liegt die kleine Kurvatur hinter dem linken Leberlappen, die große in der Mitte zwischen Nabel und Processus xiphoideus. Der nicht oder mäßig gefüllte Magen ist nicht palpabel. Die Palpation gelingt im allgemeinen nur, wenn das Organ mit Gas oder Flüssigkeit gefüllt ist, oder dann, wenn die natürlichen Grenzen, die Magenwände verdickt sind. Die große Kurvatur kann bei erschlafftem Magen sehr tief, d. h. wenige Zentimeter über der Symphyse stehen. Resistenzen in der Magengegend bedeuten nicht selten Magenkarzinom.

Um zu entscheiden, ob die Resistenz dem Magen angehört, genügt nicht die einfache Palpation. Durch Füllung des Magens mit Gas oder Flüssigkeit oder mit Bariumbrei vor dem Röntgenschirm läßt sich feststellen, ob die Resistenz der Lage nach dem Magen angehört oder nicht. Differentialdiagnostisch kommen bei Resistenzen in der Gegend des Magens in Betracht: Netztumoren, Kottumoren, Tumoren des Pankreas oder der Gallenblase, die gefüllte Gallenblase, perigastrische Adhäsionen nach einem Ulcus.

Beim Ulcus ventriculi oder Ulcus duodeni kann es diagnostisch sehr wichtig sein festzustellen, ob die lokale Druckschmerzhaftigkeit sich mit dem Pylorus oder mit dem Duodenum deckt oder nicht. Das gelingt am besten unter dem Röntgenschirm nach Füllung des Magens mit Barium. Bei Verdacht auf Ulcus ist eine Füllung des Magens mit Kohlensäure und auch eine stärkere Füllung des Magens mit Flüssigkeit unbedingt zu vermeiden.

Wenn man den Magen stoßweise erschüttert, hört man oft Plätschergeräusche. Diese können bei gesunden Organen vorkommen, finden sich aber besonders deutlich bei Erschlaffung der Magenwand (Gastrektasie, Atonie). Diese Plätschergeräusche darf man aber nicht verwechseln mit denjenigen Geräuschen, die bei flüssigem Inhalt des Darmes, besonders des Querkolons, entstehen können, die also z. B. bei einem akuten Magendarmkatarrh vorkommen. In der Magengegend fühlt man, besonders bei Frauen mit schlaffen Bauchdecken, die Pulsation der Bauchaorta.

### Palpation des Darmes.

#### Wie palpiert man?

Man palpiert manuell und bimanuell (s. o.). Bei der Palpation des gesunden Darmes durch die Bauchdecken hindurch gelingt es nur bei sehr großer Übung und auch dann nur bei sehr günstigen Verhältnissen (schlaffe Bauchdecken, stark aufgetriebene Darmabschnitte usw.), die Grenzen der einzelnen Darmabschnitte festzulegen. Bei schlaffen Bauchdecken und bei hartnäckiger Verstopfung fühlt man oft im Kolon, besonders im Colon transversum und descendens, die harten Kotballen. Bei starker Aufblähung des Dickdarms oder bei Dickdarmkatarrh, wenn der Darm Luft und zugleich dünnflüssigen Stuhl enthält, kann man gelegentlich den Darm palpatorisch abgrenzen. Bei Dickdarmkatarrh entsteht bei der Palpation oft ein Gurren oder ein Plätschergeräusch. Wenn dieses Geräusch in der Ileozökalgegend lokalisiert ist, kann es bei Verdacht auf Typhus diagnostische Bedeutung haben. Lokale Resistenzen im Bereiche des Darmes findet man, abgesehen von den oben bereits erwähnten Kottumoren (weich, knetbar, verschieblich, gewöhnlich im Querkolon gelegen), nicht selten. In erster Linie kommen in Frage maligne Tumoren, deren Lieblingssitz der Mastdarm oder die 3 Flexuren sind. Diese Tumoren (Karzinome) haben zumeist eine höckerige Resistenz, fühlen sich sehr derb an und können, besonders wenn es sich um hochsitzende Rektumkarzinome handelt, mit der Umgebung verwachsen sein. Bei allen im Hypogastrium liegenden Resistenzen denke man in erster Linie an die gefüllte Blase, an den Uterus, dann an maligne Tumoren, die von dem Urogenitalapparate ausgehen. Eine sehr häufige Resistenz ist bei Frauen das von den Adnexen ausgehende Ovarialkystom.

Resistenzen in der Ileozökalgegend sind sehr häufig bedingt durch perityphlitische Abszesse (Vorsicht beim Palpieren) oder durch vergrößerte Mesenterialdrüsen (tuberkulöse Mesenterialdrüsen besonders bei Kindern). Bei Perityphlitis oder Periappendizitis findet man oft eine reflektorische Spannung der Bauchmuskulatur. Dieses diagnostisch wichtige Zeichen prüft man, indem man mit der flachen Hand leicht tastend eindrückt. Man fühlt dann über der entzündlichen Stelle eine intensive Anspannung der Bauchmuskulatur (défense musculaire).

## Palpation per rectum.

Abgesehen von der manuellen und bimanuellen Palpation kommt für die unteren Darmabschnitte noch besonders in Frage die Palpation

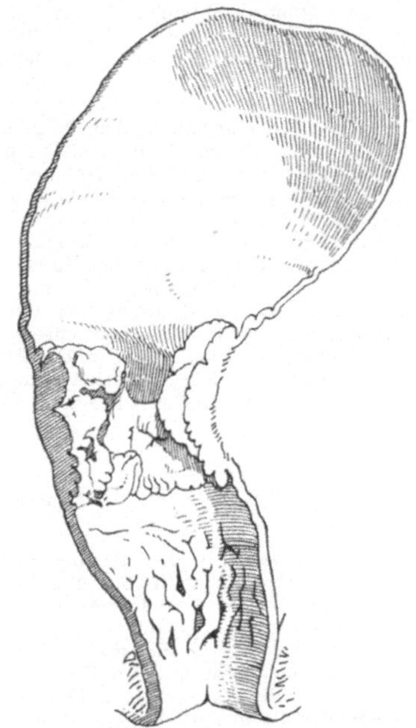

Abb. 54. Karzinom des Rektums.

Man fühlt 5 cm oberhalb des Anus eine unregelmäßige höckerige, teilweise sehr derbe, teilweise weiche (ulziererte) Resistenz, die ringförmig in einer Breite von 2—3 cm die Wand des Rektums infiltriert.

per rectum. Es ist ein Kunstfehler, diese Palpation bei unaufgeklärten Resistenzen, in den unteren Darmabschnitten und bei unklaren Darmblutungen zu unterlassen.

**Wie palpiert man?**

Die rektale Untersuchung führt man aus mit einem Finger oder
bimanuell, indem man sich mit der zweiten Hand die Darmwände oder

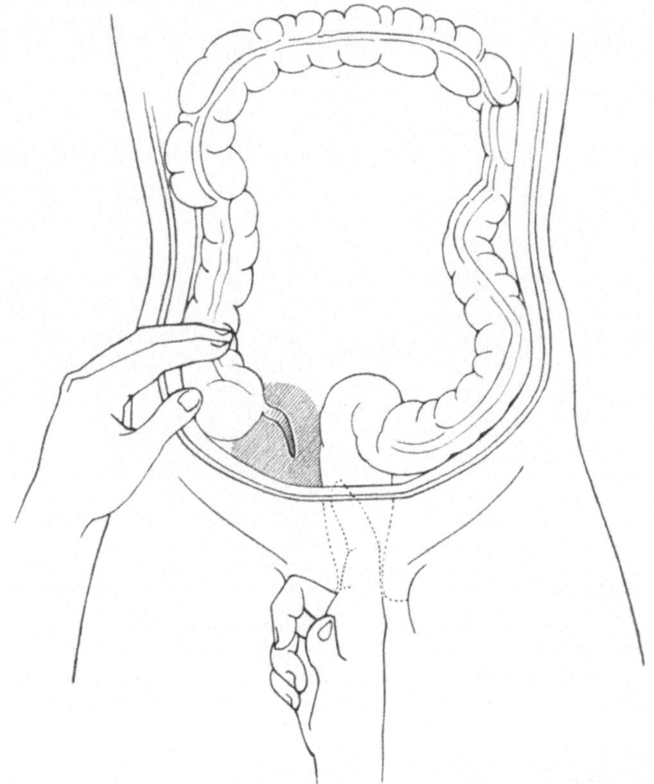

Abb. 55. **Rektaler Tastbefund bei perityphlitischem Abszeß**
(Peri-Appendizitis).
Perkussorisch ließ sich über dem tiefliegenden Abszeß eine Dämpfung nur bei
tiefeingedrücktem Finger nachweisen. Der Abszeß war von oben her durch die
Bauchdecken hindurch eben tastbar, aber bimanuell (rektal und zugleich von
oben) gut abgrenzbar.

die zu fühlende Resistenz dem tastenden Finger entgegendrückt. Am
besten untersucht man den Patienten in Horizontallage und bei etwas
erhöhtem Becken (der Patient legt beide Hände unter das Kreuzbein)
oder in Steinschnittlage. Es kann in zweifelhaften Fällen von Vorteil
sein, auch in rechter und linker Seitenlage zu palpieren. Gerade bei
malignen Geschwülsten (Karzinomen) und bei Exsudaten (Periappen-

dizitis, s. Abb. 55) fällt die Resistenz dem tastenden Finger mehr entgegen in der Seitenlage. Die Untersuchung wird angewendet, wenn man vermutet: Veränderungen des Rektums (Tumoren, Karzinome, narbige

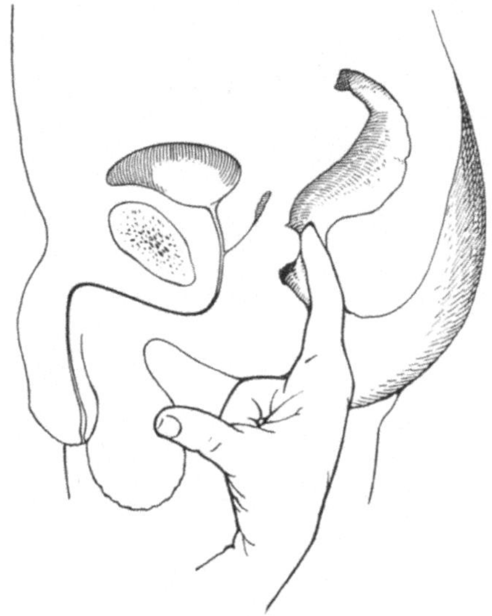

Abb. 56. Rektaler Tastbefund bei Prostata-Karzinom.
Man fühlte eine normale Darmschleimhaut (vgl. Abb. 54), darunter eine weit in den Mastdarm vorspringende, wohl mehr als apfelgroße harte, unregelmäßige Anschwellung der Drüse. Andere Symptome: Urinretention, Zystitis, lokale heftige neuralgische Schmerzen, Abmagerung.

Stenosen, Hämorrhoiden) — Exsudate im kleinen Becken (z. B. bei Appendizitis) — Resistenzen, die von der Prostata, Blase, vom Uterus oder von den Adnexen ausgehen. — Es kann zweckmäßig sein, die Mastdarmpalpation durch eine Palpation von der Vagina aus zu ergänzen.

**Palpation per vaginam.**

(Die Technik wird in Spezialkursen gelehrt. Eine Übersicht über die pathologischen Veränderungen ist auf S. 101 wiedergegeben. Vgl. auch S. 153.)

Eine Auftreibung, eine Hervorwölbung des Abdomens kommt vor: Physiologisch durch Schwangerschaft, pathologisch durch Ansammlung von Luft, Flüssigkeit, Tumoren.

### Abdomen aufgetrieben.

#### 1. Abdomen aufgetrieben durch Luft.

a) Im Magendarmkanal viel Luft (Meteorismus):
Bei fetten Vielessern starke Gaserzeugung, insbesondere nach reichlichem längeren Genuß von gaserzeugenden Kohlehydraten.

Habituell: Bei Kindern, insbesondere Darmatonie bei Rachitis.

Lähmung der Peristaltik = Darmparalyse: Bei akuten Infektionskrankheiten, insbesondere bei Pneumonie, Typhus, akuter Peritonitis postoperativ.

Luftansammlung passiv bei schlaffen Bauchdecken, bei Lähmung der Bauchmuskeln.

Die Luftansammlung oberhalb eines Darmverschlusses macht oft nur lokale Auftreibung.

b) Freie Luft in der Bauchhöhle:

Ursache: Trauma der Bauchwand — Perforation eines Magenoder Darmgeschwürs bei Ulcus ventriculi, Typhus —. In diesen Fällen entsteht eine Bauchfellentzündung (Peritonitis), die ihrerseits wieder zu einer Lähmung der Peristaltik führt (s. oben).

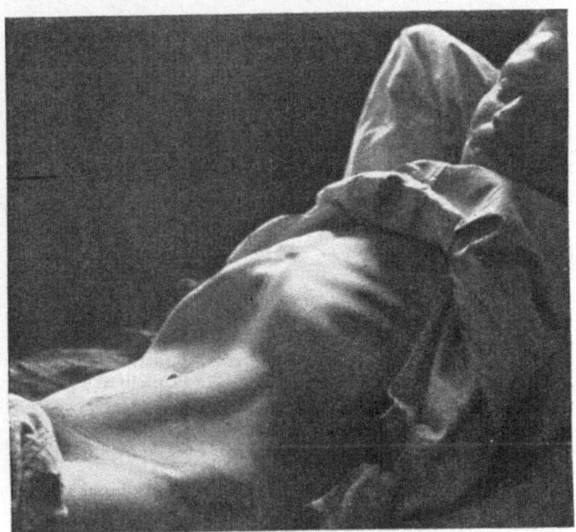

Abb. 57. Hirschsprungsche Krankheit = angeborene Atonie des Dickdarms mit hartnäckiger Verstopfung.
Man sieht bei dem abgemagerten Patienten das durch enorme Massen von Kot aufgetriebene Kolon.

c) Lokale Auftreibung im Bereiche des Magendarmkanals:

Lokale Auftreibung des Magens durch Luft kommt vor: bei Magenerweiterung — und bei Verengerung des Pylorus.

Lokale Auftreibungen des Darmes finden sich: oberhalb von Darmverengerung oder oberhalb von Darmverschluß.

Ursache: Achsendrehung des Darmes — Einklemmung des Darmes im Bruchsack — Invagination — Abklemmung durch peritonitische Stränge — Druck der tuberkulös veränderten Mesenterialdrüsen auf den Darm — Darmkarzinom.

Auch die angeborene Erweiterung des Dickdarms (Hirschsprungsche Krankheit) macht lokale Auftreibungen. (Abb. 57.)

Lokale Auftreibung von Darmteilen bei Brüchen: Nabelbruch — Leistenbruch — Schenkelbruch. Treten Darmteile aus dem After aus, so spricht man von einem Mastdarmprolaps.

2. **Abdomen aufgetrieben durch freie Flüssigkeit** in der Bauch·höhle (**Aszites**).

**Nachweis des Aszites.**

a) Allgemeines: Abdomen aufgetrieben  oft typische Form  d. h. Spitzbauch — Nabel verstrichen — Bauchhaut glänzend gespannt. —

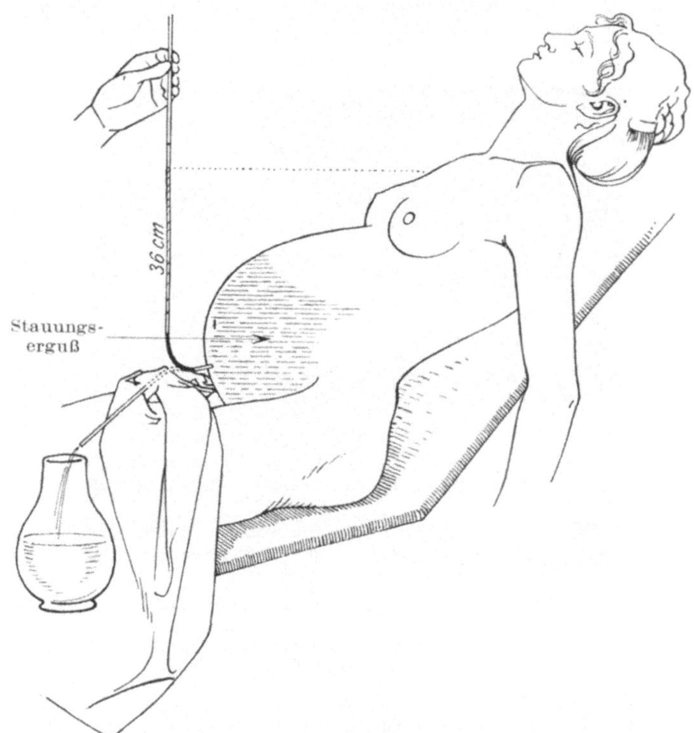


Abb. 58. Aszitespunktion.

40jährige Frau, Mitralstenose und Myodegeneratio cordis. Neben anderen Stauungserscheinungen (Ödeme, Zyanose, Dyspnoe, Pleuraerguß) besteht ein starker Aszites. Abdomen gleichmäßig und stark aufgetrieben, perkussorisch Dämpfung nicht allein über den abhängigen Partien, sondern fast über dem gesamten Leib mit Ausnahme des oberen Teils; bei Lagewechsel verschiebt sich die Dämpfung, beim Anschlagen an den Leib fühlt man deutliche Fluktuation. Bauchumfang vor der Punktion 101 cm. Druck 36 cm. Wasser, Ablassen von 10 Liter, Eiweiß 2 °/₀₀, spezifisches Gewicht 1010. Bauchumfang nach der Punktion 94 cm. Druck — 5.

Hochstand des Zwerchfells — Leberdämpfung verschwunden. Diese Symptome sind erst bei 800—1000 ccm deutlich vorhanden.

b) Spezielles:

1. Verschiebliche Dämpfung in den abhängigen Teilen. Hat man in der Horizontallage eine Dämpfung festgestellt, die zu beiden Seiten mit einer horizontalen Linie abschneidet, so verschwindet diese Dämpfung beim Stehen und erscheint oberhalb der Symphyse.

2. Fluktuation: Die freie Flüssigkeit fluktuiert. Man kann die Fluktuation durch ein einfaches Betasten mit dem Finger feststellen; bequemer und sicherer ist das bimanuelle Tasten, d. h. der Anschlag mit der rechten Hand und das Fühlen der Fluktuation mit der an der anderen Seite des Abdomens aufgelegten Linken. Man prüfe die Fluktuation liegend.

3. Punktion: Die technisch einfache Punktion gibt über Größe und Charakter des Ergusses nähere Aufschlüsse.

Differentialdiagnose: Man denke an Meteorismus, an fette Bauchdecken, an eine starke Füllung der Blase, an zystische Tumoren, insbesondere an Ovarialkystom und Hydronephrose.

**Aszites findet sich:**

a) Als Stauungstranssudat: Bei Herzinsuffizienz — Niereninsuffizienz — bei schweren Anämien, besonders Leukämie — bei Leberzirrhose — bei Tumoren, insbesondere beim Karzinom des Peritoneums.

b) Als entzündliches Exsudat: Bei akuter Peritonitis (Appendizitis, Pneumokokkensepsis) — bei chronischer Peritonitis (Tuberkulose) — als Teilerscheinung der Polyserositis.

**3. Abdomen aufgetrieben durch Fett:**

Die bei fetten Personen oft außerordentlich breite, mit Fett gepolsterte Bauchwand kann starke Auftreibung des Abdomens bedingen. Differentialdiagnostisch ist es daher wichtig, bei fetten Leuten mit der Diagnose Aszites, Darmlähmung usw. vorsichtig zu sein.

**4. Abdomen aufgetrieben durch Kot:**

Bei starker Ansammlung von Kot im Darm, daher bei chronischer Obstipation, kann das Abdomen stark aufgetrieben sein. Erst durch hohe Einläufe und Abführmittel erreicht man die normale Konfiguration nach Entleerung des Darmes.

**5. Abdomen aufgetrieben durch Tumoren:**

Im Abdomen vorkommende Tumoren machen in der Regel mehr lokale Auftreibungen; nur die sehr großen Milzschwellungen bei Malaria und Leukämie und die Ovarialkystome können so groß werden, daß sie eine allgemeine Vorwölbung des Abdomens bedingen (s. Abb. 31).

## Abdomen eingezogen.

Eine Einziehung des Abdomens kommt vor:

1. Wenn der Darm leer ist, daher bei Kachexie, hauptsächlich bei Karzinom, Rektum und Magenkarzinom.

2. Bei starker Konstruktion der Bauchdecken; charakteristisch ist der Kahnbauch bei der Meningitis.

3. Bei starker Kontraktion des Darmes. Eine intensive Kontraktion des Darmes findet sich hauptsächlich bei Bleikolik, bei einer akuten Gastroenteritis und bei Hysterie.

Külbs, Propädeutik. 3. Aufl. 7

## Lokale Resistenzen im Bereiche des Magendarmkanals.

1. Dem Magen angehörend: Am häufigsten Karzinom des Pylorus — Pylorospasmus — bei Säuglingen die prognostisch ungünstige Pylorushypertrophie.

2. Dem Darm angehörend: Kottumoren — Darmsteifung = Kontraktion des Darmes bei spastischer Obstipation, bei Darmverschluß — maligne Tumoren, besonders vom Rektum ausgehend, hauptsächlich Karzinom.

3. Dem Peritoneum angehörend: Abgesackte Abszesse bei Appendizitis, bei Tuberkulose = kalter Abszeß — tuberkulöse Mesenterialdrüsenpakete im Hypogastrium rechts, besonders im jüngeren Lebensalter — maligne Tumoren: Ca. peritonei, metastatisch nicht selten — Zysten.

4. In den Bauchdecken gelegen: Hämatom in den Bauchmuskeln nach Trauma — Hämatom bei Typhus — Abszeß, besonders prävesikaler, metastatisch besonders bei Infektionskrankheiten.

Man verwechsle diese lokalen Resistenzen nicht mit der lokalen Anspannung der Muskulatur (défense musculaire) bei Appendizitis, Peritonitis, bisweilen bei Hysterie.

5. Den Genitalorganen angehörend (s. S. 101).

## Erbrechen und Erbrochenes.

**Erbrechen:**

vereinzelt bei starker Belastung des Magens und bei Vergiftung;

wiederholt bei Tabes (gastrische Krisen, stets Pupillen prüfen) — bei Hirntumoren (heftige Kopfschmerzen) — bei Meningitis — bei Peritonitis (Appendizitis) — bei eingeklemmtem Bruch — bei Darmverschlingung (oft als charakteristisches Symptom Koterbrechen) — bei Urämie (Urin reichlich Eiweiß) — bei Magengeschwür (Erbrechen rein blutig) — bei Magenkarzinom (Erbrechen kaffeesatzartig) — bei Cholelithiasis — bei chronischem, alkoholischem Magenkatarrh (Vomitus matutinus) — bei Schwangerschaft — bei Hysterie — bei Glaukom.

**Bestandteile des Erbrochenen:** Nahrungsbestandteile, zumeist als solche mikroskopisch erkennbar: kleine Reste von Fleisch, Brot, Gemüsen, Früchten usw. (quergestreifte Muskelfasern, Pflanzenfasern, Stärkekörner, Fettkügelchen) — dann Bakterien, insbesondere Sarzine bei motorischer Insuffizienz — lange Milchsäurebazillen bei Carcinoma ventriculi.

**Reaktion des Erbrochenen:** Sauer bei saurem Magenkatarrh; zumeist alkalisch. Die alkalische Reaktion ist in der Regel bedingt durch die Beimengung von Speichel, Schleim und alkalisch reagierenden Nahrungsbestandteilen.

## Stuhl.

**Konsistenz:** Fest, dickbreiig, flüssig.

**Farbe:** Abhängig von der Nahrung, braun-schwarz bei Fleisch — braungelb bei pflanzlicher Kost — hellgelb bei Milch und Eier — tonfarben bei Gallenabschluß — grün bei chlorophyllreicher Pflanzenkost, Spinat usw. — pechartig dunkelrot bei Blutungen aus dem Magen oder oberen Darm — hellrot bei Blutungen aus dem unteren Darm, bei Hämorrhoidalblutungen — hellrot gemischt mit Schleim und Eiter bei Dysenterie — erbsenbreiartig bei Typhus — reiswasserähnlich bei Cholera. Auszuschließen jedesmal die Färbung durch Medikamente: bei Eisen und Wismut Stuhl schwarz, bei Kalomel grün-braun, bei Rhabarber gelbbraun.

**Beimengungen** von Schleim bei Darmkatarrh, Eiter bei Geschwüren im unteren Dickdarm, Schleim und Eiter bei Dysenterie.

## Palpation der Leber.

### Wie palpiert man?

Man setzt sich auf den rechten Bettrand und legt die rechte Hand

flach am unteren Rande des Rippenbogens an. Läßt man den Patienten
jetzt tief einatmen, so fühlt man unter den Fingerspitzen, besonders
wenn man die Endphalangen leicht flektiert, den unteren Leberrand
als eben tastbare Resistenz. Unterstützen kann man diese Palpation
dadurch, daß man die linke Hand unterhalb des hinteren unteren Rippen-

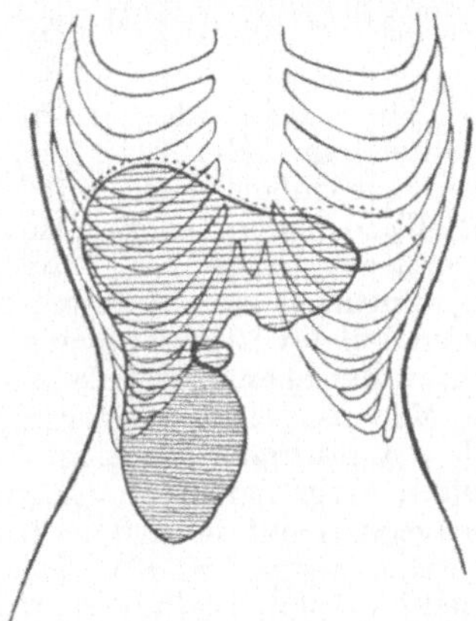

Abb. 59. Schnürleber.
Der derbe abgeschnürte Leberlappen ragt frei in das Abdomen und läßt sich
gut tastbar abgrenzen. Er erinnert in seiner Größe, Form und in geringem Maße
auch in seiner Beweglichkeit an eine Wanderniere. Die Gallenblase ist mit
in den Bereich der Schnürfurche gezogen, Verschluß des Ductus cysticus, Ikterus,
Gallensteinbildung kann auf diese Weise leicht entstehen.

bogens anlegt (also bimanuell tastend) und von unten her die Leber
gegen die vordere Bauchwand anrückt.

Immer tut man gut, nicht allein in Rückenlage, sondern auch in
rechter und linker Seitenlage zu tasten. Resistenzen, die der Leber angehören, lassen sich besonders gut in linker Seitenlage abtasten.

Normal fühlt man einen weichen unteren Leberrand bei tiefer Atmung eben unter dem unteren Rippenbogen hervortreten. Bei vergrößerter Leber fühlt man die Kante der Leber, bei starker Vergrößerung
auch die Oberfläche, bei stärkerer Vergrößerung ist es oft möglich, den
Leberrand zu umgreifen, also auch die untere Fläche der Leber ab-
zutasten. Im wesentlichen kommt es immer darauf an festzustellen,
ob das Organ vergrößert ist, ob diese Vergrößerung mit einer derben
oder weichen Beschaffenheit des Organs einhergeht, ob die Oberfläche
hart oder höckerig ist. Ist das Organ insgesamt vergrößert, so sind
differentialdiagnostisch jene Punkte zu berücksichtigen, die auf S. 150
näher ausgeführt sind. Bei lokalen Vergrößerungen denke man in erster
Linie an den Riedelschen Lappen, d. h. an die lokale Schwellung des
Leberrandes oberhalb der Gallenblase, dann an eine vergrößerte Gallenblase, endlich an eine Schnürleber. Ist die Resistenz in der Leber gelegen, so kann es sich um ein Gumma oder einen Echinokokkus handeln.
Liegt die Resistenz der Leber an, so kann das die vergrößerte Gallen-

7*

blase sein. Ob es sich um eine Entzündung der Gallenblase (Cholezystitis), um eine Steinbildung in der Gallenblase (Cholelithiasis) handelt
oder ob die Resistenz dem Pylorus angehört, auf die Leber und Gallenblase übergegriffen hat (Karzinom des Pylorus), entscheiden die Anamnese,
die übrigen Symptome.

### Palpation der Milz.

**Wie palpiert man?**

Man palpiert in Rückenlage oder in halbrechter Seitenlage
(Diagonallage) mit einer Hand oder bimanuell. Man palpiert von
der rechten Seite des Krankenbettes aus mit leicht volarflektierten
Fingern der rechten Hand, indem man während der Exspiration
die Fingerkuppen vorsichtig unter den Rippenbogen schiebt. Es
ist oft vorteilhafter, bimanuell zu palpieren, d. h. mit der linken
Hand sich den unteren Teil des Rippenbogens entgegen zu drücken
und mit der rechten in der oben angegebenen Weise den **Milzpol**
zu tasten. Ist die Milz nennenswert vergrößert, d. h. so sehr,
daß sie den Rippenbogen überragt, so genügt die einfache manuelle
Palpation; bei geringen Vergrößerungen (diagnostisch wichtig bei
typhösem Allgemeinzustand) soll man den Tastbefund durch den
Perkussionsbefund ergänzen (vgl. S. 42). Das, was mit der Palpation festgestellt werden kann, ist auf S. 153 dargestellt.

### Palpation der Blase.

Die normale Harnblase ist bei mittlerer Füllung und Spannung nicht tastbar. Die stark gefüllte Blase ist besonders bei schlaffen Bauchdecken gut fühlbar als eine rundliche, glatte Resistenz. Obwohl die Resistenz nach ihrem
Palpationsbefund kaum mit den hier, d. h. oberhalb der Symphyse vorkommenden
Resistenzen anderer Art verwechselt werden kann, ist es doch praktisch wichtig,
besonders bei benommenen Patienten, an die Möglichkeit einer gefüllten Blase
zu denken und gegebenenfalls zur Sicherung der Diagnose zu katheterisieren.
Maligne Tumoren, die von der Blase ausgehen, kommen bei älteren Leuten nicht
selten vor. Am häufigsten handelt es sich um den Zottenkrebs (papilläres
Endotheliom). Die ersten klinischen Erscheinungen dieser Erkrankung sind
gewöhnlich Blasenbluten und Kachexie. Maligne Tumoren, die von der Prostata
ausgehen, und auf die Blase übergreifen, die vom Rektum ausgehen, und sich
mehr zur Mittellinie gezogen haben (Karzinome, die vom Uterus oder von den
Adnexen ausgehen — Myome, s. d. —). kommen hier differentialdiagnostisch
in Frage. Die Untersuchung per rectum oder per vaginam muß die Diagnose
entscheiden. Auch an gutartige Tumoren muß man denken.
Blasensteine sind nur dann, wenn sie außergewöhnlich groß sind, durch
die Bauchdecken fühlbar. Die Diagnose der Blasensteine wird, bei kleinen wie
bei großen Steinen, in der Hauptsache gestützt durch die Anamnese, durch die
Untersuchung mit dem Katheter, durch die Cystoskopie und endlich durch das
Röntgenbild.

### Palpation der Nieren.

Die Nieren sind nach ihrer anatomischen Lage der Palpation sehr wenig
zugänglich; bei schlaffen Bauchdecken, besonders bei Frauen durch Enteroptose,
gelingt es bisweilen, die Nieren zu palpieren, besonders dann, wenn die Nieren
locker geworden sind, wenn man sie in ihrem Bette verschieben kann (Ren
mobilis). Die Niere (es handelt sich in erster Linie um die rechte) ist dann als
ein freier, beweglicher Körper im Abdomen fühlbar; man erkennt das Organ
an der Form, Größe und glatten Oberfläche.

### Wie palpiert man?

Man palpiert im allgemeinen bimanuell, d. h. mit der einen (rechten Hand) von oben her den Leib abtastend, mit der anderen (linken Hand) vom Rücken her sich die Resistenz entgegen drückend.

Maligne Tumoren der Nieren sind relativ selten, und führen nicht immer zu einer nennenswerten Vergrößerung des Organs. Es kommen vor: Karzinome, Sarkome und hauptsächlich die von den versprengten Nebennierenkeimen ausgehenden Hypernephrome.

Rundliche, pralle Anschwellungen von wechselnder Größe entstehen in der Nierengegend durch Ansammlung von Urin oder von Urin und Eiter in dem erweiterten Nierenbecken. (Hydronephrose, Pyonephrose.) Die Ursache der Retention kann sein: eine angeborene Erweiterung des Nierenbeckens, eine Einengung oder Verlagerung des Harnleiters durch Knickung, eingeklemmte Steine, Kompression von außen.

### Inspektion und Palpation der Genitalorgane.

Tastbare, diagnostisch wichtige Veränderungen der Genitalorgane gehören nicht unbedingt in den Rahmen dieses Buches. Trotzdem sollen die wesentlichsten Veränderungen kurz gestreift werden, hauptsächlich, weil die weiblichen Genitalorgane differentialdiagnostisch in anderen Kapiteln herangezogen werden mußten.

**1. Männliche Genitalorgane:**

Ulcus durum, Ulcus molle. Orchitis, Epididymitis.

Akute Orchitis bei vielen Infektionskrankheiten, besonders bei Mumps, dann bei Typhus, Malaria, Pocken, Lues.

Akute Epididymitis: hauptsächlich bei Gonorrhöe, seltener mit oder ohne Orchitis bei Infektionskrankheiten (s. o.), nicht selten bei Tuberkulose.

Vergrößerung der Prostata:

Akute Prostatitis: hauptsächlich bei Gonorrhöe. Hypertrophie der Prostata bei älteren Leuten; maligne Tumoren der Prostata (Karzinome) gelegentlich bei älteren Leuten (s. Abb. 65).

**2. Weibliche Genitalorgane.**

Uterus:

Myome und Fibromyome des Uterus können sehr groß und besonders bei schlaffen Bauchdecken als rundliche oder knollige, mehr derbe Resistenzen von außen fühlbar sein.

Maligne Tumoren des Uterus (Karzinome) gehen gewöhnlich von der Portio oder von der Zervix aus und sind, wenn sie eine gewisse Größe erreicht haben, von außen, hauptsächlich aber per vaginam oder per rectum fühlbar.

Tuben: Hydro-Pyosalpinx, Hämatosalpinx sind in der Regel nur bimanuell per vaginam tastbar.

Ovarien: Ovarialkystome (Adenokystome) können außergewöhnliche Größe erreichen, sich weit in das Abdomen hinein verlagern und von außen sicht- und fühlbar sein. Karzinome und Sarkome der Ovarien sind seltener und in der Regel nur per vaginam feststellbar (s. Abb. 86).

### Veränderungen in der Konfiguration der Wirbelsäule und der Extremitäten.

#### 1. Wirbelsäule.

Ausbuchtung nach hinten = Kyphose; nach vorn = Lordose; nach der Seite = Skoliose. Kombination von = Kyphoskoliose. Bei der ausgesprochenen Kyphoskoliose stets Asymmetrie des Thorax mit Lageveränderung des Sternums.

Ursache: Rachitis, Spondylitis, Tuberkulose.

Ist die kyphotische Wirbelsäule winklig abgeknickt, so spricht man von einem Pottschen Buckel, Gibbus (Spondylitis tuberculosa).

Chronisch ankylosierende Wirbelsäulenversteifung = Bechterewsche oder Pierre Marie-Strümpellsche Krankheit.

## 2. Extremitäten.

**1. Hand**: Gut entwickelte, breite Hände sprechen für eine gute Gesamtkonstitution; sehr schmale findet man nicht selten beim Habitus asthenicus, beim paralytischen Thorax. Außergewöhnlich stark entwickelte Hände sind pathologisch. Man findet: Tatzenhand beim Myxödem — Hyperplasie der Hand bei Akromegalie, bei Elephantiasis —. Spindelförmige Auftreibung der Phalangen = Spina ventosa bei Tuberkulose — Ostitis luetica bei Lues — Trommelschlägelfinger (s. Abb. 60) bei Bronchiektasen, bei angeborenem Herzfehler, bisweilen bei Tuberkulose — Krallenhände bei Ulnarislähmung — Hautnekrose bei Syringomyelie — periodisch auftretende Zyanose bei Raynaudscher Krankheit — Zyanose bei Perniones.

**2. Fuß**: Deformitäten der Füße sind außerordentlich häufig, Plattfuß — Plattknickfuß — Hohlfuß. Auch Deformitäten der Zehen, insbesondere der großen Zehe (Hallux valgus), dann Hammerzehen kommen häufig vor. Die ausgesprochenen Plattknickfüße sind nicht selten kombiniert mit starken Venenerweiterungen im Gebiete der unteren Extremitäten.

**3. Erkrankungen der großen Gelenke:**

Akut entstandene Schwellungen: Gelenkrheumatismus — Arthritis purulenta bei akuten Infektionskrankheiten — Monarthritis gonorrhoica — Hydrops articulorum intermittens (tropho-neurotische Störung).

Chronisch entstandene Schwellungen:

1. Arthritis tuberculosa = Arthritis fungosa granulosa, Hydrops tuberculosus.
2. Arthritis urica = Gicht (in Anfällen auftretend).
3. Arthritis chronica.
4. Arthritis deformans (s. Abb. 61).
5. Arthritis luetica, besonders des Kniegelenks.
6. Arthropathie bei Tabes.

**4. Muskelatrophie:**
1. Inaktivitätsatrophie bei längerer Bettruhe.
2. In der Umgebung erkrankter Knochen und Gelenke (bei Arthritis chronica, fungosa, Osteomalazie).
3. Bei allen schlaffen spinalen oder peripheren, bisweilen auch bei spastischen zerebralen Lähmungen.
4. Bei idiopathischer Muskelatrophie, bei amyotrophischer Lateralsklerose.

## Körpertemperatur.

Die Körpertemperatur und der Temperaturverlauf sind in sehr vielen Fällen nicht allein für die Diagnose, sondern auch für die Prognose und Therapie von fundamentaler Bedeutung. Da die Temperatur das Ausschlaggebende ist für die Auffassung vieler Krankheitsbilder, so sollen hier die wichtigsten Punkte erwähnt werden.

Normale Temperatur: Achsel morgens 36,5, abends 37,0°.

After       „       37,0,    „    37,5°.

Das Maximum der Tagesschwankung wird nachmittags zwischen 4 und 6 Uhr erreicht.

Temperaturerhöhung (Fieber) deutet hin auf:
1. Infektionskrankheiten und lokale Eiterherde,
2. Erkrankungen des Blutes oder der blutbildenden Organe (perniziöse Anämie, Leukämie),

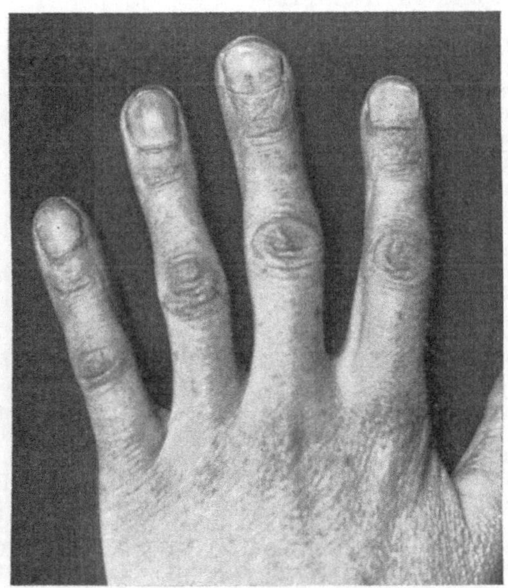

Abb. 60.  Trommelschlägelfinger bei Bronchiektasen.

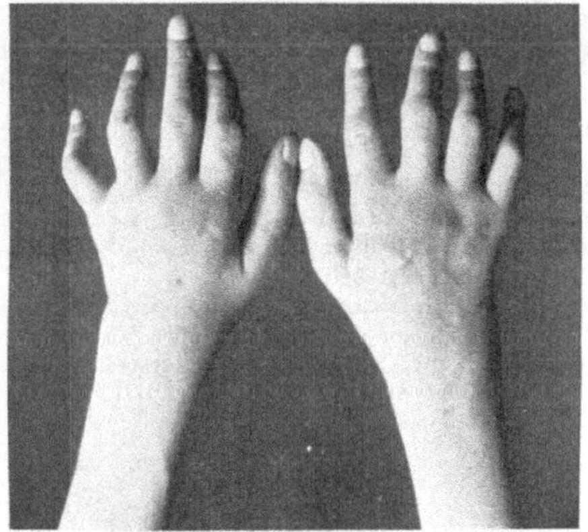

Abb. 61.  Arthritis deformans.

3. Resorption von Blutergüssen,

4. sehr starke Erhitzung des Körpers (z. B. nach starken körperlichen Anstrengungen in dicker Kleidung, nach heißen Bädern, Dampfbad), dann auf mangelhafte Regulation bei hoher Außentemperatur, z. B. im Sommer.

Bei plötzlichen Temperaturerhöhungen denke man zuerst an eine Angina, dann an diejenige Infektionskrankheit, die gerade endemisch ist, z. B. Influenza, Febris herpetica, Diphtherie, Scharlach, Masern und Genickstarre. Man denke an Otitis media, an Appendizitis, an Pneumonie. Die Lungenentzündung (Pneumonie) beginnt gewöhnlich mit Schüttelfrost, Seitenstechen und einem Temperatursantieg auf 40°. Ähnliche Erscheinungen, was Beginn und Verhalten angeht, können vorkommen bei der Sepsis. Der Gelenkrheumatismus kann ebenfalls plötzlich mit hoher Temperatur einsetzen. Der Typhus entwickelt sich gewöhnlich langsam, innerhalb 8 Tagen, mit allmählichem Anstieg der Temperatur. Bei der Tuberkulose ist das Verhalten der Temperatur außerordentlich verschieden. Bei der Miliartuberkulose findet man eine kontinuierlich hohe Temperatur.

Subnormale Temperatur, d. h. 34—36° C, findet man bei starker Abkühlung, bei pathologischen Inanitionszuständen, in der Rekonvaleszenz nach schweren Erkrankungen.

Der Fiebertypus kann ein sehr verschiedener sein. Hält sich die Temperatur ungefähr auf derselben Höhe, so nennt man das Febris continua, wechseln hohe Temperaturen mit fieberlosen Intervallen, so nennt man das Febris intermittens. Aus diesem Grunde hat man die Malaria auch intermittens genannt, weil bei dieser Erkrankung der Fiebertypus am meisten charakteristisch ist.

Beträgt die Tagesdifferenz im Fieber mehr als 1 Grad, so spricht man von einem remittierenden Fieber (Febris remittens).

Im Verlaufe fieberhafter Krankheiten, z. B. beim Typhus, können folgende Epochen wichtig sein:

1. Stadium incrementi = ansteigende Temperatur.

2. Fastigium = Höhestadium.

3. Stadium decrementi = Fieberabfall. Dieser Fieberabfall kann plötzlich erfolgen, innerhalb weniger Stunden = Krisis, oder allmählich, innerhalb mehrerer Tage = lytischer Temperaturabfall.

Bei Infektionskrankheiten ist noch zu unterscheiden:

1. Inkubationsstadium, d. h. die Zeit zwischen der Ansteckung und dem ersten Auftreten krankhafter Erscheinungen.

2. Prodromalstadium = Stadium der ersten Krankheitserscheinungen.

3. Eruptionsstadium = Stadium des Ausbruches des Exanthems.

Schüttelfrost findet sich bei:

a) Akuten Infektionskrankheiten: Pneumonie und Sepsis, Pyämie, Parotitis, Erysipel, Endokarditis, Malaria, Influenza.

b) Bei Eiterung in den verschiedensten inneren Organen, z. B. Pyelitis, Empyem, Osteomyelitis, Lungen-, Leber-, Hirn-, Nierenabszeß.

c) Bei paroxysmaler Hämoglobinurie.

# Atmung.

Die normale Atmungsfrequenz beträgt bei gesunden Erwachsenen 16—20. Im Durchschnitt kommt auf $3^1/_2$—4 Pulse eine Respiration. Bei Neugeborenen ist die Frequenz 40—44 in der Minute, bei 140 Pulsen. Diese Frequenz von

44 sinkt allmählich auf 16—20. Ebenso wie beim Puls wird die Zahl der Atemzüge durch Mahlzeiten, körperliche Anstrengungen, psychische Erregungen erhöht.

Man zählt die Atmung am besten 1 oder 2 Minuten lang, ohne die Hand auf den Thorax aufzulegen, da die Atmung, besonders bei ängstlichen Patienten, leicht willkürlich oder unwillkürlich verändert werden kann.

Die Atmungsfrequenz ist vermehrt:

1. Bei allen fieberhaften Allgemeinerkrankungen. Hier ist bemerkenswert, daß im allgemeinen das Verhältnis zwischen Puls- und Atmungsfrequenz von 4 zu 1 dasselbe bleibt. Nur bei den Erkrankungen von Lunge und Brustfell (z. B. Lungenentzündung, eiterige Brustfellentzündung) wird die Frequenz der Atmung in stärkerem Maße erhöht. Diese Tatsache kann diagnostisch von wesentlicher Bedeutung sein, um bei anderweitigen fieberhaften Erkrankungen anzudeuten, daß eine Lungenerkrankung hinzugetreten ist. Das Verhältnis von Atmungsfrequenz zu Pulsfrequenz kann sich von 1 zu 4 auf 1 zu 2 verschieben, besonders bei der Lungenentzündung kommen diese enormen Steigerungen der Atmungsfrequenz vor.

2. Bei allen Erkrankungen, die mit Raumbeschränkungen im Thorax einhergehen, also bei allen stärkeren Verkrümmungen der Wirbelsäule und bei allen Krankheiten, die vom Abdomen her einen Druck auf das Zwerchfell ausüben und dessen Bewegungen hemmen (Aszites, Tumoren des Abdomens, starke Fettanhäufungen im Abdomen).

Die Atmungsfrequenz ist vermindert:

1. Bei allen Krankheitszuständen, bei denen das Atmungszentrum in der Medulla oblongata geschädigt ist. Das kann der Fall sein bei Blutungen, Tumoren in der Nähe des Atmungszentrums, bei Druckerhöhung des Gehirns (Meningitis, Hydrozephalus).

2. Bei Verengerungen des Kehlkopfes und der oberen Luftwege (durch Tumoren oder Entzündungen). Die verlangsamte Atmung äußert sich durch verlängerte Einatmung, oft auch zugleich durch eine verlängerte Ausatmung. Hierher gehört auch die beim Asthma häufig vorkommende Atmungsverlangsamung, bedingt durch die erschwerte und verlängerte Ausatmung.

3. Bei einigen Vergiftungen, speziell bei Kohlenoxydvergiftungen, bei Alkoholvergiftung und bei allen den Stoffen, die in kleineren Mengen als Schlafmittel wirken (Chloralhydrat, Bromoform).

Es gibt besondere Störungen des Atmungsrhythmus, die unter dem Namen Cheyne-Stokessches oder auch Biotsches Atmen bekannt sind. Beim Cheyne-Stokes sieht man ein allmähliches Anschwellen und daraufhin ein Abschwellen der Zahl und der Tiefe der Atemzüge. Es erfolgt also die Atmung durch Wellen, die durch mehr oder weniger lange Pausen unterbrochen sind. Dieser Typ ist charakteristisch für schwere Gehirnerkrankungen (z. B. Schlaganfall), für Urämie, für Morphium- und Veronalvergiftung und endlich für gewisse Zustände von Herzmuskelschwäche (s. Abb. 62).

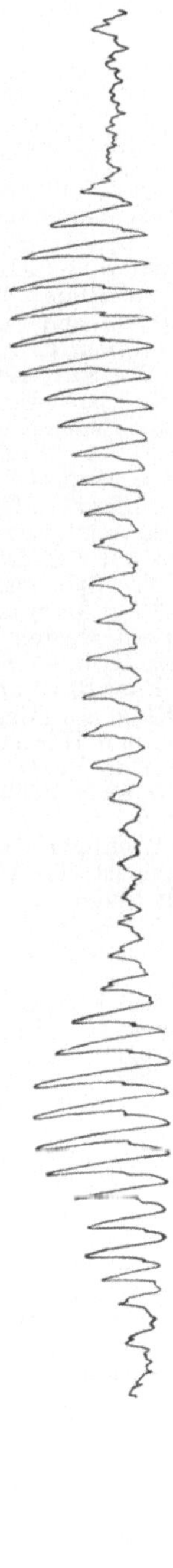

Das Biotsche Atmen findet sich bei Meningitis, und ist charakterisiert durch Atempausen, die plötzlich auftreten, nicht in der gesetzmäßigen Weise wie beim

Abb. 62. Cheyne-Stokessches Atmen.

Cheyne-Stokes. Auch beim Biotschen Atmen wechseln flache und tiefe Atemzüge, aber nicht in der Weise wie beim Cheyne-Stokes.

# Herzspitzenstoß und Puls.

## 1. Palpation des Herzspitzenstoßes.

Der Spitzenstoß (richtiger Herzstoß) befindet sich beim normalen
Erwachsenen im V. Interkostalraum ca. 9 cm von der Mittellinie des
Sternums entfernt und ist gewöhnlich 1 cm breit fühlbar. Bei Kindern
liegt der Spitzenstoß im IV. Interkostalraum und etwas außerhalb der
Mamillarlinie. Man fühlt den Spitzenstoß am besten im Stehen, beim
Beugen nach vorne oder in linker Seitenlage. Tiefe Inspiration läßt
gewöhnlich den Stoß verschwinden.

Der **Spitzenstoß** ist vorübergehend **verstärkt**:

bei psychischen Erregungen — nach körperlichen Anstrengungen
— im Fieber — während eines Anfalls von Tachykardie.

Er ist dauernd verstärkt:

bei Hypertrophie des linken Ventrikels (Aorteninsuffizienz — Mitral-
insuffizienz — Hypertrophie bei Schrumpfniere — bei Morbus Basedowii
— Arbeitshypertrophie), bei allen Prozessen, die das Herz mehr der
Brustwand andrängen (Pleuritis exsudativa — Mediastinaltumor).

Der **Spitzenstoß** ist **abgeschwächt**:

Physiologisch: bei Rückenlage — tiefer Inspiration — relativ
kleinem Herzen — reichlichem Fettpolster — gut ausgebildeter Brust-
muskulatur — bei engen Interkostalräumen.

Pathologisch: Dann, wenn das Herz von der Brustwand ab-
gedrängt ist (Exsudat im Perikard oder in der linken Pleura) — wenn
Herz und Herzbeutel verwachsen sind (Pericarditis adhaesiva) — wenn
der linke Ventrikel vorübergehend oder dauernd sich weniger intensiv
kontrahiert (Kollaps mit Herzschwäche, Myodegeneratio cordis, Mitralstenose).

Wichtiger als die Verstärkung und Abschwächung des Spitzenstoßes ist die Verlagerung. Eine **Verlagerung des Spitzenstoßes nach
links** findet man:

1. Bei Hypertrophie (und Dilatation) des linken Ventrikels (Aorteninsuffizienz — Mitralinsuffizienz — Schrumpfniere — Arbeits-Hyper-
trophie — ausgedehntere Arteriosklerose).

2. Bei Verdrängung des Herzens von rechts nach links: (rechts-
seitiges Pleuraexsudat — Pneumothorax rechts), bei Verziehung des
Herzens nach links. (Folge linksseitiger Pleuritis — gelegentlich bei
Flüssigkeitsansammlungen im Herzbeutel [Pericarditis exsudativa]).

Die Verlagerung nach links kann einhergehen mit einer Verlagerung
nach unten, d. h. der Spitzenstoß ist im VI., sogar im VII. Interkostalraum fühlbar. Diese Verlagerung geht oft einher mit einer breiten Erschütterung der Brustwand.

Eine Verlagerung **nach rechts** sieht man seltener als die nach
links. Das Herz kann nach rechts verdrängt werden: (linksseitige Pleuritis exsudativa) — es kann nach rechts verzogen werden: (infolge rechts-
seitiger Pleuritis). — Beim Situs inversus findet man eine vollständige
Verlagerung nach rechts.

Eine Verlagerung des Spitzenstoßes **nach oben** kommt vor:
bei Hochstand des Zwerchfells (Gravidität — Aszites — Meteorismus —)

bei Verziehung des Herzens nach oben infolge pleuritischer Verwachsungen.

Eine **Verlagerung** des Spitzenstoßes **nach unten** kommt vor: bei allen stärkeren Hypertrophien des linken Ventrikels (s. oben) — bei sehr tiefstehendem Zwerchfell (Emphysem, Asthma bronchiale) — bei Verdrängung des Herzens von oben nach unten (gelegentlich bei sehr großen Aneurysmen oder bei Mediastinaltumoren).

Stärkere Pulsation des Herzens im Bereiche des II., III., IV. Interkostalraumes links vom Sternum sieht man besonders bei mageren Leuten nicht selten. Eine diagnostische Bedeutung kommt diesen Pulsationen nur dann zu, wenn organische Veränderungen am Herzen oder an der Aorta mit anderen Methoden festgestellt worden sind. Bei Herzklappenfehlern können diese Pulsationen außergewöhnlich stark fühl- und sichtbar sein.

Auch bei stärkeren Erweiterungen der Aorta (Aneurysmen) sind Pulsationen oft in den oberen Interkostalräumen links und rechts vom Sternum fühl- und sichtbar. In diesem Falle ist eine Kontrolle der Pulsation notwendig durch die Palpation des Jugulums. Wenn ein Aneurysma durch den dauernden Druck auf Sternum und Rippen die Knochen usuriert, so entstehen lokale pulsierende Geschwülste an der vorderen Brustwand (vgl. S. 146 und Abb. 82).

Systolische Einziehung an der Herzspitze (negativer Spitzenstoß) kommt vor: bei Verwachsungen des Herzens mit dem Herzbeutel. Man sieht in breiter Ausdehnung im Bereiche des ganzen Herzens eine starke Einziehung der Interkostalräume während der Herzsystole. Diese systolische Einziehung kann sich verbinden mit dem Pulsus paradoxus (s. a. 110).

Wechsel in der Lage des Spitzenstoßes, korrespondierend mit der Körperstellung, d. h. eine Verlagerung des Spitzenstoßes nach links bei linker Seitenlage, nach rechts bei rechter Seitenlage. Kommt gewöhnlich bei stark verschieblichem Herzen (Cor morbile) vor. Diese Beweglichkeit des Herzens und des Spitzenstoßes ist an sich nichts Krankhaftes. Sie findet sich relativ häufig bei asthenischem Habitus (s. S. 80), macht aber oft subjektive Lokalbeschwerden.

Epigastrische Pulsation, d. h. rhythmische, herzsynchrone Bewegungen unterhalb des Processus xiphoideus, kommt hauptsächlich vor: bei tiefstehendem Zwerchfell (Emphysem) — bei Hypertrophie und Dilatation des rechten Ventrikels —. Bei der Deutung dieser Pulsation muß man vorsichtig sein. Auch die besonders bei mageren Frauen vorkommende starke Pulsation der Bauchaorta hat nur ausnahmsweise eine besondere Bedeutung.

Das Aneurysma der Bauchaorta kann, wenn es sehr groß ist, ausgedehnte epigastrische Pulsationen machen. Die Erkrankung ist aber außerordentlich selten.

## 2. Der Puls.

### 1. Arterienpuls.

Die Bewertung der verschiedenen Pulsqualitäten ist auch heute unerläßlich. In den letzten Jahren sind, insbesondere Frequenz- und Rhythmus durch experimentelle Studien, durch Beobachtungen am Menschen weiter ausgebaut worden. Für den jungen Arzt ist es nicht allein bei der Beurteilung der Herzkrankheiten, sondern auch bei vielen anderen Erkrankungen sehr wichtig, wenn er nach einem bestimmten System den Puls zu beurteilen gelernt hat.

**Wo und wie palpiert man?**

Im allgemeinen palpiert man die Arteria radialis nicht mit dem Daumen, sondern mit dem 2., 3. und 4. Finger nebeneinander aufgelegt. Ist die Radialarterie schwer auffindbar, so denke man zunächst an eine Anomalie und vergleiche den Puls der anderen Arterie. Bei jeder Unregelmäßigkeit des Herzschlages vergleiche man Puls und Herzschlag durch die Kontrolle mit dem Stethoskop. Zeigt die Radialarterie Veränderungen der Wand, oder deuten die Allgemeinerscheinungen auf solche Gefäßveränderungen hin, so ist ein Abtasten der übrigen fühlbaren peripheren Gefäße, insbesondere der Arteria temporalis, der Karotis, Kubitalis, Femoralis, dorsalis pedis notwendig.

Bei der Beurteilung des Pulses hat man zu berücksichtigen:

1. Rhythmus.
2. Frequenz.
3. Größe.
4. Spannung.
5. Ablauf der Welle.
6. Beschaffenheit der Wand.

**1. Rhythmus des Pulses.** Diagnostisch und prognostisch besonders wichtig sind die sehr verschiedenen Pulsarhythmien. Den Puls lediglich als irregulär zu bezeichnen, sollte man unter allen Umständen vermeiden. Das Wort „irregulär" besagt sehr wenig und es ist in der Regel durch den Tastbefund möglich, die Irregularität von vornherein festzulegen.

Da für die Rhythmusänderungen die Kenntnis des **Reizleitungssystems** im Herzen notwendig ist, so sei dieses System hier kurz erwähnt. Das Herz wird angelegt als ein Schlauch; dieser krümmt sich S-förmig und teilt sich nach und nach in 4 Abschnitte, die man als die 4 primitiven Herzabschnitte bezeichnet hat. Es sind dies:

1. Venensinus.
2. Vorhof.
3. Kammer.
4. Aortenbulbus.

Zwischen diesen 4 Abschnitten bilden sich spezifische Systeme, die die Überleitung des Reizes von einem Abschnitt zum anderen ermöglichen. Durchschneidet man eins von diesen Systemen, so gibt es zwischen den Abschnitten eine Reizleitungsstörung.

Das spezifische bei den Säugetieren und beim Menschen aus Purkinjeschen Fasern bestehende System kann man vergleichen mit einem isolierten Kabel, das die Aufgabe hat, die im Venensinus beginnende Erregung über Vorhof, Ventrikel bis zum Aortenbulbus fortzuleiten. Diese Fortleitung gebraucht Zeit, daher kontrahieren sich die 4 Abschnitte nacheinander. Wenn die Erregung von den Vorhöfen durch das Atrio-Ventrikularsystem zum Ventrikel läuft, so entsteht z. B. eine Pause von 0,1 Sekunde; nach dieser Pause kontrahiert sich zuerst der linke Ventrikel und 0,03 Sekunden später der rechte.

1. **Atrioventrikulare Verbindung.** Die wichtigste Verbindung in dem Herzen des erwachsenen Menschen ist die zwischen Vorhof und Kammer. Dieses Atrio-Ventrikularsystem (Hissches Bündel) hat beim Menschen einen ziemlich komplizierten Verlauf und besteht aus einem Strang von 2 mm Dicke, der von der Hinterwand des rechten Vorhofes durch das Septum nach vorne verläuft und sich vorne in 2 Schenkel teilt, von denen der linke den linken Ventrikel und der rechte den rechten Ventrikel versorgt. Durchschneidet man dieses streckenweise subendokardial gelegene, gut sichtbare Bündel, so bedingt das einen Stillstand des Ventrikels (Block). Ist die Ventrikelmuskulatur aber nicht geschädigt und noch gut lebensfähig, so kann sie nach einiger Zeit wieder

zu schlagen anfangen. Sie schlägt aber in einem anderen Rhythmus als der Vorhof. Man spricht in diesem Falle von einer atrio-ventrikulären Automatie.

Quetscht man dieses System sehr vorsichtig, so treten zuerst sogenannte Überleitungsstörungen auf, d. h. die Pause zwischen Vorhof und Ventrikel wird allmählich verlängert. Kammerschläge fallen anfangs vereinzelt aus, schließlich aber folgen auf jede 2., 3. oder 4. Vorhofskontraktion eine Kammerkontraktion (Überleitungshemmung). Bei weiterem Zusammenpressen des Systems entsteht dasselbe wie bei der Durchschneidung, d. h. die Kammer schlägt unabhängig vom Vorhof (atrioventrikuläre Automatie). Ebenso wie die mechanischen Reize (Quetschung oder Durchschneidung) können wirken chemische, thermische oder elektrische Reize.

Während die Überleitung zwischen Vorhof und Ventrikel durch das Hissche Bündel stattfindet, geht die Überleitung zwischen Venensinus und Vorhof durch den Keith-Flackschen Knoten (s. auch Nr. 2). Eine Abkühlung des Sinusknotens (Keith-Flackscher Knoten) z. B. setzt die Schlagfrequenz des Herzens herab. Bei stärkerer Abkühlung tritt atrio-ventrikulärer Rhythmus auf, d. h. Vorhof und Kammer schlagen gleichzeitig oder der Ventrikel schlägt vor den Vorhöfen. Der Reiz geht jetzt nicht mehr vom Sinusknoten aus, sondern von einer Stelle, die gleichweit von Vorhof und Kammer entfernt liegt, also vom Hisschen Bündel. Setzt man die Abkühlung aus, so erfolgt wie normal nacheinander die Kontraktion von Vorhof und Ventrikel, d. h. der Sinusknoten übernimmt wieder die Führung als Reizbildungsstätte.

Reizt man mechanisch (chemisch, thermisch oder elektrisch) den Ventrikel oder den Vorhof in der Diastole, so machen Ventrikel bzw. Vorhof auf den Extrareiz hin eine Extrasystole. Dieser Extrasystole folgt eine längere (kompensatorische) Pause. Extrasystolen, die vom Vorhof ausgehen, daher aurikuläre, oder solche, die vom Ventrikel ausgehen, d. h. ventrikuläre, findet man beim Menschen nicht selten. Extrasystolen, die gleichzeitig im Vorhof und im Ventrikel ansetzen, nennt man atrio-ventrikuläre Extrasystolen. Bei diesen muß man annehmen, daß der Reiz in der Mitte zwischen Vorhof und Ventrikel, d. h. im Hisschen Bündel, erfolgt. Nach Analogie der experimentellen Erfahrungen darf man behaupten, daß diese Extrasystolen beim Menschen in der Regel ausgelöst werden durch erhöhte Reizbarkeit des Herzmuskels, und nach klinischen Erfahrungen, daß diese erhöhte Reizbarkeit sehr oft durch die Einwirkung von Genußgiften (Alkohol, Tabak, Kaffee, Tee) entsteht. Extrasystolen können aber auch das Begleitsymptom einer organischen Herzerkrankung, insbesondere der Myodegeneratio cordis sein und sich mit dem Pulsus irregularis perpetuus kombinieren (s. unten S. 111). Extrasystolen, die dynamisch unwirksam sind, die man also mit dem Stethoskop hört, aber nicht am Puls fühlt, nennt man frustrane Kontraktionen.

2. Sinus-Vorhofsverbindung. Neben dieser Vorhofskammerverbindung spielt eine wichtige Rolle in der Physiologie und Pathologie des Herzens die Sinusvorhofsverbindung, genannt Keith-Flackscher Knoten, gelegen im Sulcus terminalis.

Ebenso wie die Atrio-Ventrikularverbindung enthält auch dieses System mikroskopisch in der Säugetierreihe spezifische Elemente, d. h. Purkinjesche Fasern. Pathologische Veränderungen im Bereiche des Knotens machen Störungen der Sinus-Vorhofsleitung. Eine häufige Ursache des Pulsus irregularis perpetuus sind unregelmäßige Reizbildungen im Sinusknoten oder Überleitungsstörungen zwischen Sinus und Vorhof.

3. Ventrikel-Bulbusverbindung. Auch der 3. und 1. primitive Herzabschnitt, Kammer- und Aortenbulbus, sind, wenigstens bei den niederen Tieren, durch eine spezifische Muskulatur direkt verbunden. Diese Muskulatur geht bei den Amphibien, Reptilien und bei den Vögeln aus dem Hisschen Bündel hervor. Bei den Säugetieren und beim Menschen existiert diese spezifische Verbindung nicht mehr.

1. Respiratorische Arhythmie. Der gleichmäßig gespannte Puls wird während der Inspiration schneller und kleiner, während der

Exspiration erheblich, oft um die Hälfte, langsamer. Diese Arhythmie
ist bei Tieren physiologisch; da sie nach Durchschneidung des Vagus
und nach Atropindarreichung fortfällt, ist sie nervös bedingt. Beim

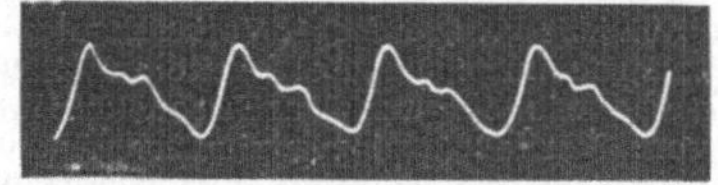

Abb. 63. Normaler Puls. (A. radialis.)

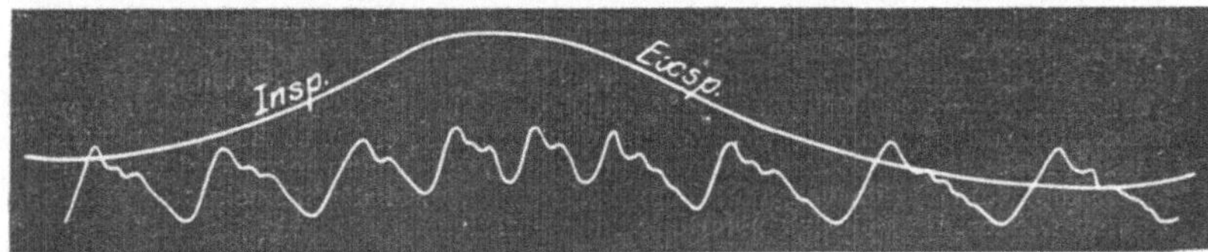



Abb. 64. Puls irregul. respirator.

Menschen findet sich diese Arhythmie bei Kindern (juvenile Arhythmie),
in der Rekonvaleszenz nach akuten Infektionskrankheiten, bei labilem
Herznervensystem. Die Arhythmie ist diagnostisch und prognostisch
von geringer Bedeutung.

Pulsus paradoxus. Unter Pulsus paradoxus versteht man Kleiner-
werden bzw. Verschwinden des Pulses bei tiefer Inspiration. Diese Erscheinung
findet sich gelegentlich bei Verwachsungen des Perikards (Concretio pericardii)
oder bei Mediastinaltumoren, die Verwachsungen des Herzens mit der Umgebung
oder Knickungen der Aorta gemacht haben. Dann bei Kehlkopfstenose (z. B.
infolge Diphtherie) — hier oft prognostisch wichtig.

2. Extrasystolen. Wie oben erwähnt, kann man, analog den
Erfahrungen des Tierexperiments, auch beim Menschen unterscheiden
ventrikuläre Extrasystolen und atrio-ventrikuläre Extrasystolen. Weitaus am häufigsten finden sich beim Menschen die ventrikulären Extrasystolen, d. h. die von der Ventrikelmuskulatur vorzeitig ausgelösten
Systolen, denen eine kompensatorische Pause folgt.

Man kann den vorzeitigen Pulsschlag und die darauf folgende Pause
an der Radialis deutlich fühlen. Die Diagnose ist also einfach. Es empfiehlt sich aber in solchen Fällen immer, die Herztöne auskultatorisch
zu vergleichen.

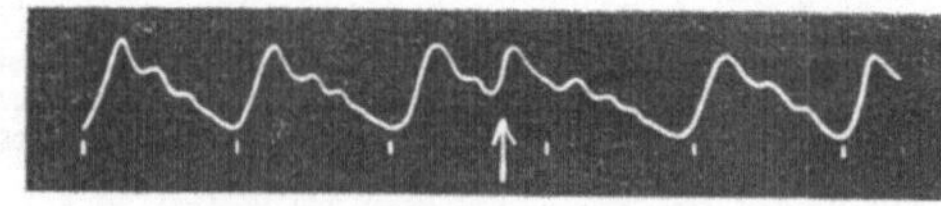

Abb. 65. Extrasystole.

Sehr häufig geht die Extrasystole mit einem besonders stark betonten 1. Ton einher. Ist jeder 2. Herzschlag eine Extrasystole, so spricht man von einem Pulsus bigeminus, ist jeder 3. eine Extrasystole, von einem Pulsus trigeminus.

Nächst dem Pulsus irregularis respiratorius sind die Extrasystolen die häufigsten Irregularitäten. Sie sind sehr häufig harmlose Störungen der Herzschlagfolge (s. oben), besonders, wenn sie bei jungen Leuten auftreten. Bei älteren Leuten und bei gehäuften Extrasystolen ist immer an die Möglichkeit einer Myodegeneratio cordis zu denken.

3. **Pulsus irregularis perpetuus.** Pulsus irregularis perpetuus oder absolute Unregelmäßigkeit heißt diejenige Arhythmie, bei der die Größe und die Intervalle der einzelnen Pulse stark regellose Differenzen zeigen. Diese Arhythmie entspricht dem irregulären und inäqualen Puls der alten Kliniker. Wie oben erwähnt, sind dem P. i. p. nicht selten Extrasystolen oder frustrane Kontraktionen eingeschoben. Beim P. i. p. ist oft der Sinusknoten anatomisch verändert.

Klinisch findet man den P. i. p. in der Hauptsache bei Myodegeneratio cordis, bei Myokarditis, bei Vergiftungen mit Digitalis, gelegentlich bei Klappenfehlern (Mitralstenose). Häufig ist der P. i. p. mit einem

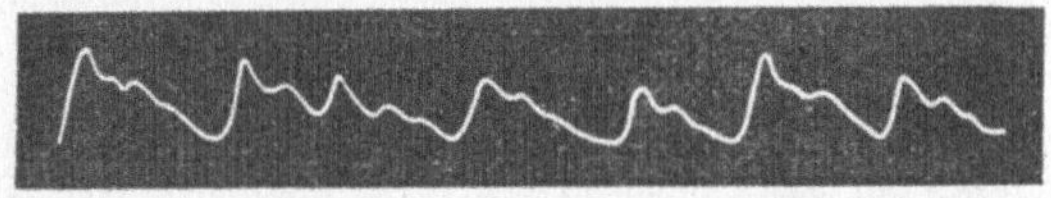

Abb. 66. Puls irregul. perp. (irregul. und inäqualer Puls).

Kammervenenpuls kombiniert (s. S. 114). Die Prognose hängt ab von der Entwicklung, von der Art des Grundleidens, ist in der Regel ungünstig.

4. **Überleitungsstörungen.**

a) Überleitungshemmung = partieller Block.

Ist im Hisschen Bündel die Reizleitung gehemmt oder vorübergehend unterbrochen, so kommt es zu einer verlangsamten Überleitung zwischen Vorhof und Ventrikel oder zu einem Ausfall einzelner Ventrikelkontraktionen. Beim Ventrikelausfall fehlen natürlich (Radial) Puls und I. Herzton, die dadurch entstehende Pause hat dieselbe Länge, wie zwei normale Pulsperioden. Mit der Extrasystole bzw. mit der frustranen Kontraktion kann dieser Ventrikel- oder Pulsausfall nicht verwechselt werden, weil bei der frustranen Kontraktion die vorzeitige Ventrikelkontraktion auskultatorisch festgestellt werden kann, und weil der Extrasystole eine kompensatorische Pause folgt. Klinisch sieht man Überleitungshemmungen dieser Art in der Rekonvaleszenz von Infektionskrankheiten (besonders Gelenkrheumatismus, Diphtherie), bei Digitalisintoxikation und bei der Myodegeneratio cordis.

b) Reizleitungsunterbrechung (Dissoziation = völliger Herzblock).

Ist die Reizleitung im Hisschen Bündel vollständig aufgehoben (vgl. oben S. 109), so schlagen Vorhof und Ventrikel unabhängig voneinander in ihrem eigenen Rhythmus, d. h. der Vorhof in einem Rhythmus von 60—70, der Ventrikel in einem Rhythmus von ca. 30.

Klinisch hat man diese Dissoziation ausschließlich beobachtet beim
Adams-Stokesschen Komplex, also bei einer Bradykardie, die mit charakteristischen Anfällen von Atemstillstand, Ohnmacht, epileptiformen
Krämpfen einhergeht. Es gibt eine große Reihe klinischer Beobachtungen und anatomischer Untersuchungen, bei denen sich wesentliche Veränderungen im Hisschen Bündel oder vollständige Kontinuitätstrennungen feststellen ließen. Die Veränderungen waren entweder fettige Degeneration, fibröse Veränderungen, spezifisch syphi-
litische Veränderungen, Gummiknoten, arteriosklerotische Veränderungen, akut zellige Infiltration, anämische Nekrose infolge arterieller
Thrombose.

5. **Pulsus alternans.** Diese Arhythmie besteht darin, daß ab-
wechselnd einem großen Puls ein kleiner folgt, bei gleichmäßigem Ab-
stand der einzelnen Pulse voneinander. Der Puls. alt. wurde bisher be-

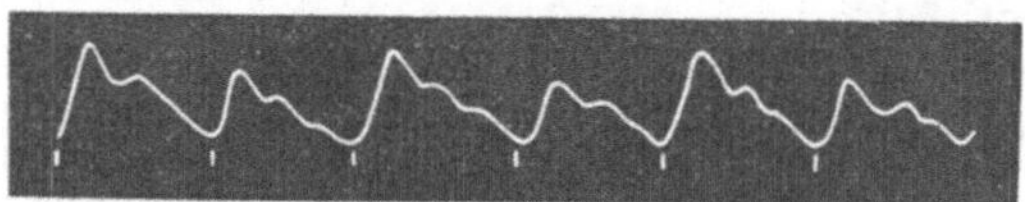

Abb. 67. P. alternans.

obachtet hauptsächlich bei Myodegeneratio cordis, bei Mitralstenose,
Angina pectoris, bei akut fieberhaften Erkrankungen. Der Puls. alt.
ist in der Regel ein Zeichen der Herabsetzung der Kontraktilität, und
tritt namentlich auf in der Agone, oder dann, wenn, wie z. B. bei der
Myodegeneratio cordis, sich die Herzmuskulatur in einem Zustand hoch-
gradiger Erschlaffung befindet.

**Galopprhythmus.** Eine Pulsanomalie mit dem Rhythmus eines ga-
loppierenden Pferdes, einem Anapäst entsprechend, d. h. das Auftreten eines
3. Tones in der Diastole. Dieser Rhythmus findet sich am häufigsten bei Herzhypertrophie infolge von Schrumpfniere, dann bei Herzinsuffizienz infolge
von akuter Myokarditis, nach Infektionskrankheiten.

**2. Frequenz des Pulses:**

Normal 60—80, bei großen Leuten geringer als bei kleinen, bei Frauen
größer als bei Männern. Bei Kindern im ersten Lebensjahre 144, im
10. Lebensjahre 90, d. h. ein Abfall der Pulsfrequenz vom ersten Lebensjahre ab.

Die **Frequenz** ist **erhöht physiologisch** nach körperlichen Anstrengungen, psychischen Erregungen, nach Nahrungsaufnahme, dann
nach Genußmitteln (Kaffee, Alkohol, Tee, Nikotin). Bei mäßigen körperlichen Anstrengungen 90—110, innerhalb von wenigen Sekunden oder
Minuten sich anpassend, bei größeren sportlichen Schnelläufen Frequenz
um 160 bis zu 200.

Der **Puls** ist **beschleunigt pathologisch** im Fieber (1 Grad
Temperaturerhöhung bedeutet eine Steigerung der Frequenz um 8
Schläge), in der Rekonvaleszenz nach schweren Erkrankungen, besonders bei geschwächten und anämischen Personen, bei nervösen Herzkrankheiten, bei Morbus Basedowii, bei Vaguslähmung, bei Tub. pulm.

Ursache dieser pathologischen Frequenzerhöhung: Reizung des

Nervus accelerans, Lähmung des N. vagus, schließlich reflektorische Momente, die in ihren Einzelheiten unbekannt sind.

Die in Anfällen mit besonderen Symptomen auftretenden Pulsbeschleunigungen auf Werte von 200 und mehr nennt man **paroxysmale Tachykardie.**

Unter **Embryokardie** versteht man die gleichmäßig hämmernde Herztätigkeit, in der Weise, wie sie bei embryonalen Herzen intrauterin gehört wird. Diesem Symptom kommt diagnostisch oder prognostisch keine besondere Bedeutung zu. Embryokardie kommt vor im tachykardischen Anfall gelegentlich bei Myodegeneratio cordis, wenn das Herz stark erschöpft ist; schließlich nach großen Blutverlusten als Ausdruck der offenbar kompensatorisch einsetzenden Tachykardie.

Die **Pulsfrequenz** ist verringert (Pulsus rarus) physiologisch bei großen und schwerarbeitenden Menschen, besonders bei den auf

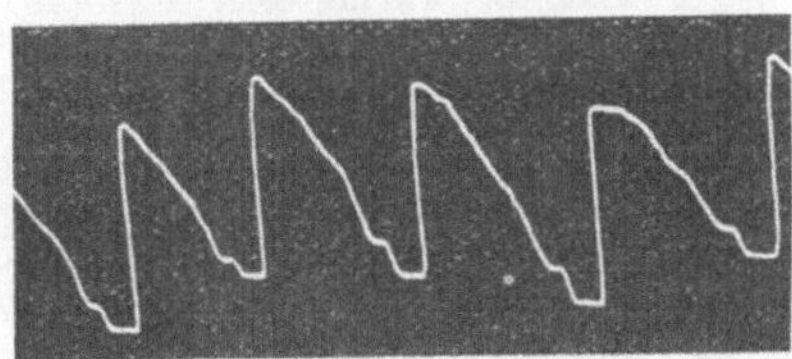

Abb. 68. Pulsus durus bei stark gespannter Arterie.

große Dauerleistungen (Langstreckengeher) eingestellten Sportsleuten, bei Wöchnerinnen, im Hunger (Hungerbradykardie).

**Pathologisch:** Bei Erkrankungen des Magendarmkanals, der Leber, bei Ikterus (reflektorische Bradykardie), bei Vergiftung (Tabak, Blei, Kaffee, Giftbradykardie), bei Reizung des Vaguszentrums (Hirntumor, Meningitis) oder bei Druck auf den Nervus vagus (Vagusbradykardie), in der Rekonvaleszenz vieler Infektionskrankheiten, besonders Typhus, bei Aortenstenose.

**3. Größe des Pulses** (Pulsus altus oder parvus). Ein **großer Puls,** d. h. große Differenz zwischen dem systolischen Maximum und dem diastolischen Minimum, findet sich z. B. bei erhöhter Triebkraft des linken Ventrikels, daher bei Aorteninsuffizienz, chronischer Nephritis, bei erhöhter Füllung des Gefäßsystems, daher bei Plethora vera. Ein kleiner Puls findet sich im Ohnmachtsanfall, bei Herzschwäche, gelegentlich im Fieber, bei Stenosen der Mitralis und der Aorta.

Obwohl die Größe des Pulses abzuschätzen nicht von derselben Bedeutung ist, wie z. B. die Beurteilung des Rhythmus, so kann sie doch gelegentlich diagnostisch wichtig sein.

**4. Spannung des Pulses** (P. durus oder mollis) ist abhängig von der Kraft des Herzens und dem Widerstande der Peripherie. Sie ist infolgedessen **erhöht** (P. durus), z. B. bei Schrumpfniere, bei Bleivergiftung, bei Arteriosklerose; sie ist **herabgesetzt** (P. mollis) z. B. in Infektionskrankheiten, bei Herzschwäche. Die Spannung ist mit dem tastenden Finger schwer zu beurteilen und wird heute am besten kontrolliert oder ersetzt durch die Messung des Blutdrucks mit dem Sphygmomanometer (vgl. S. 116). Unbedingt von der Spannung zu_trennen ist die Veränderung der Wand.

**5. Ablauf der Welle** (P. celer oder tardus). Die Art des Druckablaufes im Gefäß ist eine sehr verschiedene. Man kann den Druckablauf graphisch registrieren und unterscheidet an der sphygmographi-

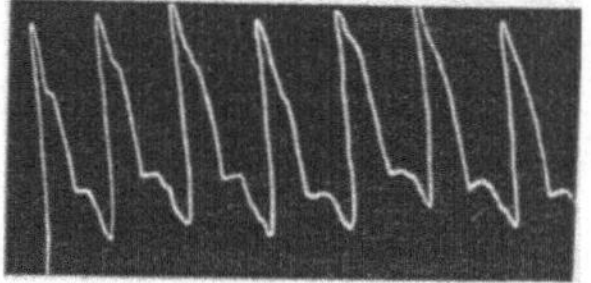

Abb. 69.  Pulsus celer.

schen Kurve die steile Welle von der flachen Welle. Im ersteren Falle spricht man von dem Pulsus celer, in dem letzteren von dem P. tardus. P. celer findet sich bei Aorteninsuffizienz, im Fieber bei fieberhaften Infektionskrankheiten. P. tardus findet sich bei Aortenstenose.

**6. Beschaffenheit der Wand.** Die Elastizität der Wand nimmt physiologisch ungefähr vom 30. Lebensjahre an ab. Der Abnahme folgen sekundär bindegewebige Veränderung und Ablagerung von Kalksalzen in der Pulswand. Diese Veränderungen kann man mit dem tastenden Finger fühlen; die Wand fühlt sich in solchen Fällen nicht gleichmäßig glatt an, sondern verdickt, oft unregelmäßig geschlängelt und verdickt. Man spricht dann von einer rigiden geschlängelten Gefäßwand. Veränderungen dieser Art sind in der Hauptsache arteriosklerotisch bedingt; nur gelegentlich macht die bei Lues auftretende Mesaortitis luetica auch in der Radialwand, tastbare Veränderungen. Die Wandverdickung tastet man, indem man die komprimierten Arterien auf den Knochen, dem Radiusknochen, unter den Fingern hin- und herbewegt. Die Rigidität ist oft kombiniert mit einer erhöhten Spannung (P. durus, s. S. 113), mit einem erhöhten Blutdruck (s. S. 116).

Die Verdickung der Wand kann in seltenen Fällen angeboren sein (Arteriofibrosis).

**Quinckescher Kapillarpuls.** Unter Kapillarpuls versteht man das herzsynchrone Erröten und Erblassen der Haut. Den Kapillarpuls sieht man besonders an den Fingernägeln in allen jenen Zuständen, in denen die Differenz zwischen dem systolischen Maximum und dem diastolischen Minimum sehr groß ist (Pulsus celer, Aorteninsuffizienz). Man kann den Puls auch dadurch kenntlich machen, daß man an der Stirne durch Reiben mit dem Stethoskop eine rote Stelle erzeugt. Man sieht dann, wie diese lokale Rötung synchron mit dem Puls rot aufflammt und wieder erblaßt.

## 2. Venenpuls.

Bei vielen organischen Herzerkrankungen findet man eine sehr starke Pulsation am Bulbus der Jugularvene. Man kann diese Pulsationen sehen und die Bewegungen dadurch kontrollieren, daß man die Pulsation mit der Pulsation der daneben liegenden Karotis vergleicht.

Die Bulbuspulsationen sind unter günstigen Umständen aber auch beim normalen Menschen sichtbar und graphisch registrierbar. Sie sind leichter registrierbar bei Stauungszuständen im Venensystem, besonders dann, wenn bei insuffizienter Trikuspidalklappe die Kontraktion des rechten Ventrikels den Halsvenen mitgeteilt wird. Die graphisch registrierten Druckschwankungen zeigen eine hohe Welle, die mit dem Buchstaben a bezeichnet wird, und die der Vorhofskontraktion entspricht. (Atriumwelle). Dieser Zacke folgt eine zweite kleinere (c oder v. K. bezeichnet), die der Karotis-Pulsation synchron verläuft,

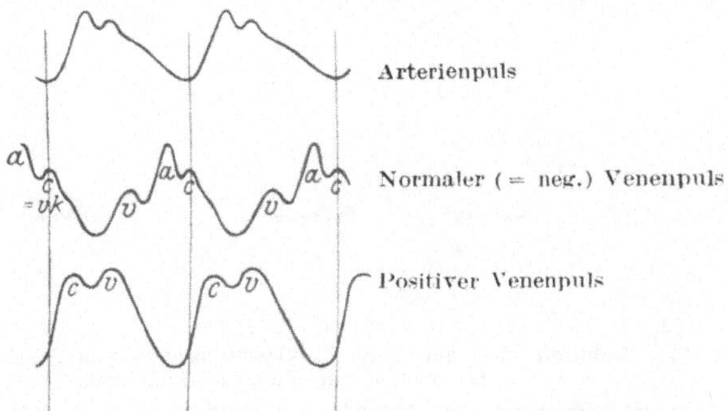


Abb. 70. Schematischer Ablauf der Arterien- und Venenpulswelle

deshalb früher als Karotis-Pulsation aufgefaßt und c-Welle genannt wurde, die aber durch den Klappenschluß des rechten Ventrikels bedingt ist (aus diesem Grunde v. k.-Welle genannt). Die c-Zacke liegt im absteigenden Schenkel. Nach dem Abfall steigt der Druck wieder, weil sich der Vorhof füllt. Der Anstieg wird durch die V-Welle (Ventrikelstauungswelle) unterbrochen, der Ausdruck der Stauung des Blutes im Beginn der Diastole.

Das normale Bild des Venenpulses ist also charakterisiert durch die a-Welle und die ihr folgende v. k. oder c-, drittens durch die V-Welle. Dieser normale Venenpuls ist ein Spiegelbild des Arterienpulses und hat zwischen der c- und V-Welle ein tiefes Tal (sog. negativer Venenpuls). Bei starken Stauungszuständen im rechten Vorhof, bei Trikuspidalinsuffizienz tritt an die Stelle des Wellentales zwischen c und v ein starker Ausschlag nach oben, den man als Stauungswelle oder systolischen oder positiven Venenpuls bezeichnet. Vergleicht man diese graphisch registrierten Wellen mit den synchron eingestellten graphisch registrierten Pulsationen von Vorhof und Ventrikel, so ist es leicht, die Bewegungsvorgänge am Herzen daraus zu analysieren (vgl. Abb. 81, S. 142).

## Das Elektrokardiogramm.

Das Elektrokardiogramm soll erwähnt werden, weil diese Untersuchungsmethode heute bei den Arhythmien des Pulses viel gebraucht wird.

Das Prinzip des Elektrokardiogramms ist folgendes:

Bei jeder Erregung eines Nerven, einer Drüse oder eines Muskels treten elektrische Ströme auf. Schreitet diese Erregung, wie z. B. bei der Kontraktion des Herzens, vom einen Ende zum anderen fort, so wird zuerst das eine Ende, dann das andere Ende negativ elektrisch. Verbindet man ein schlagendes Herz mit einem Galvanometer, so zeigt sich die elektrische Erregung darin, daß die Nadel zuerst nach der einen Seite, dann nach der anderen Seite ausschlägt. Registriert man diese Ausschläge, so entsteht eine Kurve von folgender Gestalt:

Die Hauptzacken dieser Kurve sind die P-Zacke, R-Zacke und die T-Zacke. Einthoven hat die wesentlichen Ausschläge des Elektrokardiogramms mit den Buchstaben P, Q, R, S, T, U bezeichnet. Kraus und Nikolai haben die 3 Hauptzacken bezeichnet mit A (Atrium), I (Initialschwankung), F (Finalschwankung). Die P-(A-)Zacke entspricht der Aktion der Vorhöfe. Die R-(I-)Zacke und die T-(F-)Zacke entsprechen der Aktion der Ventrikel. Wenn die Vorhofsmuskulatur nicht recht agiert, sondern flimmert, so findet man eine Aufsplitterung der A-Zacke (bei Arhythmia perpetua). Wenn die Vorhofsmuskulatur gelähmt ist,

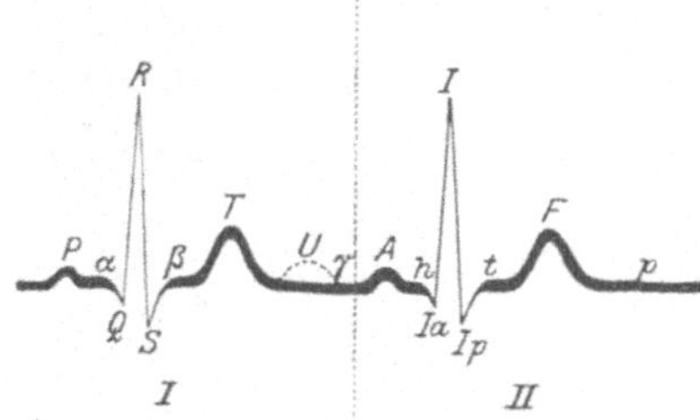


Abb. 71.  Schema des normalen Elektrokardiogramms I. nach Einthoven, II. nach Kraus-Nicolai bezeichnet.

Einthoven bezeichnet die Zacken fortlaufend nach dem Alphabet von P an und die Strecken mit $\alpha$ bis $\gamma$, Kraus-Nicolai geben in ihren Bezeichnungen gleichzeitig ihre Erklärungen; nach ihnen bedeutet:

A = Atriumzacke.  I = Initialzacke.  F = Finalschwankung.  h—a Zeit, in der die Erregung im Hisschen Bündel verläuft.  t = Zeit des Verlaufs der Erregung im Treibwerk.  p = Herzpause.

so fehlt im Elektrokardiogramm die P-(A-)Zacke.  Bei Extrasystolen beobachtet man sehr wesentliche Veränderungen in dem Ablauf des Elektrokardiogramms. Es kann

1. Die R-(I-)Zacke nach unten gerichtet sein, die P-(A-)Zacke fehlen (Typus A); es kann

2. die R-(I-)Zacke anfänglich nach oben, später nach unten gerichtet sein (Typus B).

Die erste Kurve findet sich, wenn der Erregungsvorgang im rechten Ventrikel oder an der Herzkammerbasis beginnt; die zweite, wenn der Erregungsvorgang im linken Ventrikel oder an der Kammerspitze beginnt. Überleitungsstörungen markieren sich durch ein Fehlen der I-(R-)Zacke (Überleitungshemmung), oder dadurch, daß die A-(P-)Zacke unabhängig von der I-(R-)Zacke im Elektrokardiogramm auftritt (Überleitungsunterbrechung).

## Blutdruck.

Unter Blutdruck versteht man heute im klinischen Sinne den Druck in den mittleren arteriellen Gefäßen. Diesen Druck kann man messen. Am exaktesten mißt man ihn, wenn man ein Glasrohr in ein Gefäß, z. B. in die Arteria brachialis einführt und das Rohr mit einem Manometer verbindet. Diese blutige Messung läßt sich natürlich nur gelegentlich ausführen. Man hat sie vor der Amputation eines Armes ausführen können und bei dieser Gelegenheit festgestellt, daß die mit der unblutigen Blutdruckmessung gefundenen Werte richtig sind. Zur unblutigen Blutdruckmessung benutzt man das Sphygmomanometer von Riva-Rocci. Das Instrument besteht aus einem Quecksilbermanometer oder Federmanometer (von Recklinghausen) und einer breiten Gummimanschette, die um den Oberarm des Patienten gelegt wird. Wenn jetzt die Manschette mit Luft aufgeblasen wird, dann wird der Oberarm und damit die Hauptarterie, die Arteria brachialis komprimiert. Es verschwindet infolgedessen der vorher tastbare Radialpuls. Läßt man die in der Manschette befindliche Luft langsam wieder entweichen, dann fühlt man plötzlich den Puls in der Arteria radialis wieder. Der in diesem Augenblick vom Manometer

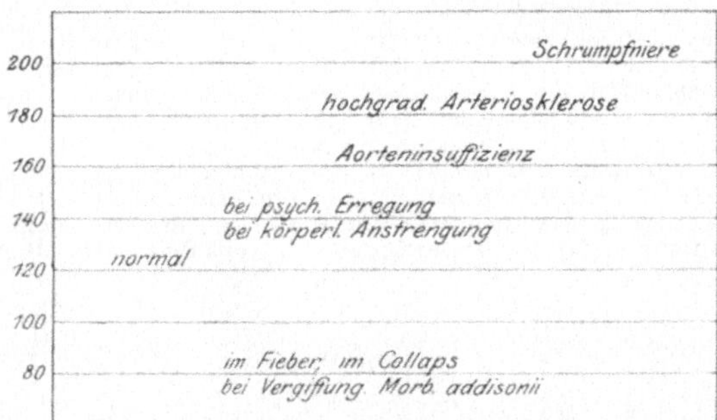


Abb. 72. Verhalten des (systol.) Blutdrucks in mm Hg.
120 mm Hg entspricht 160 ccm Wasser, 200 mm Hg entspricht 260 ccm Wasser

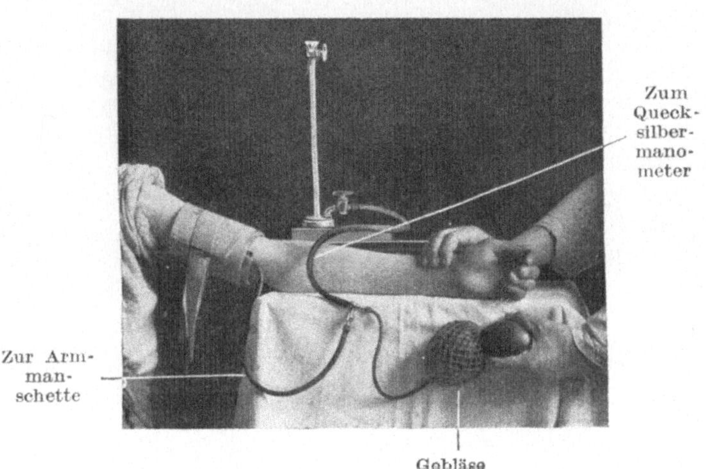


Abb. 73. Blutdruckmessung nach Riva-Rocci.

registrierte Druck wird als Blutdruck (systolischer, maximaler Blutdruck) bezeichnet. Der Druck beträgt bei gesunden Erwachsenen 100—120 mm Quecksilber oder 150—170 cm Wasser.

Der Blutdruck ist dauernd erhöht in allen den Zuständen, in denen der Abfluß aus dem arteriellen Gefäßsystem verhindert ist, z. B. bei Schrumpfniere, bei Arteriosklerose, bei Herzklappenfehlern, besonders bei der Aorteninsuffizienz, dann bei der Vermehrung der Gesamtblutmenge, bei der Poly-zythämie.

Der Blutdruck ist vorübergehend erhöht nach psychischen Erregungen, nach größeren körperlichen Anstrengungen.

Der Blutdruck ist erniedrigt im Kollaps, bei Vergiftungen, insbesondere bei der Addisonschen Krankheit.

Wenn man während der Blutdruckmessung die Arteria brachialis peripher von der Manschette auskultiert, so hört man bei aufgepumpter Manschette natürlich nichts. Wird der Druck in der Manschette vermindert, so hört man beim Durchtreten des Blutes einen Ton. Läßt man den Druck weiter hinab-sinken, so nimmt der Ton anfangs an Stärke zu, um später plötzlich zu ver-schwinden. Diese auskultatorischen Erscheinungen hat man mitverwertet, um das systolische Maximum zu bestimmen. Der beim Nachlassen des Druckes auftretende Ton zeigt das systolische Maximum an, das bei weiterem Nach-lassen des Druckes plötzliche Verschwinden zeigt das diastolische Minimum an.

# Spezielle Diagnostik.

## Erkrankungen des Bronchialbaums, der Lunge, der Pleura.

### Bronchialkatarrh.

1. **Allgemeinsymptome:** Husten, Auswurf, vorübergehend Temperatursteigerungen.

Lokalisation: Zumeist über der ganzen Lunge.

2. **Auskultatorisch:** Giemen, Pfeifen, Schnurren $\sim$, nicht klingendes Rasseln $\circ\!\!\circ$. Diese Nebengeräusche finden sich zumeist diffus über der ganzen Lunge, bisweilen nur über dem Unterlappen, oder nur vorübergehend rechts vom Sternum, in der Gegend der Trachea und den großen Bronchien, zugleich hinten im Interskapularraum (Hilus).

Das Atmungsgeräusch ist immer vesikulär, oft ist das Inspirium rauh, oft ist das Exspirium verlängert, weil die Ausatmung erschwert ist. (Siehe Dyspnoe S. 105.)

3. **Perkussorisch:** Normaler Lungenschall, Grenzen gut verschieblich; bisweilen bei Kombination mit Emphysem Schachtelton.

4. **Stimmfremitus:** Normal.

5. **Sputum:** Zäh-schleimig, mitunter schleimig-eiterig, zumeist schwimmend lose, enthält keine elastischen Fasern (s. S. 124).

6. **Röntgen:** Im allgemeinen keine Besonderheiten im Röntgenbilde sichtbar. Bei chronischem Bronchialkatarrh nicht selten auf der Röntgenplatte stärkere Zeichnung der peribronchitischen Stränge im Unterlappen.

Die Abgrenzung der verschiedenen Formen von Bronchitis (acuta, chronica) erfolgt durch die Anamnese, der Formen crouposa, foetida durch das Sputum. Die Bronchitis ist oft nur ein Begleitsymptom anderer Erkrankungen. Es gibt aber auch eine selbständige Bronchitis. Bei bronchitischen Geräuschen über einer Lungenspitze muß man an Tuberkulose denken (s. unten). Bei jeder hartnäckigen und schwereren Bronchitis, besonders älterer Leute an primäre Herzinsuffizienz, sekundäre Stauung im Lungenkreislauf (= Stauungsbronchitis, Herzfehlerzellen im Sputum). Bei bronchitischen Geräuschen lokal über einem oder beiden Unterlappen ist an die Möglichkeit von Bronchiektasen (chronische zylinderförmige oder sackförmige Erweiterung der Bronchiallumina des Unterlappens) zu denken.

Bei periodisch anfallsweise auftretenden Bronchitiden handelt es sich um Asthma bronchiale.

## Emphysem (Lungenerweiterung).

1. **Allgemeines**: Bei älteren Leuten, mit starrem, breitem, tiefem (faßförmigem) Thorax (vgl. S. 81 emphysem. Thorax).

Hauptsymptome: Kurzatmigkeit, bisweilen Zyanose, keine Temperatur, Neigung zu Bronchialkatarrhen. Häufig Kombination mit chronischer Bronchitis.

2. **Auskultatorisch**: Leises Vesikuläratmen, verlängertes Exspirium, bei gleichzeitiger Bronchitis rauhes Inspirium, verlängertes Exspirium, Rasselgeräusche.

3. **Perkussorisch**: Schachtelton (s. S. 9), untere Lungengrenzen tiefstehend, wenig verschieblich. Lungen-Lebergrenze VII. Interkostalraum. Die Überlagerung des Herzens bedingt eine kleine absolute Dämpfung und macht die relative oft schwer perkutierbar.

4. **Stimmfremitus**: Normal.

5. **Sputum**: Nur bei Kombination mit Bronchitis.

6. **Röntgen**: Bei der Durchleuchtung tiefstehendes, mäßig verschiebliches Zwerchfell. Auf der Röntgenplatte starke Aufhellung der Lungenfelder, verminderte Bronchialzeichnung.

## Pneumonie (Lungenentzündung).

1. **Allgemeines**: Plötzlicher Beginn mit Schüttelfrost, Seitenstechen, Dyspnoe, Herpes, Temperatur 40°, gewöhnlich kritischer Temperaturabfall von 39 auf 36° am 7., 9., 11. Krankheitstage, bisweilen allmählicher lytischer Temperaturabfall.

Lokalisation des Prozesses: Gewöhnlich in einem Unterlappen. Die kranke Seite bleibt beim tiefen Atmen zurück, wird geschont. Der Patient liegt auf der kranken Seite.

2. **Auskultatorisch**: 1. Stadium: (Anschoppung) Kleinblasig klingendes Rasseln ∴, Krepitieren, Vesikuläratmen. 2. Stadium: (Hepatisation) Bronchialatmen ⌐, keine Nebengeräusche.

3. Stadium (Resorption): Reichliche, klingende, später nicht klingende, mittelblasige Rasselgeräusche, anfangs bronchiales Exspirium, später Vesikuläratmen.

3. **Perkussorisch**: 1. Stadium: Dämpfung mit tympanitischem Beiklang, mit dem Lappen abschneidend. 2. Stadium:

Intensive Dämpfung (oft brettharter Widerstand). 3. Stadium: Allmähliches Aufhellen der Dämpfung (s. Abb. 12, S. 18).

4. Stimmfremitus: Im ganzen Verlauf, besonders im 2. Stadium, verstärkt. Differentialdiagnostisch wichtig gegenüber der Pleuritis exsudativa. Der Stimmfremitus kann „vorübergehend" abgeschwächt sein (s. S. 62).

5. Sputum: Rostfarben, reichlich Pneumokokken (s. S. 124).

6. Röntgen: Im Stadium der Hepatisation Lungenlappen stark verdunkelt, im Stadium der Resolution allmähliche Aufhellung des anfangs intensiven Schattens.

Differentialdiagnose: Verwechslung möglich mit Pleuritis exsudativa: bei beiden plötzlicher Beginn, Temperatursteigerung, Seitenstechen, Dämpfung über dem Unterlappen. Bei der Pleuritis kein Sputum, keine Rasselgeräusche, aufgehobener Stimmfremitus.

## Bronchopneumonie.

1. Allgemeines: Zumeist im Verlauf akuter Infektionskrankheiten und vorwiegend bei Kindern, bei Masern, Keuchhusten, Typhus usw. Remittierendes Fieber, Dyspnoe.

Lokalisation: Vorwiegend Unter-Mittellappen.

2. Auskultatorisch: Klingendes Rasseln, bisweilen bronchiales Exspirium oder Bronchialatmen.

3. Perkussorisch: Keine ausgesprochene Dämpfung, mitunter geringe Schallverkürzung, nicht wie bei der Pneumonie den ganzen Unterlappen betreffend, sondern nur einen Teil des Lappens.

4. Stimmfremitus: Lokal verstärkt.

5. Sputum: Schleimig-eiterig.

6. Röntgen: Lokale herdförmige Schatten im Bereiche der Infiltration.

## Lungenabszeß und Lungengangrän.

1. Allgemeines: Abszeß und Gangrän klinisch und anatomisch nicht immer zu trennen. Ursache: Pneumonie, Infarkt, Trauma, Aspiration von Fremdkörpern. Remittierendes Fieber. Lokalisation verschieden.

2. Auskultatorisch und perkussorisch: Je nach der Ausdehnung der Erkrankung Erscheinungen von infiltrativer Entzündung der Lunge: Dämpfung, Bronchialatmen und klingendes Rasseln, oft Kavernensymptome (s. S. 123).

3. Stimmfremitus: Verstärkt.

4. Sputum: Putrid, oft jauchig, oft dreischichtig, enthält elastische Fasern, Lungenfetzen, keine Tuberkelbazillen (s. S. 153).

5. Röntgen: Entsprechend den pneumonischen Verdichtungserscheinungen intensiver, zumeist ungleichmäßig begrenzter Schatten, bisweilen eine dem Abszeß oder der Gangränhöhle entsprechende lokale Aufhellung sichtbar.

## Lungentuberkulose

(= Phthisis pulmonum = Lungenspitzenkatarrh = Lungen-
schwindsucht).

### A. Im vorgerückteren Stadium (s. Abb. 13 u. 41).

1. **Allgemeines:** Abmagerung, Husten, reichlicher Auswurf,
remittierendes Fieber, Nachtschweiße; Appetitlosigkeit, erhöhte
Pulsfrequenz. Die kranke Seite bleibt beim tiefen Einatmen
zurück.

2. **Auskultatorisch:** Reichliche, klingende klein- bis mittelblasige Rasselgeräusche, Vesikuläratmen mit verlängertem Exspirium oder auch Bronchialatmen (über den Oberlappen) ∴

3. **Perkussorisch:** Je nach der Ausbreitung des Prozesses
mehr oder weniger ausgesprochene Dämpfung über einer Spitze
oder über beiden Spitzen oder über den Oberlappen.

4. **Stimmfremitus:** Lokal verstärkt.

5. **Sputum:** Eiterig geballt, münzenförmig zu Boden sinkend
(globosum fundum petens). Enthält Tuberkelbazillen und elastische
Fasern (s. S. 124).

6. **Schallwechsel:** Bei Kavernen die Kavernensymptome
(s. S. 123).

7. **Röntgen:** Zumeist fleckige, teilweise konfluierende Schatten
je nach der Ausdehnung des Prozesses. Die Schattenbildung geht
oft vom Hilus aus, beim Vorhandensein einer Kaverne sieht man
innerhalb eines dunkleren Schattens (Verdichtungsring) eine helle
rundliche Aussparung.

### B. Beginnende Lungentuberkulose (s. Abb. 41, S. 60).

1. **Allgemeines:** Abmagerung, Nachtschweiße, Husten.

2. **Auskultatorisch:** Verlängertes Exspirium, vereinzeltes
klingendes Rasseln. ∴

3. **Perkussorisch:** Schallverkürzung oder Dämpfung über
einer Spitze, schmales Kroenigsches Schallfeld (Abb. 9, S. 15).

4. **Stimmfremitus:** Lokal verstärkt.

5. **Sputum:** Nicht charakteristisch.

6. **Röntgen:** Entweder bei sogenannter Hilusspitzentuberkulose ein dichterer Hilusschatten mit fächerförmiger Ausbreitung
feiner dunkler Streifen bis in die Spitzenregion oder eine mehr
diffuse Verschleierung einer Spitze zumeist in Verbindung mit
kleinen, 1—2 mm großen rundlichen, unregelmäßig begrenzten
Schatten.

Bei der beginnenden einseitigen Spitzentuberkulose findet sich
nicht selten eine Behinderung in der Zwerchfellbewegung der erkrankten Seite.

Kavernensymptome (s. Abb. 13, S. 19).

Größere lufthaltige Hohlräume im Lungengewebe (Kaverne, Abszeß, Gangrän) machen folgende Symptome:

1. Perkussorisch: Dämpfung mit tympanitischem Beiklang. Die Umgebung ist in der Regel entzündlich infiltriert, die Infiltration bedingt die Dämpfung. Der tympanitische Perkussionsschall ist desto lauter und tiefer, je größer die Höhle ist. Als charakteristisches Symptom kann auch gelten der Wechsel in der Intensität der Dämpfung und in der Höhe des tympanitischen Schalles, je nach dem Füllungszustande der Höhle mit flüssigem Inhalt (Schleim, Eiter, Sputum).

2. Auskultatorisch: Bronchialatmen oder amphorisches Atmen, klingendes Rasseln.

3. Stimmfremitus verstärkt.

4. Wintrichscher und Gerhardtscher Schallwechsel, Geräusch des gesprungenen Topfes (s. S. 22).

5. Metallische Stäbchenperkussion, metallisch klingende Rasselgeräusche. Metallklang (s. S. 21).

6. Im Röntgenbilde lokale von einem dunklen Rand umgebene Aufhellung.

## Sputum.

Man unterscheidet:

Form: Geballt oder lose.

Konsistenz: Schleimig oder eiterig, s. unten.

Geruch: Geruchlos, muffig riechend oder jauchig.

Farbe: Weißlich, gelb, rostfarben, blutig, rein blutig.

Mikroskopische Beschaffenheit:

Folgende Eigenschaften sind besonders wichtig:

1. Schleimig bei Rachenkatarrh (oft mit Staubbeimengungen), dann bei Bronchialkatarrh.

2. Schleimig-eiterig, geballt bei Bronchialkatarrh und bei Tuberkulose.

3. Rein eiterig (konfluierend, lose zu Boden sinkend) bei perforiertem Empyem, bei Lungenabszeß, bei Lungenkaverne.

4. eiterig geballt bei Bronchiektasen.

5. Serös (schleimig blutig) bei Lungenödem.

6. Übelriechend (muffig oder auch jauchig) bei Lungengangrän, bei Bronchitis foetida, bei Bronchiektasen; übelriechend, jauchig und dreischichtig bei Lungengangrän.

7. Rostfarben bei Pneumonie.

8. Rein blutig bei Lungentuberkulose.

Es ist nicht immer leicht zu sagen, ob ein rein blutiger Auswurf aus der Lunge oder aus dem Ösophagus oder aus dem Magen stammt. Auch das Magenblut macht, wenn es erbrochen wird, Hustenreiz und täuscht dann eine Lungenblutung vor. Bei jedem Auswurf von reinem Blut denke man an folgendes:

An Zahnfleisch-, Nasen-, Nasenrachen-, Zungenbiß-Blutungen, an Blutungen aus dem Ösophagus (geplatzter Varix bei Leberzirrhose), an Blutungen aus dem Magen (Ulcus ventriculi).

Außer bei Tuberculosis pulmonum kommt blutiges Sputum vor: Bei Lungengangrän, bei Bronchiektasen, bei hämorrhagischem Infarkt, bei Perforation eines Aneurysmas in den Bronchus.

### Mikroskopische Untersuchung.

Man findet im Sputum im allgemeinen: 1. Schleim, 2. Epithelien, 3. Leuko zyten, 4. Bakterien, insbesondere Mundbakterien vielerlei Art.

Diagnostisch wichtig sind folgende Bestandteile:

1. **Reichlich rote Blutkörperchen.** Diese finden sich im Sputum bei Pneumonie — bei tuberkulöser Hämoptoe — bei Lungeninfarkt — bei Stauungslunge (zusammen mit Herzfehlerzellen s. unten).

2. **Reichlich Leukozyten.** Diese finden sich bei allen eiterigen Prozessen des Bronchialbaumes und der Lungen, insbesondere bei eiteriger Bronchitis und bei Lungenabszeß.

3. **Herzfehlerzellen**, d. h. Leukozyten mit gelb-braunem eisenhaltigem Pigment (Hämosiderin) bei Stauungslunge.

4. **Reichlich eosinophile Zellen** bei Asthma bronchiale.

5. **Asthmakristalle** (Charcot-Leydensche Kristalle) bei Asthma bronchiale.

6. **Elastische Fasern** (Sputum mit Kalilauge gekocht, dann zentrifugiert, wenn schmale, stark lichtbrechende, in rundlicher Anordnung liegende Fasern zurückbleiben, handelt es sich um die aus der Lungensubstanz stammenden elastischen Fasern). Diese kommen vor bei Lungentuberkulose und bei Lungenabszeß.

7. **Fettsäurenadeln** bei Lungengangrän.

8. Diagnostisch wichtige Krankheitserreger, insbesondere Tuberkelbazillen Pneumokokken, Diphtheriebazillen, Influenzabazillen usw.

9. **Eiweißgehalt** vermehrt bei Pneumonie — Lungenödem — Herzkrankheiten.

# Erkrankungen des Brustfells.

## Trockene Brustfellentzündung (Pleuritis sicca).

1. **Allgemeines:** Schmerzen, lokal, oft heftig, Seitenstechen, Fieber; die kranke Seite wird beim tiefen Atmen geschont.

2. **Auskultatorisch:** Pleuritisches Reiben, schabendes, kratzendes Reibegeräusch im In- und Exspirium oft auch deutlich fühlbar ∧∧.

3. **Perkussorisch:** Keine Dämpfung.

4. **Stimmfremitus:** Normal.

5. **Sputum:** Nicht vorhanden.

6. **Röntgen:** Einseitige Behinderung der Zwerchfellbewegung. Lungenfelder frei.

## Feuchte Rippenfellentzündung (Pleuritis exsudativa).

1. **Allgemeines**: Schmerzen in der Seite, plötzlich oder allmählich einsetzend, oft Hustenreiz bei tiefem Atmen, Dyspnoe,
unregelmäßig remittierendes Fieber. Bei größerem Exsudat sind
die Interkostalräume verstrichen (!), die Interkostalmuskeln agieren
nicht bei tiefem Atmen, die kranke Thoraxhälfte ist stärker ausgedehnt, dehnt sich nicht aus beim tiefen Atmen, die Wirbelsäule ist nach der erkrankten Seite hin skoliotisch gebogen, das
Zwerchfellphänomen fehlt.

2. **Auskultatorisch**: Abgeschwächtes oder aufgehobenes
Atmungsgeräusch über dem Erguß (s. Abb. 11, S. 17).

3. **Perkussorisch**: Dämpfung über dem erkrankten Bezirk,
oft ausgesprochener Schenkelschall mit dem Gefühl eines brett-
harten Widerstandes, oberhalb des gedämpften Bezirks die Symptome der Kompressionsatelektase, d. h. Dämpfung mit tympanitischem Beiklang, Bronchialatmen, Krepitieren, die obere Grenze
der Dämpfung verläuft beim entzündlichen Exsudat zumeist in
einer Bogenlinie (s. S. 25, Damoiseau-Ellissche Kurve).

4. **Stimmfremitus**: Über dem Erguß, d. h. über dem ge
dämpften Bezirk abgeschwächt oder aufgehoben, oberhalb des ge
dämpften Bezirks verstärkt.

5. **Sputum**: Kein Sputum.

6. **Röntgen**: Entsprechend der Größe des Exsudats ein von
der Achsellinie schräg nach vorn abfallender ziemlich scharf begrenzter Schatten, bei großen Exsudaten eine Verdrängung des
Herzschattens (s. Abb. 17, S. 25).

Ob eine **seröse Pleuritis** (serosa, serofibrinosa) — eine **eitrige** Pleuritis
(Empyema pleurae = Pleuritis purulenta) — eine putride Pleuritis (Empyema
putridum) vorliegt, kann man nicht mit der Perkussion und Auskultation,
sondern in der Hauptsache durch die Probepunktion entscheiden.

Diagnostisch außerordentlich wichtig sind folgende Symptome:
Man findet nicht selten trotz eines ausgedehnten Exsudates das
Atmungsgeräusch über dem Erguß nicht abgeschwächt oder aufgehoben, sondern außerordentlich laut und bronchial. Dies erklärt
sich dadurch, daß das Lungengewebe stark komprimiert ist (Kompressionsatelektase), und das in den großen Bronchien hörbare
Bronchialatmen infolge guter Fortleitungsbedingungen besonders
deutlich gehört wird. Es wäre also falsch, aus dem Bronchialatmen
auf eine Infiltration des Lungengewebes zu schließen; ausschlaggebend ist in solchen Fällen der Perkussionsbefund (s. oben unter 3)
und das Verhalten des Stimmfremitus (s. oben unter 4). Der
Stimmfremitus kann aber bei Frauen und bei Kindern nicht immer
differentialdiagnostisch verwandt werden, die Dämpfung kann einen
stark tympanitischen Beiklang haben. In diesen Fällen ist es be-

rechtigt und richtig, durch eine Probepunktion sich von dem Vorhandensein des Exsudats zu überzeugen.

### Pleuraschwarte.

Als Folgeerscheinung einer ausgedehnten feuchten Rippenfellentzündung bleibt bisweilen eine bindegewebige Pleuraschwarte zurück. Diese kann mehrere Zentimeter dick sein und ähnliche auskultatorische und perkussorische Symptome und Abschwächung des Stimmfremitus machen wie eine exsudative Pleuritis. Man erkennt die Schwarte:

1. durch die Anamnese,

2. durch die Einziehung (nicht Vorwölbung) der Interkostalräume,

3. aus dem negativen Ausfall der Probepunktion.

**Entzündliche Exsudate und Stauungstranssudate** kann man differentialdiagnostisch folgendermaßen unterscheiden:

Beiden gemeinsam ist perkussorisch Dämpfung, auskultatorisch abgeschwächtes oder aufgehobenes Atmungsgeräusch, aufgehobener Stimmfremitus.

| Entzündliches Exsudat: | Stauungstranssudat (Hydrothorax): |
|---|---|
| 1. Starke Dyspnoe, Hustenreiz bei tiefem Atmen. | 1. Geringe Dyspnoe. |
| 2. Die befallene Seite wird geschont, heftige Schmerzen, besonders bei tiefem Atmen. | 2. Keine Schmerzen. |
| 3. Immer einseitig. | 3. Oft doppelseitig, doch an einer Seite größerer Erguß. |
| 4. Die obere Grenze des Exsudates verläuft in einer Bogenlinie, die in der Skapularlinie am höchsten steht (Damoiseau-Ellissche Kurve) od. in einer von hinten nach vorne abfallenden Kurve. | 4. Die obere Grenze verändert sich bei Lagewechsel (mobile Exsudatgrenze). |

### Rauchfußsches Dreieck.

Ein besonders bei Kindern häufiges, noch nicht voll aufgeklärtes Symptom ist das sogenannte Rauchfußsche Dreieck, d. h. man findet auf der gesunden Seite neben der Wirbelsäule eine dreieckige Dämpfung, die nach dem Ablassen des Exsudates verschwindet. Diese paravertebrale Dämpfung beruht vielleicht auf Verdrängung des hinteren Mediastinums.

Zuweilen beobachtet man Ägophonie (Meckerstimme), d. h.
Bronchophonie mit zitterndem Schall), zuweilen das Baccellische
Phänomen, d. h. die Flüsterstimme ist um so leiser, je mehr festere
Bestandteile (Eiter, Fibrin) dem Exsudat beigemischt sind.

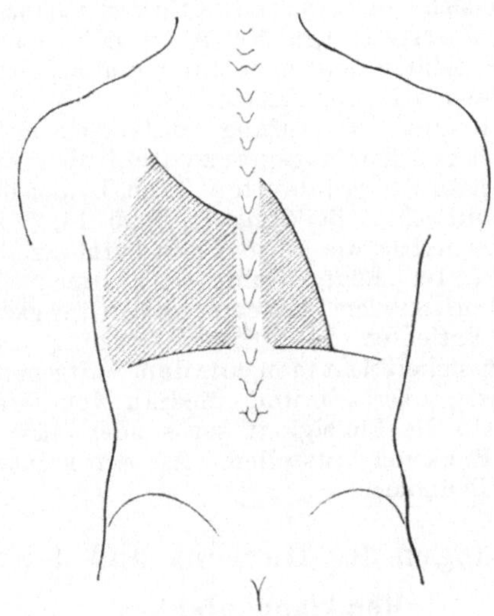

Abb. 74. Grocco-Rauchfußsches Dreieck.
Pleuraerguß links, dreieckige Dämpfung rechts neben der Wirbelsäule.

## Pneumothorax (s. Abb. 14, S. 20).

1. Allgemeines: Selten bei Gesunden durch Trauma, meist
bei Tuberkulose oder bei Empyem, die erkrankte Thoraxpartie
ist erweitert und steht respiratorisch still.

2. Auskultatorisch: Geschlossener Pneumothorax: Kein
Atmungsgeräusch hörbar. Offener Pneumothorax: Bronchialatmen oder amphorisches Atmen.

3. Perkussorisch: Perkussionsschall abnorm laut, tief, Metallklang bei Stäbchenplessimeterperkussion.

4. Stimmfremitus: abgeschwächt.

5. Röntgen: Eine der Menge von Luft im Pleuraraum entsprechende intensive gleichmäßige Aufhellung der Lungenzeichnung,
ein tiefstehendes Zwerchfell. Die geschrumpfte Lunge, der Lungen-
stumpf erkennbar an der gleichmäßigen dunkleren Zeichnung und
Bronchialzeichnung; der Schatten des Stumpfes ist sehr scharf
umgrenzt. Der Herzschatten ist oft verdrängt.

## Sero- und Pyopneumothorax.

1. **Allgemeines:** Ätiologie wie beim Pneumothorax, gewöhnlich entsteht zuerst ein Pneumothorax, dann Sero- oder Pyopneumothorax. Auch nach künstlichem Pneumothorax (Tbc. Therapie) kann sich ein Seropneumothorax entwickeln.

2. **Auskultatorisch:** vgl. Nr. 2 beim Pneumothorax; beim Schütteln des Patienten hört man ein metallisch klingendes Plätschern = **Succussio Hippocratis.**

3. **Perkussorisch:** Dämpfung entsprechend der Flüssigkeitshöhe, die obere Dämpfungsgrenze steht nicht schräg, sondern horizontal, oberhalb der gedämpften Zone Tympanie oder Dämpfung mit tympanitischem Beiklang (s. Abb. 14, S. 20).

4. **Stimmfremitus** wie beim Pneumothorax.

5. **Röntgen:** Im Röntgenbilde sieht man einen dunklen Schatten mit horizontalem Niveau (die Flüssigkeit) und beim Schütteln des Patienten die Wellenbewegung der Flüssigkeit. Oberhalb der Flüssigkeit sieht man eine dem Luftgehalt entsprechend starke Aufhellung, oberhalb und median von dieser die kollabierte Lunge. Ob die Flüssigkeit serös oder eitrig ist, läßt sich nur durch die Punktion feststellen. An der kranken Seite fehlt das Littensche Phänomen.

# Erkrankungen des Herzens und der Gefäße.

## Herzklappenfehler.

Die Klappen funktionieren im Herzen wie die Ventile der Pumpen. Sind die Klappen defekt, so kommt es zu einem Ventildefekt, d. h. zu einem mangelhaften Klappenschluß. Ein solcher Klappendefekt kann sowohl dadurch entstehen, daß die Klappe sich nicht vollständig schließt, als auch dadurch, daß sie sich nicht vollständig öffnet. Der Ventildefekt kann aber auch, ohne daß eine Veränderung im Klappenapparat vorliegt, durch Dehnung in der Herzmuskulatur entstehen (relative Insuffizienz). Die Muskulatur bildet einerseits die Basis der Segel (Insertionsringe der Klappen), andererseits fixiert die Muskulatur (und zwar die Papillarmuskeln) die Segel beim Schluß der Klappen wie die Taue das Schiffssegel.

Unter einem Herzklappenfehler versteht man die organisch bedingte Funktionsstörung der Herzklappen. Man unterscheidet Insuffizienz, d. h. eine mangelhafte Schlußfähigkeit der Klappen und eine Stenose, d. h. eine Verengerung des Klappenostiums.

### Folge eines Klappenfehlers.

Die nächste Folgeerscheinung eines Klappenfehlers ist der Versuch der Muskulatur, die Mehranforderung zu überwinden. Der Herzmuskel ist im allgemeinen darauf eingestellt, sich den sehr verschiedenen Anforderungen schnell anzupassen und bei einer Mehrbelastung durch eine Erhöhung der Schlagzahl (Minutenvolumen) und durch eine Erhöhung des Schlagvolumens den Mehranforderungen zu genügen. Durch experimentell erzeugte Klappenfehler wissen wir, daß es sehr leicht und sehr schnell zu einer Hypertrophie der entsprechenden Herzabschnitte kommen kann. Diese Hypertrophie kennzeichnet sich anatomisch durch die Gewichtsvermehrung der Muskelmasse und durch die Verdickung der Wand, histologisch durch eine Vermehrung der einzelnen Zellelemente. Hat die Hypertrophie zu einem Ausgleich des Defektes geführt, so spricht man von einer kompensatorischen Hypertrophie, versagt das Herz, so spricht man von einer Dekompensation oder Kompensationsstörung.

Für die Dynamik von Bedeutung ist die Verteilung der Muskelmasse auf die einzelnen Herzabschnitte. Der linke Ventrikel beteiligt sich mit $54\%$, der rechte Ventrikel mit $28,5\%$, der rechte Vorhof mit $9\%$, der linke Vorhof mit $8,5\%$ an der Gesamtmuskelsubstanz.

Man wird also bei Ventildefekten den größten Widerstand, d. h. die größte Möglichkeit, kompensatorisch dauernd eine Hypertrophie auszugleichen, im linken Ventrikel erwarten, den geringsten Widerstand bilden die dünneren, nachgiebigen Vorhöfe.

**Ätiologie und Häufigkeit der Herzklappenfehler.**

1. Angeborene,
2. erworbene Herzklappenfehler.

**1. Angeborene Klappendefekte** (Hemmungsmißbildung) hauptsächlicher angeborener Klappenfehler: Pulmonalstenose.

Angeborene Mißbildungen anderer Art: Offenbleiben des Foramen ovale, Persistieren des Ductus Botalli, Ventrikel-Septum-Defekt.

**2. Erworbene Klappenfehler.**

a) Durch Vermittelung einer Endokarditis (man unterscheidet verruköse, ulzeröse, chronisch-fibröse Endokarditis. Am häufigsten Endokarditis der Mitralklappe nach Gelenkrheumatismus, von anderen Infektionskrankheiten ursächlich folgende, in absteigender Reihe: Chorea, Pneumonie, Scharlach, Masern, Typhus, Influenza, Gonorrhöe, Angina, Diphtherie, Sespis, Erysipel, Malaria. Diesen infektiösen (bakteriellen) Endokarditiden steht gegenüber die toxisch bedingte Endokarditis, die man gelegentlich findet bei Nephritis, Diabetes, Karzinom.

Nach den statistischen Berechnungen steht von den Klappenfehlern obenan die Mitralinsuffizienz, die $35$—$40\%$ aller Klappenfehler ausmacht; dann folgt die Aorteninsuffizienz mit $10$—$20\%$, dann folgen die kombinierten Klappenfehler und von diesen findet man am häufigsten Mitralinsuffizienz mit Mitralstenose und Aorteninsuffizienz mit Mitralinsuffizienz oder Aorteninsuffizienz mit Mitralstenose.

b) Durch Erkrankungen der Aorta und Übergang des Prozesses auf die Aortenklappen. Am häufigsten findet man hier die Aorteninsuffizienz, bedingt durch ein Übergreifen der syphilitischen Mesaortitis auf die Aortenklappen, seltener die Aorteninsuffizienz oder auch die

Aortenstenose durch ein Übergreifen des arteriosklerotischen Prozesses bedingt.

c) Durch Trauma, d. h. stumpfe Gewalteinwirkung auf den Thorax, die zu Kontinuitätstrennungen des Klappengewebes führt.

## Mitralinsuffizienz (s. a. Abb. 21, S. 30)
### (häufigster Klappenfehler).

Ätiologie: In den meisten Fällen akute Polyarthritis, seltener die übrigen Infektionskrankheiten, seltener Arteriosklerose, sehr selten Trauma, Überanstrengung.

**Hauptsymptom:** Lautes systolisches Geräusch an der Herzspitze, hörbar, oft auch fühlbar. Das Geräusch entsteht im Augenblick der Systole durch Wirbelbewegungen am Rande der nicht schließenden Mitralklappe. Das Geräusch ist nicht immer am lautesten hörbar an der Herzspitze, oft lauter oberhalb derselben, d. h. fortgeleitet durch die Klappe zum linken Vorhof.

**Dynamische Folgeerscheinungen:**

1. Dilatation des linken Vorhofes. Da die Mitralklappe schlußunfähig ist, wirft der linke Ventrikel in der Systole sein Blutquantum nicht voll in die Aorta, sondern zum Teil rückläufig in den linken Vorhof. Dieser ist muskelarm, kann nur wenig hypertrophieren, nur wenig ausgleichen, dilatiert daher. Ein rückläufiges Sicherheitsventil, eine Klappe an der Eintrittsstelle der Lungenarterien fehlt; daher

2. Stauung im Lungenkreislauf. Als Ausdruck der Stauung klappender zweiter Pulmonalton. Der erhöhte Widerstand im Lungenkreislauf zwingt den rechten Ventrikel zu einer Mehrarbeit, daher

3. Hypertrophie und Dilatation des rechten Ventrikels. Perkussorisch: Verbreiterung der Herzdämpfung nach rechts.

4. Da der linke Vorhof in der Diastole sein Plus an Blut jedesmal in den linken Ventrikel zu werfen bestrebt ist, muß der linke Ventrikel sich stärker erweitern und bei der Systole eine intensivere Arbeit leisten. Der linke Ventrikel muß also hypertrophieren. Die Hypertrophie geht stets mit einer mehr oder weniger großen Dilatation einher, die sich selbstverständlich aus der größeren Füllung in der Diastole entwickelt. Gerade diese Kombination von Hypertrophie und Dilatation und dieses parallele sich Entwickeln ist dynamisch ein günstiger Faktor, weil der muskelkräftige linke Ventrikel infolgedessen am meisten imstande ist, die Dilatation im Vorhof zu verhindern und bei plötzlichen Druckerhöhungen selbst als Notauslaß zu wirken.

5. Die sehr starke Überlastung des rechten Ventrikels kann auf die Dauer zu einem Versagen des rechten Ventrikels führen, und diese zu einer relativen Insuffizienz der Trikuspidalis. Die

Trikuspidalinsuffizienz bedingt wiederum eine Stauung im rechten Vorhof, eine Stauung im Körperkreislauf, einen positiven Venenpuls (s. S. 115), Leberschwellung und Schwellung von Milz und Nieren.

**Symptome:**

Allgemeines: Gesichtsfarbe im allgemeinen normal. Nur bei Dekompensationsstörungen Zyanose, mitunter subikterische Färbung.

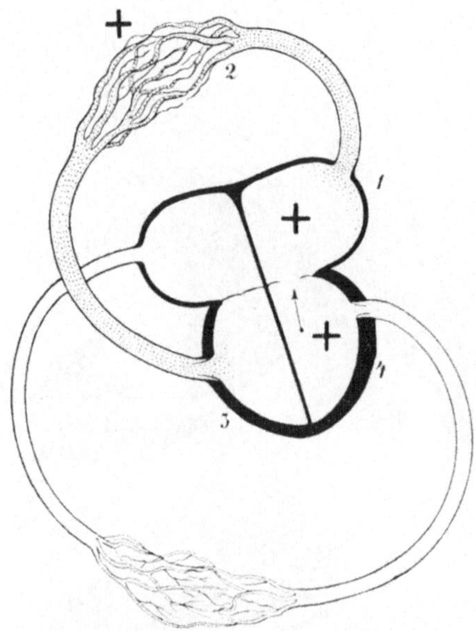

Abb. 75. Schema des Kreislaufs bei Mitralinsuffizienz.
1. Dilatation des linken Vorhofs.
2. Stauung im kleinen Kreislauf.
3. Hypertrophie des rechten Ventrikels.
4. Hypertrophie des linken Ventrikels.

Inspektion: Breit hebender Spitzenstoß.

Auskultation: Systolisches Geräusch an der Herzspitze, klappender zweiter Pulmonalton, stark hebender Spitzenstoß.

Perkussion: Verbreiterung der Herzdämpfung, hauptsächlich nach links.

Puls: Bei Kompensation o. B.

Blutdruck: Normal.

Röntgen: Im Röntgenbild halbrundes Hervortreten des linken Ventrikels; sehr oft als charakteristisches Merkmal lokale Vorwölbung des zweiten linken Herzbogens (s. Abb. 21).

9*

Elektrokardiogramm: Oft eine stark hervortretende S-Zacke und eine verkleinerte R-Zacke.

Differentialdiagnose: Man hat zu berücksichtigen, ob das systolische Geräusch abzidentell oder durch eine relative Insuffizienz bedingt ist.

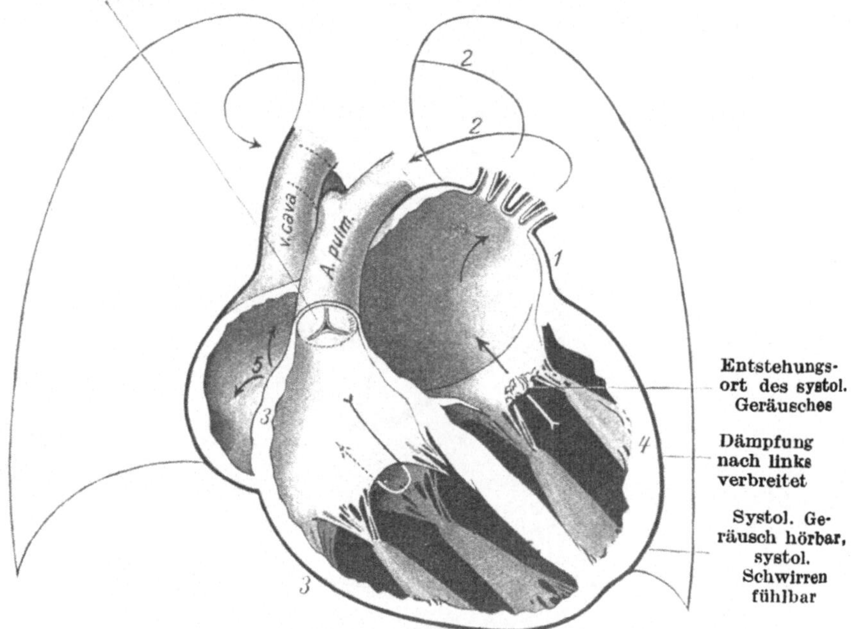


Abb. 76. Schematischer Frontalschnitt durch das Herz bei Mitralinsuffizienz.
1. Dilatation des linken Vorhofs.
2. Stauung im Lungenkreislauf. Klappender II. Pulmonalton.
3. Dilatation und Hypertrophie des rechten Ventrikels.
4. Hypertrophie des linken Ventrikels.
5. Beim Versagen des rechten Herzens relative Trikuspidalinsuffizienz, Stauung im rechten Vorhof.
(Über die Folgeerscheinungen vgl. Abb. 81, Trikuspidalinsuffizienz.)

## Mitralstenose (s. Abb. 22, S. 31).

Wenn die akute Endokarditis mehr zu verrukösen Wucherungen neigt, so kann sich eine Stenose des Mitralostiums entwickeln. Da die Wucherungen häufig unregelmäßig sind, so ist mit der Stenose oft eine Insuffizienz verbunden. Es kommen aber auch reine Stenosen vor. Die Stenosierung kann so erheblich

sein, daß das Klappenlumen die Größe eines kleinen Fingers oder
einer Bleifeder hat.

**Ätiologie:** Sehr häufig rheumatische Endokarditis. Sehr
selten angeborene Stenose.

**Hauptsymptom:** Präsystolisches Geräusch über der Herzspitze oder über dem linken Vorhof. ⏝⌣⌃⏝ (Wachtelschlag).

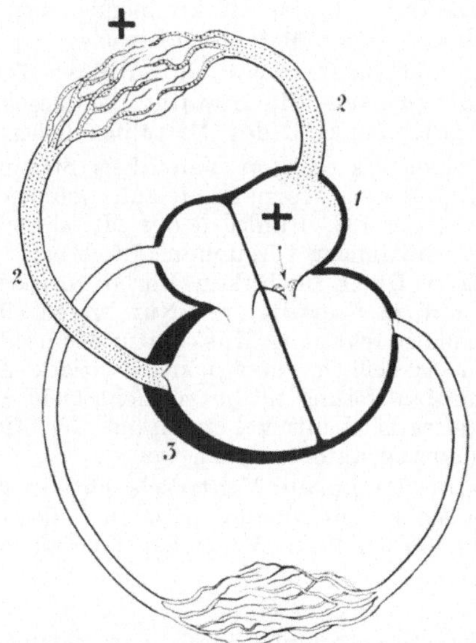

Abb. 77. Schema des Kreislaufs bei Mitralstenose.
1. Dilatation des linken Vorhofs.
2. Stauung im kleinen Kreislauf.
3. Hypertrophie und Dilatation des rechten Ventrikels.

**Dynamische Folgeerscheinungen:**

1. Dilatation des linken Vorhofes. Da das Blut nur unter
Überwindung der Stenose aus dem linken Vorhof in den linken
Ventrikel strömen kann, versucht die Muskulatur des Vorhofes
bei jeder Vorhofssystole durch einen erhöhten Druck sich zu entleeren. Die nächstliegendste Reaktion dieser Mehrarbeit ist eine
Hypertrophie der Muskulatur des linken Vorhofs. Da die Muskulatur zu schwach ist, um eine vollständige Kompensation zu schaffen,
kommt es zu einer Dilatation und, da ein rückläufiges Sicherheitsventil, eine Klappe an der Eintrittsstelle der Lungenarterien
fehlt, zu einem erhöhten Druck im Lungenkreislauf.

Wenn sich das Blut bereits bei der Vorhofsystole (= Ventrikel-
diastole) durch das verengerte Mitralostium hindurchzwängt, entstehen hier unregelmäßig Wirbelbewegungen. Diese Bewegungen
treten besonders in der zweiten Phase der Diastole in Erscheinung,
d. h. gleichzeitig mit der Vorhofskontraktion. Infolgedessen entsteht in dieser Phase das diastolische, in Wirklichkeit präsystolische Geräusch.

2. Stauung im Lungenkreislauf, klappender zweiter Pulmonalton (s. S. 133, Punkt 2 der Mitralinsuffizienz).

3. Dilatation und Hypertrophie des rechten Ventrikels, Versuch des rechten Ventrikels, die Stauung im Lungenkreislauf auszugleichen (s. S. 133, Punkt 3 der Mitralinsuffizienz).

4. Beim Versagen des rechten Ventrikels Stauung im rechten
Vorhof und im venösen Körperkreislauf, relative Trikuspidalinsuffizienz usw. (s. S. 133, Punkt 5 der Mitralinsuffizienz). Der
rechte Ventrikel wird immer versuchen, durch eine erhöhte Mehrarbeit den erhöhten Druck im linken Vorhof und den Widerstand
im Lungenkreislauf zu überwinden. Nur bis zu einem gewissen
Grade kann die relativ schwache Muskulatur des rechten Ventrikels
dies durchführen, schließlich versagt sie, dilatiert. An einen Ausgleich dieser Kreislaufstörung ist jetzt nicht mehr zu denken, da
der linke muskelstarke Ventrikel während der Ausbildung der
Kompensation dauernd unterbelastet war.

Die Muskulatur des linken Ventrikels hat bei reiner Mitralstenose keinerlei Mehrarbeit, in den meisten Fällen eine geringere
Arbeit zu leisten, da der linke Ventrikel dauernd mangelhaft gefüllt wird.

**Symptome:**

Allgemeines: Gesichtsfarbe blaß, mit leichter Zyanose der
Schleimhäute und sichtbare Ausbildung und Füllung der Venen
auf den Wangen. Es besteht allgemeine Mattigkeit, Neigung zu
Ohnmachten, Appetitlosigkeit.

Inspektion: Lebhafte Erschütterung der Brustwand, infolge
der ausgiebigen Kontraktion des hypertrophischen rechten Ventrikels, fühlbares diastolisches Schwirren über der Mitralklappe
(Katzenschnurren), epigastrische Pulsation.

Auskultation: Präsystolisches Geräusch, über der Mitralis:
stark klappender zweiter Pulmonalton. Das Geräusch kann präsystolisch oder protodiastolisch sein. Das präsystolische Geräusch fällt zusammen mit der Vorhofszacke des Elektrokardiogramms, wird also durch die Vorhofstätigkeit bedingt. Man
beobachtet es am häufigsten in der Form des präsystolischen
Galopprhythmus. Das protodiastolische Geräusch fällt zusammen mit dem Moment der Öffnung der Atrioventrikularklappen.

Brockbank faßt das präsystolische Geräusch auf als ein rein systolisches Geräusch, das, in die Phase der Systole fallend, vor dem Ton erscheint.

**Perkussion:** Verbreiterung der Herzdämpfung nach rechts. Die Dämpfung ist im allgemeinen erheblich kleiner als die bei der Mitralinsuffizienz. Es kann eine Verbreiterung nach links entstehen dadurch, daß das Herz nach links herüber geschoben wird.

**Puls:** Klein, oft unregelmäßig, infolge der mäßigen Füllung des linken Ventrikels und des Körperkreislaufes.

**Blutdruck:** Normal oder subnormal.

**Röntgen:** Charakteristisch die starke Ausbuchtung des linken mittleren Herzschattens ohne Vergrößerung des linken Ventrikels.

Elektrokardiogramm: Oft stark ausgebildete P-Zacke, als Ausdruck der erhöhten Tätigkeit des rechten Vorhofes; bei Überleitungsstörungen, die gerade bei der Mitralstenose nicht selten sind, Fehlen der I-Zacke.

**Differentialdiagnose:** Das diastolische Geräusch kann verdeckt sein. Man achte immer dann, wenn man einen verdoppelten zweiten Ton hört, auf die übrigen Symptome der Stenose, insbesondere darauf, ob das Geräusch nach Anstrengungen hörbar oder auch fühlbar wird. Eine Verwechslung mit akzidentellen Geräuschen ist nicht möglich.

Kompensationsstörungen treten sehr viel leichter ein als bei der Mitralinsuffizienz, d. h. Stauungskatarrh der Lunge, Dyspnoe, Zyanose, fühlbare Stauungsleber.

## Aorteninsuffizienz (s. Abb. 23, S. 31).

Häufiger Klappenfehler bei Männern im mittleren Lebensalter.

**Ätiologie:** Mesaortitis syphilitica oder Endocarditis rheumatica; selten Arteriosklerose.

**Hauptsymptom:** Lautes diastolisches Geräusch über der Herzbasis, d. h. im III. Interkostalraum links neben dem Sternum.

**Dynamische Folgeerscheinungen:**

1. Die Schlußunfähigkeit der Aortenklappen führt zu einer Dilatation, dann zu einer Hypertrophie des linken Ventrikels, denn in jeder Diastole fließt ein Teil des in die Aorta geworfenen Blutes in die Ventrikel zurück, und in jeder Systole bemüht sich der Ventrikel, dieses Plus wieder auszuwerfen. Da die Muskulatur des linken Ventrikels am meisten imstande ist, zu hypertrophieren, so bahnt sich eine Hypertrophie gewöhnlich ohne weiteres an.

Das Geräusch entsteht in der Diastole infolge Wirbelbewegungen an den schlußunfähigen Klappen und wird entsprechend der Strömung des Blutes zur Spitze fortgeleitet. Daher hört man das Geräusch oft am lautesten nicht über der Klappe, sondern in der Mitte zwischen Aortenklappe und Herzspitze.

Wenn während der Diastole das Blut aus der Aorta in den linken Ventrikel zurückfließt, so kann der rückläufige Aortenblutstrom der Entleerung des linken Vorhofs und der Ausbreitung der Mitralklappe hinderlich sein. Der in der zweiten Phase der Diastole sich kontrahierende Vorhof vermag sein Blut nicht in den linken Ventrikel zu entleeren, da der Aortenblutstrom die Mitralsegel spannt. Diese wenigstens theoretisch mögliche Kombination hat man aufgestellt, um sich das in seltenen Fällen vorkommende präsystolische Geräusch zu erklären (Flintsches Geräusch). Wird der linke Ventrikel in der Diastole stark gedehnt, so kann es zu einer Erweiterung und damit zu einer Erweiterung des Insertionsringes der Mitralklappen kommen (relative Mitral-

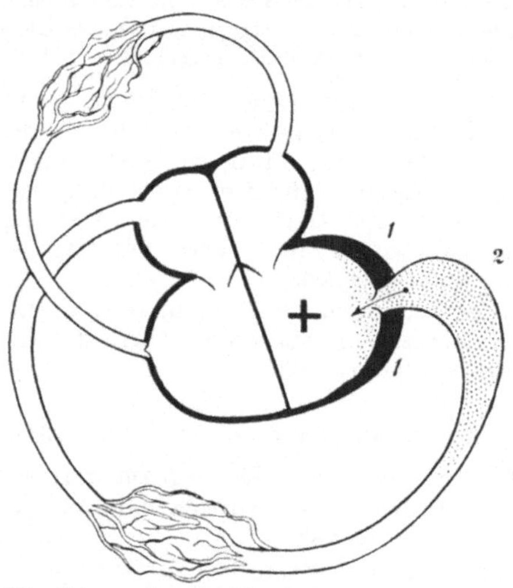

Abb. 78. Schema des Kreislaufs bei Aorteninsuffizienz.
1. Hypertrophie und Dilatation des linken Ventrikels.
2. Erweiterung des Aortenbogens.

insuffizienz). Diese macht sich kenntlich durch ein systolisches Geräusch. Dieses kann alle dynamischen Folgeerscheinungen der Mitralinsuffizienz nach sich ziehen (Abb. 76), also auf den Lungenkreislauf und den rechten Ventrikel erheblich einwirken.

2. Die mit großer Intensität vom linken Ventrikel in die Aorta geworfene Blutmenge bedingt eine Erweiterung des Aortenbogens, d. h. perkussorisch eine Dämpfung rechts oder links vom Sternum, im Röntgenbild einen breiten Gefäßschatten.

3. Die energische Kontraktion in der Systole und die starke Erweiterung in der Diastole (Pendelblut!) machen am Puls sich kenntlich durch einen steilen Anstieg, steilen Abfall, d. h. durch einen Pulsus celer = schnellend; durch einen Pulsus altus = hohe Welle. Im Kapillargebiet drückt sich das aus durch ein synchron mit der

Herztätigkeit auftretendes rotes Aufflammen und Blaßwerden blut-
reicher Hautgebiete (Quinckescher Kapillarpuls) s. S. 114. Der
rechte Ventrikel bleibt unbeteiligt.

**Symptome:**

1. **Inspektion:** Breit hebender und resistenter Spitzenstoß
im V. oder VI. Interkostalraum links außerhalb der Mamillarlinie.

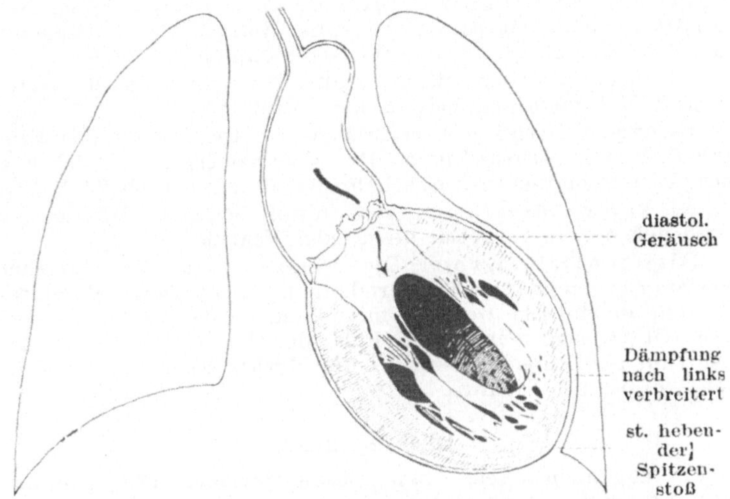


Abb. 79. Aorteninsuffizienz. Schematischer Frontalschnitt durch den
linken Ventrikel. Ventrikel in Diastole.
Die Aortenklappen sind ulzeriert (Endokarditis) und schlußunfähig. Das aus
der Aorta in den linken Ventrikel zurückströmende Blut trifft hier mit dem
aus dem linken Vorhof strömenden zusammen (auskultatorisch diastolisches
Geräusch über der Herzbasis) und erweitert den linken Ventrikel maximal
(perkussorisch Herzdämpfung nach links verbreitert). Der linke Ventrikel
versucht durch Hypertrophie das Gleichgewicht herzustellen.

Gesichtsfarbe blaß, Ohnmachtsanfälle, Schwindelgefühl, Gefühl von
Klopfen in den Gefäßen.

2. **Auskultation:** Lautes, blasendes, gießendes, rauschendes
diastolisches Geräusch über der Herzbasis, oft im Stehen lauter
als im Liegen. Neben dem diastolischen Geräusch ein systolisches
Geräusch über der Herzspitze, bei gleichzeitiger Mitralinsuffizienz.
Die Kombination von systolischem und diastolischem Geräusch
macht ein sog. Blasebalggeräusch. Das Flintsche präsystolische
Geräusch ist selten. Über der Karotis und Subklavia fehlt der
zweite Ton, über der Arteria cruralis hört man gewöhnlich einen
kruralen Doppelton, Duroziezsches Doppelgeräusch.

Perkussion: Erhebliche Verbreiterung der Herzdämpfung nach links und unten.

Puls: Stark gespannt, — schnellend, hüpfend (Pulsus celer), — hoch (Pulsus altus), — Quinckescher Kapillarpuls (s. S. 114). Bei ausgesprochenem Kapillarpuls oft Mitpulsieren der Leber (arterieller Leberpuls), — abnorm starke Pulsation der mittelgroßen und der kleinen Gefäße, — starke Pulsation der Rachenorgane und der Halsgefäße, rhythmisches Schwanken der großen Gefäße (Arteria temporalis, brachialis, dorsalis pedis), besonders auch der Kopfarterien = Mussetsches Symptom.

Blutdruck: Stets erhöht, große Differenz zwischen systolischem Maximum und diastolischem Minimum.

Röntgen: Nach l. u. u. verbreiterter 3. Herzbogen (linker Ventrikel), breiter Aortenschatten. Der Ventrikelbogen setzt sich von dem Aortenschatten winkelig schafsnasenförmig ab (Abb. 23, S. 31).

Elektrokardiogramm: Außergewöhnlich große R-Zacke, als Ausdruck der Hypertrophie des linken Ventrikels.

Differentialdiagnose: Die Diagnose kann bei einfacher Aorteninsuffizienz keine Schwierigkeiten machen, da das charakteristische diastolische Geräusch mit einem präsystolischen nie verwechselt werden kann. Einen Puls, der dem Aorteninsuffizienzpuls sehr ähnlich ist, sieht man beim Morbus Basedowii, bei Neurosis cordis, bei Nephritis.

## Aortenstenose.

Im allgemeinen sehr selten. Reine Stenosen sieht man nur ausnahmsweise. Gewöhnlich handelt es sich um die Kombination von Aortenstenose mit Aorteninsuffizienz.

Ätiologie: Selten akute Endokarditis, gewöhnlich ein Übergreifen des arteriosklerotischen oder syphilitischen Prozesses von der Aortenwand auf die Klappe.

**Hauptsymptom:** Systolisches Geräusch über der Aorta, entstanden dadurch, daß in der Systole des linken Ventrikels dem Blutstrom ein Hindernis im Aortenlumen durch die Verdickung der Aortenklappen entgegengestellt wird.

Nicht jedes systolische Geräusch über der Aorta bedeutet eine Stenose, d. h. ein Stromhindernis; oft, besonders bei älteren Leuten, handelt es sich nur um eine leichte Gestaltsveränderung des Ostiums.

**Dynamische Folgeerscheinungen:** Bei einer nennenswerten Verengerung des Aortenostiums wird dem Ausströmen des Blutes aus dem linken Ventrikel ein der Verengerung entsprechender Widerstand entgegengesetzt. Der linke Ventrikel versucht den Widerstand zu überwinden, d. h. er hypertrophiert. Ist der Ventrikel nicht imstande, sich vollständig zu entleeren, so muß es zu einer Stauungsdilatation kommen. Die an der Stenose entstehenden Wirbelbewegungen machen ein systolisches Geräusch.

Das Geräusch hört man über der Auskultationsstelle der Aorta
und entsprechend der Verlaufsrichtung, auch oberhalb dieser
Stelle bis zu den Halsgefäßen. Bisweilen ist auch das Geräusch
über dem linken Ventrikel gut hörbar. Das Geräusch ist auch
im II. Interkostalraum fühlbar.

Bei einer nennenswerten Stenose wird natürlich das periphere
Gefäßsystem mangelhaft gefüllt. Der Puls ist klein und träge,
das Herz paßt sich der Stenose an und arbeitet mit einer ver-
mehrten Hubhöhe, aber langsam. Die mangelhafte Füllung des
peripheren Gefäßsystems drückt sich aus in der Neigung zu

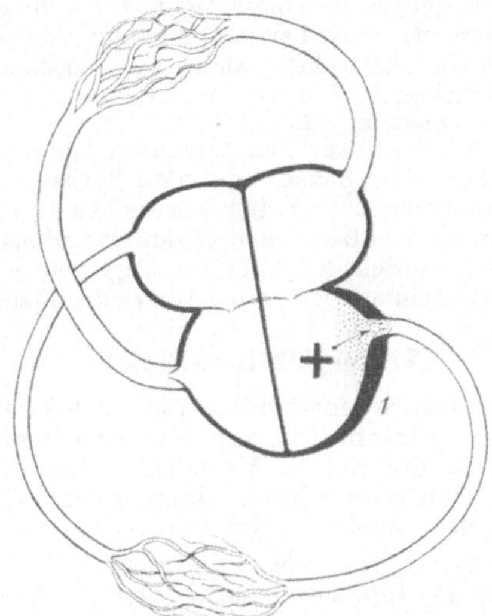

Abb. 80. Schema des Kreislaufs bei Aortenstenose.
1. Hypertrophie und Dilatation des linken Ventrikels.

Ohnmachten infolge der Gehirnanämie. Hat sich eine Stauungs-
dilatation des linken Ventrikels entwickelt, so kommt es zu einer
Stauung im linken Vorhof und über dem linken Vorhof zu einer
Stauung im Lungenkreislauf. Diese Stauungserscheinungen mar-
kieren sich durch eine Stauungsbronchitis, eventuell durch ein
Lungenödem. Daß diese Stauungserscheinungen wieder das rechte
Herz beeinflussen können, ist in der Dynamik der Mitralfehler
auseinandergesetzt.

Symptome:

Allgemeines. Gesichtsfarbe blaß, Neigung zu Ohnmachten.

Inspektion: Stark hebender Spitzenstoß außerhalb der
Mamillarlinie, oft verlagert nach links und unten, d. h. im VII.
und VIII. Interkostalraum hörbar, oft auch fühlbar.

Auskultation: Lautes kratzendes Geräusch über der Aorta hörbar; das Geräusch setzt sich bis in die Subklavia und Karotis fort. Der zweite Aortenton ist leise.

Perkussion: Herzdämpfung nach links verbreitert.

Puls: Klein (parvus), mit langsamem Anstieg und langsamem Abfall (tardus), mit geringer Frequenz (rarus). Der Puls fühlt sich oft außergewöhnlich hart an (durus) infolge Kontraktion der peripheren Gefäße. Die Aortenwand kann stark rigide sein.

Blutdruck: Oft leicht erhöht.

Röntgen: Entsprechend der Hypertrophie des linken Ventrikels ein halbkugeliges Hervorspringen des 3. linken Herzbogens. Der Aortenbogen oft stark hervorspringend und verbreitert. Im allgemeinen ist das Aortenherz nicht so charakteristisch wie bei der Aorteninsuffizienz.

Elektrokardiogramm: o. B.

Differentialdiagnose: Das Geräusch kann, besonders dann, wenn es auch über dem linken Ventrikel hörbar ist, diagnostische Schwierigkeiten machen. Vor der Verwechslung mit einem akzidentellen Geräusch schützen die übrigen Symptome. Differentialdiagnostische Schwierigkeiten sind im allgemeinen selten, da der Fehler meist kombiniert mit der Aorteninsuffizienz vorkommt.

## Trikuspidalinsuffizienz.

Sehr selten primär entstanden auf endokarditischer Basis. Fast immer relative Insuffizienz, d. h. eine Erweiterung des Ostiums infolge Dilatation des rechten Ventrikels. Die Insuffizienz tritt besonders ein, wenn bei den Mitralklappenfehlern Kompensationsstörungen ausgelöst werden, wenn der rechte Ventrikel erlahmt.

**Hauptsymptom:** Systolisches Geräusch über dem rechten Sternalrand im IV. Interkostalraum. Das Geräusch entsteht in der Systole, d. h. während der Kontraktion des rechten Ventrikels, durch Wirbelbewegungen an der insuffizienten Trikuspidalklappe und ist am deutlichsten hörbar über der Klappe. Aus dem Geräusch wird man, auch wenn es sich genau lokalisieren läßt, nie die Trikuspidalinsuffizienz diagnostizieren dürfen. Das wesentlichste Symptom ist nicht das Geräusch, sondern die dynamischen Folgeerscheinungen, der positive Venenpuls mit Stauungserscheinungen in den parenchymatösen Organen.

**Dynamische Folgeerscheinungen:** Ist die Trikuspidalklappe schlußunfähig, so strömt bei jeder Systole des rechten Ventrikels Blut in den rechten Vorhof zurück. Dieser wird dilatiert und versucht durch eine stärkere Aktion und durch eine Hypertrophie seiner Muskulatur die Kompensationsstörung zu überwinden. Die Muskulatur ist aber sehr schwach, vermag nicht auszugleichen, es erfolgt eine Stauung durch die klappenlosen venösen Ostien hindurch in die Vena cava superior und Vena cava inferior. Diese

Stauung breitet sich allmählich über das gesamte Venensystem aus und wird in der Hauptsache erkannt an dem positiven Jugularvenenpuls und an dem positiven Lebervenenpuls.

Im Gegensatz zur Mitralinsuffizienz sind die Folgeerscheinungen der Trikuspidalinsuffizienz viel intensivere, weil ein Ausgleich, wie

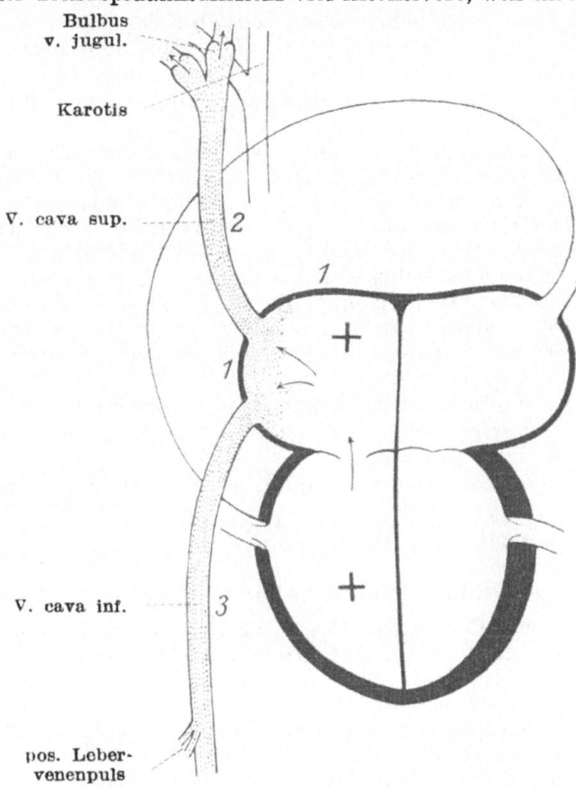


Abb. 81. Schema des Kreislaufs bei Trikuspidalinsuffizienz.
1. Dilatation im rechten Vorhof.
2. Stauung in der Vena cava superior (positiver Jugularvenenpuls).
3. Stauung in der Vena cava inferior (Lebervenenpuls).

er bei der Mitralis z. B. im Lungenkreislauf liegt, bei der Trikuspidalis nicht möglich ist. Die Insuffizienz der Trikuspidalis bewirkt unmittelbar eine Stauung in den Hauptvenengebieten.

**Symptome:**
Inspektion: Im Vordergrund stehen die wesentlichsten Erscheinungen der Herzinsuffizienz, d. h. Zyanose, Dyspnoe und

die Symptome der Stauungsorgane, daher Stauungsbronchitis, Stauungsleber, Stauungsmilz, Stauungsnieren, Ödeme, Hydrothorax.

Perkussion: Die Herzdämpfung ist nach rechts und auch nach links verbreitert.

Auskultation: Systolisches Geräusch über der Mitte des Sternums, bzw. im IV. Interkostalraum, am rechten Sternalrand.

Puls: Beschleunigt, weich, nicht immer regelmäßig, je nach dem Grundleiden (siehe Mitralinsuffizienz, Mitralstenose, Myodegeneratio cordis).

Das Venenpulsphänomen ist besonders rechts deutlich erkennbar, eine Tatsache, die mit dem anatomischen Bau der Venen zusammenhängt, d. h. damit, daß die Vena anonyma fast geradlinig in die Vena cava superior übergeht, während die Anonyma sinistra eine starke Krümmung macht. Solange die Venenklappen des Bulbus jugularis schlußfähig sind, sieht man den systolischen Druck bis zum Bulbus und bezeichnet ihn als Bulbuspuls. Da die Vena cava inferior klappenlos ist, wird der Venenpuls bis zur Leber fortgeleitet und ist dann am unteren Rippenbogen deutlich fühlbar.

Blutdruck: Wechselnd, bei starker Dyspnoe oft erhöht.

Röntgen: Ausgesprochene Verbreiterung des Herzschattens nach rechts und links, Kugelherz.

Elektrokardiogramm: Häufig, wenn sich die Trikuspidalinsuffizienz aus einer Myodegeneratio cordis entwickelt im Elektrokardiogramm typische Arhythmia perpetua, Vorhofsflimmern, fehlende Nachschwankung: daneben oft Extrasystolen und Überleitungsstörungen.

### Herzmuskelerkrankung (s. Abb. 26, S. 35).

Ätiologie: Die Ätiologie der Herzmuskelerkrankung ist eine sehr verschiedene. Nach akuten Infektionskrankheiten sieht man bisweilen eine akute Myokard„itis“ auftreten, die mit Symptomen von Herzmuskelschwäche einhergeht; nach chronischen Infektionskrankheiten, insbesondere nach Syphilis, dann nach Alkohol- und Tabakmißbrauch, weiter nach chronischen körperlichen Überanstrengungen, endlich im Verlaufe von starker Fettleibigkeit entwickelt sich, fast immer allmählich, selten plötzlich, eine Myo-„degeneratio“ cordis unter den Symptomen der Herzmuskelschwäche.

Symptome der ausgesprochenen Herzmuskelschwäche, des Versagens des Herzmuskels.

Allgemeines: Gesichtsfarbe blaß, Zyanose der Lippen und Wangen, Dyspnoe, Hydrothorax, Aszites, Ödeme der Beine.

Herzsymptome: Herzdämpfung nach links und rechts verbreitert (Kugelherz, s. Abb. 21, S. 30).

Puls: Tachykardie, Galopprhythmus oder Bradykardie; Pulsus irregul. perp.

Symptome der Stauung in den inneren Organen: Stauungsbronchitis, Stauungsleber (Leber tastbar), Stauungsmilz, Stauungsnieren (Albuminurie), starke subjektive Beschwerden. Ante mortem = Lungenödem.

Die auskultatorischen Symptome über dem Herzen können gering sein. Nicht immer hört man als Ausdruck der relativen Insuffizienz ausgesprochene systolische Geräusche.

Perkussorisch ist das Herz zumeist nach links und nach rechts verbreitert. Die Verbreiterung braucht aber nicht sehr erheblich zu sein.

Der Puls ist, wie erwähnt, zumeist klein, oft ein ausgesprochener Pulsus irregularis perpetuus, sehr häufig kombiniert mit Extrasystolen und frustranen Kontraktionen, bisweilen Galopprhythmus. Die Bradykardie kann eine Bradycardia vera sein oder eine durch Überleitungsstörungen vorgetäuschte Bradykardie.

Der Blutdruck kann normal, leicht erhöht oder erniedrigt sein. Sehr oft findet man innerhalb weniger Minuten ein starkes Schwanken des systolischen Blutdruckmaximums.

Diese Symptome können sich bei Myokarditis oder bei Myodegeneratio cordis entwickeln. Sie können aber auch auftreten, wenn ein hypertrophischer Herzmuskel (idiopathische Hypertrophie, Hypertrophie bei Nephritis, Arteriosklerose) versagt. Sie können endlich auftreten, wenn im Verlaufe eines Herzklappenfehlers die Regulationsvorrichtungen versagen, der Herzmuskel erlahmt.

## Perikarditis.

### Pericarditis sicca.

Ätiologie: Sehr oft Polyarthritis, mitunter Begleiterscheinung einer Pankarditis.

Auskultatorisch: Synchron mit der Herztätigkeit Reibegeräusche über dem Herzen ∧∧.

Die perikardialen Geräusche sind örtlich nicht an die Stellen der Klappen gebunden.

Perkussorisch: Normaler Befund.

Puls: o. B.

Blutdruck: o. B.

Röntgen: o. B.

Differentialdiagnose: Wenn kein Fieber, entweder Reste von Perikarditis oder Sehnenflecke.

### Pericarditis exsudativa (s. Abb. 27, S. 36).

Ätiologie: Oft sich entwickelnd im Anschluß an Pericarditis sicca, bisweilen Transsudat, vorkommend bei allen mit Kachexie, Hydrothorax, Ödemen einhergehenden Erkrankungen.

Auskultatorisch: Spitzenstoß kann verschwinden, liegt bisweilen innerhalb der Dämpfungsgrenzen. Leise Töne.

Perkussorisch: Verbreiterung der Herzdämpfung. Herz-Leberwinkel ist ausgefüllt, oft typische Dreiecksfigur mit abgestumpfter Spitze.

Puls: Klein, weich, beschleunigt, bisweilen Pulsus irregularis perpetuus als Ausdruck der Herzschwäche.

Röntgen: Silhouette in Dreiecksform. Grenzen oft nicht sehr scharf.

Differentialdiagnose: Der Herzdämpfung anliegende Dämpfungen, z. B. von einem Mediastinaltumor oder von einem Aneurysma, die an eine Perikarditis erinnern, sind leicht differentialdiagnostisch abgrenzbar durch die übrigen Symptome. Bei einer sich entwickelnden Herzinsuffizienz kann es schwer sein zu sagen, ob schon ein Erguß vorliegt oder nicht.

## Erkrankungen der Gefäße.

### 1. Arteriosklerose:

Ätiologie: Geistige und körperliche Überanstrengungen, Infektionskrankheiten, übermäßiger Gebrauch von Genußgiften, Diathesen (Gicht und Diabetes).

Auskultation: Klappender, oft klingender 2. Aortenton; bei Sklerose des Aortenbogens und beim Übergreifen des Prozesses auf die Aortenklappen systolisches Geräusch.

Perkussion: Bei nennenswerter Sklerose besonders im Splanchnikusgebiet und der Brustaorta Verbreiterung der Herzdämpfung nach links, der Ausdruck der Herzhypertrophie. Bei Arteriosklerose des Aortenbogens Verbreiterung der Gefäßdämpfung.

Puls: Die Aa. radialis, brachialis, frontalis, dors. pedis geschlängelt und hart. Spannung: erhöht, Ablauf der Welle: träge (P. durus et tardus s. Abb. 68 u. S. 113). Bisweilen ein P. differens dadurch bedingt, daß die abgehenden Äste der Anonyma rechts bzw. Karotis und Subklavia links durch die an den Gefäßmündungen lokalisierte Arteriosklerose eingeengt werden.

Blutdruck: Braucht nicht erhöht zu sein, hat aber sehr oft Werte von ca. 140—160 mm Hg (s. Tabelle 72a, S. 117) oder bei ausgedehnter Arteriosklerose Werte von 180—200 mm Hg.

Röntgen bei zentraler Sklerose: Verbreiterung des Aortenbogens, Aortenschatten intensiver, die Sklerose der peripheren Gefäße läßt sich oft im Röntgenbilde durch einen, dem Gefäßverlauf entsprechenden stärkeren Schatten nachweisen.

Differentialdiagnostisch ist es oft sehr schwer, die Arteriosklerose von der Mesaortitis luetica zu unterscheiden; letztere lokalisiert sich eben wie die zentrale Sklerose im Aortenbogen und macht klinisch dieselben Erscheinungen, geht aber häufig mit Aorteninsuffizienz (s. S. 135) einher.

2. **Aneurysma** (s. Abb. 24, S. 32 u. Abb. 82).

Ätiologie: Wie bei Arteriosklerose; doch sehr häufig Syphilis.

Inspektion und Palpation: Intensive Pulsation im I. und II. Interkostalraum. Wenn das Aneurysma Sternum und Rippen usuriert hat, sieht und fühlt man in rundlicher Ausdehnung eine intensive Pulsation (s. Abb. 82). Unter Umständen fühlt man

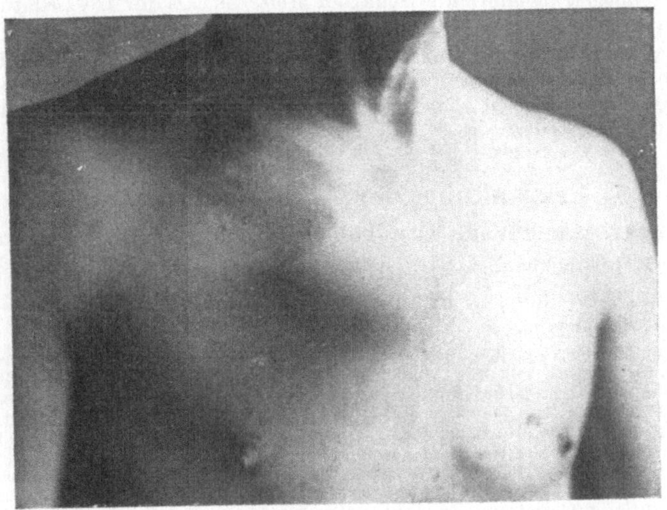

Abb. 82. Aneurysma der Aorta.

Man sieht und fühlt eine lokale pulsierende Geschwulst im Bereiche der I., II. u. III. Rippe rechts neben dem Sternum. Die Rippen sind usuriert. Über der Geschwulst hört und fühlt man ein lautes systolisches Schwirren.

am Kehlkopf synchron mit der Herzsystole ein Abwärtsrücken des Kehlkopfes (Olliver-Cardarellisches Symptom). Diese Pulsation tritt in Erscheinung, wenn das Aneurysma auf den linken Bronchus drückt. Durch Druck des Aneurysmas auf den linken Rekurrens wird oft eine Postikuslähmung und Heiserkeit erzeugt.

Auskultation: Systolisches Geräusch über dem oberen Sternum, schwirrend (oft auch fühlbar) klappender 2. Aortenton. Bei Kombination mit Aorteninsuffizienz (siehe dort) neben dem systolischen Geräusch auch ein diastolisches.

Perkussion: Bisweilen, aber nicht immer, Vergrößerung der Herzdämpfung nach links, bei Kombination mit Aorteninsuffizienz immer entsprechende Herzvergrößerung.

Puls: Frequenz zumeist erhöht, oft P. differens d. h. $r > l$ oder umgekehrt.

Blutdruck: In der Regel erhöht auf mittlere Werte (160 mm Hg) oder bei Kombination mit Aorteninsuffizienz auf sehr hohe Werte, 180—200 mm Hg.   Zwischen r. u. l. besteht oft eine Blutdruckdifferenz.

Röntgen: Verbreiterung des Aortenschattens (Abb. 24). Die Verbreiterung kann außerordentlich groß sein, so groß, daß der dem Aortenbogen angehörende Schatten breiter ist als der Herzschatten.

Differentialdiagnose: Pulsierende Resistenzen der Brustwand sind immer nur durch ein Aneurysma bedingt. Die von den Knochen ausgehenden gutartigen oder bösartigen Tumoren sind solide und pulsieren nicht.   Dagegen können Mediastinaltumoren (fortgeleitet) pulsieren.

# Erkrankung der Abdominalorgane.

## 1. Erkrankung von Mundhöhle, Ösophagus, Magen, Darm.

### a) Mundhöhle s. S. 84 ff.

Angina s. S. 85.

### b) Ösophagus.

Vermutet man im Ösophagus ein Hindernis, so kann man durch eine weiche Gummisonde sich von der Ausdehnung des Hindernisses und von der Entfernung des Hindernisses von der Zahnreihe überzeugen. Gewöhnlich sitzen Hindernisse am Mageneingang, d. h. 40 cm von der Zahnreihe entfernt, oder in der Höhe von der Bifurkation, d. h. 25 cm von der Zahnreihe entfernt, selten auch in der Höhe des Kehlkopfs, d. h. 15 cm von der Zahnreihe entfernt. Beim Sondieren soll man möglichst keine Gewalt anwenden und beim Zurückziehen der Sonde die etwa im Sondenfenster vorhandenen Gewebspartikel, Blut usw. vorsichtig auffangen, um sie dann mikroskopisch zu untersuchen. Eine sehr angenehme Unterstützung kann die Röntgendiagnostik sein. Im ersten schrägen Durchmesser übersieht man fast den ganzen Ösophagus, d. h. auch den, den Ösophagus passierenden Bariumbissen und erkennt die Stenose daran, daß der Bissen stecken bleibt und sich langsam durch eine Enge durchzwängt. Besonders auch für die Erkennung von Divertikel ist das Röntgenverfahren sehr zweckmäßig (s. S. 48, Abb. 33).

Auskultation des Ösophagus s. S. 73.

### c) Magen.

1. Allgemeines: Neben den subjektiven Beschwerden soll man sich jedesmal gut orientieren über Appetit, Stuhl, über Alkohol- und Nikotinabusus, über die Art der Ernährung. Objektiv sind abhängig von den subjektiven Beschwerden die speziellen Untersuchungsmethoden anzuziehen; man untersuche aber stets das Gebiß und das Reflexsystem vorwiegend Patellarreflexe und Pupillen (Crises gastriq. differentialdiagnostisch nicht selten!)

2. Subjektive Beschwerden bei Magenerkrankungen: Druckgefühl ist das Zeichen funktioneller Störungen; Schmerz, insbesondere intensiv periodisch auftretender Schmerz das Zeichen für organische Erkrankung.

Druckgefühl nur nach dem Essen und sofort nach dem Essen spricht für Dyspepsie. Schmerzhafter Druck nur nach harten Speisen für eine

chronische Gastritis. Schmerzen periodisch auftretende, oft zu be-
'stimmten Stunden (2—3 Stunden nach der Hauptmahlzeit) wiederkeh-
rende, sprechen für ein Ulkus.

Bei periodischen Schmerzen ist differentialdiagnostisch immer an
Cholelithiasis und Crises gastriques zu denken. Erbrechen: sofort nach
dem Essen kann funktionell bedingt sein, kann durch Krisen oder durch
Gravidität ausgelöst sein. Saueres Erbrechen spricht für Hyperazidität,
Erbrechen früh morgens nüchtern für eine Alkoholgastritis; Erbrechen
nur nach schweren Speisen für eine Atonie oder auch für eine Pylorusstenose entweder durch ein Ulkus oder durch ein Karzinom bedingt;
kaffeesatzartiges Erbrechen ist charakteristisch für Karzinom.

**Erbrechen:**

vereinzelt bei starker Belastung des Magens und bei Vergiftung;

wiederholt bei Tabes (gastrische Krisen, stets Pupillen prüfen) — bei
Hirntumoren (heftige Kopfschmerzen) — bei Meningitis — bei Peritonitis
(Appendizitis) — bei eingeklemmtem Bruch — bei Darmverschlingung (oft als
charakteristisches Symptom Koterbrechen) — bei Urämie (Urin reichlich Eiweiß) — bei Magengeschwür (Erbrechen rein blutig) — bei Magenkarzinom
(Erbrechen kaffeesatzartig) — bei Cholelithiasis — bei chronischem, alkoholischem Magenkatarrh (Vomitus matutinus) — bei Schwangerschaft.

**Bestandteile des Erbrochenen:** Nahrungsbestandteile, zumeist als solche
mikroskopisch erkennbar: kleine Reste von Fleisch, Brot, Gemüsen, Früchten
usw. (quergestreifte Muskelfasern, Pflanzenfasern, Stärkekörner, Fettkügelchen)
— dann Bakterien, insbesondere Sarzine bei motorischer Insuffizienz — lange
Milchsäurebazillen bei Carcinoma ventriculi.

**Reaktion des Erbrochenen:** Sauer bei saurem Magenkatarrh; zumeist
alkalisch. Die alkalische Reaktion ist in der Regel bedingt durch die Beimengung
von Speichel, Schleim und alkalisch reagierenden Nahrungsbestandteilen.

Perkussion des Magens s. S. 46; Röntgendiagnostik s. S. 48; Inspektion
und Palpation s. S. 91.

In der Diagnose der Magenerkrankungen ist sehr häufig notwendig entweder die Aushebung des Magens, oder die Untersuchung des Magens mit
einem Bariumbrei, oder schließlich diese beiden Untersuchungsmethoden
nacheinander.

Aushebung des Magens: Man soll nicht aushebern bei frischem
Ulkus, nach Bluterbrechen, bei Vergiftungen, insbesondere Vergiftungen
mit Alkalien, im übrigen aber ist die Aushebung ohne Gefahr für den
Patienten und die Technik leicht.

Wichtig sind die Menge des Ausgeheberten und die Bestandteile.
In der Regel hebert man aus 30—40 Minuten nach der Einnahme eines
Probefrühstücks (eine Tasse Tee, eine Semmel), 3 bis 4 Stunden nach
einer Probemahlzeit, oder auch nüchtern. Vermutet man eine Insuffizienz
des Magens, so läßt man am Vortage mittags Fleisch essen, abends kein
Fleisch, Reis mit Pflaumen, Korinthen, Rosinen oder dergleichen makro-
skopisch erkennbares und hebert dann am nächsten Morgen nüchtern
aus. Sind jetzt Reste im Magen vorhanden, so ist sehr einfach festzustellen,
ob es sich um frische Muslekfasern handelt, oder um die abends vorher
genossenen Substanzen. Nüchtern ist der Magen in der Regel leer, mehr
als 20 ccm Mageninhalt sprechen für eine Hypersekretion, Speisereste
sprechen für eine Insuffizienz oder Atonie. Kleine Streifen von Blut
können artifiziell sein, größere Mengen von Blut sprechen für ein Karzinom
oder auch für ein Ulkus. Speisereste oft nachweisbar seit mehreren
Tagen im Magen liegend findet man bei Pylorusstenose oder bei hoch-
gradiger Atonie des Magens.

10*

Man untersucht den Mageninhalt chemisch und mikroskopisch.

**Chemische Prüfung:**

a) Freie HCl: Kongopapier färbt sich rot. Der filtrierte Mageninhalt wird dann mit $^1/_{10}$ n-Natronlauge alkalisch gemacht. Als Titer für die freie HCl benutzt man Methylorange oder Dimethylaminoazobenzol, als Titer für die Gesamtazidität benutzt man Phenolphthalein. Aus der Menge der verbrauchten Normalnatronlauge berechnet man die freie HCl und Gesamtazidität. Die Normalwerte heißen HCl 30, Gesamtazidität 60.

b) Milchsäure: Der filtrierte Mageninhalt wird gemischt mit einer stark verdünnten Eisenchloridlösung. Bei Anwesenheit von Milchsäure entsteht eine zeisiggelbe Verfärbung — milchsaures Eisen.

c) Blut: z. B. Benzidinprobe.

d) Reaktion auf Lakmuspapier: fehlt freie HCl, so kann die Reaktion auf Lakmus neutral oder alkalisch sein, ist sie alkalisch (blau), so besteht eine hochgradige Anazidität.

**Mikroskopische Prüfung**: Man findet nach jedem Probefrühstück und nach jeder Probemahlzeit Nahrungsbestandteile und kann mikroskopisch leicht unterscheiden quergestreifte Muskelfasern, Stärkezellen, Pflanzenfasern, reichlich Sarzine (Paketkokken) das bedeutet Gärung im Magen. Lange Bazillen (Milchsäurebazillen) sprechen für ein Karzinom.

Als wichtigste Magenstörungen kommen vor:

Hypersekretion: Subjektiv Sodbrennen.

Hyposekretion: Subjektiv Druckgefühl.

Ulcus ventriculi: Subjektiv periodische Schmerzen, Hungerschmerz.

Karzinom: Subjektiv Schmerzen, Erbrechen kaffeesatzartig, Kachexie.

Der objektive Befund bei den Sekretionsstörungen ist auch bei der Untersuchung im Röntgenbilde gering. Beim Ulkus und beim Karzinom findet man bei der Untersuchung im Röntgenbilde häufig charakteristische Veränderungen (s. S. 48).

### d) Darm.

Inspektion s. S. 91.

Von den Darmerkrankungen steht der Häufigkeit nach im Vordergrunde der Darmkatarrh. Die Ätiologie des Katarrhs ist meistens eine sehr verschiedene, sie liegt häufig

1. in Infektion und Intoxikation, z. B. Alkohol, Quecksilber, Nahrungsmittelvergiftung usw.

2. In Sekretionsstörungen des Magens;

3. in dem Vorhandensein von tierischen Parasiten, insbesondere Spulwürmer, Madenwürmer und Bandwürmer;

4. gelegentlich ausgelöst durch Erkrankungen der Nachbarorgane, insbesondere Peritonitis.

Wenn die Entzündung vorwiegend das Kolon betrifft, und das ist nicht selten, spricht man von einer Kolitis.

Das Darmkarzinom ist in der Regel lokalisiert in den unteren Darmabschnitten und macht subjektiv Druck und Völle im Leib, Verstopfung. Objektiv: Anämie, Abmagerung, blutige Stuhlgänge.

Ileus s. S. 98.

Aszites s. S. 96.

**Stuhl.**

**Konsistenz:** Fest, dickbreiig, flüssig.

**Farbe:** Abhängig von der Nahrung, braun-schwarz bei Fleisch — braungelb bei pflanzlicher Kost — hellgelb bei Milch und Eiern — tonfarben bei Gallenabschluß — grün bei chlorophyllreicher Pflanzenkost, Spinat usw. — pechartig dunkelrot bei Blutungen aus dem Magen oder oberen Darm — hellrot bei Blutungen aus dem unteren Darm, bei Hämorrhoidalblutungen — hellrot gemischt mit Schleim und Eiter bei Dysenterie — erbsenbreiartig bei Typhus — reiswasserähnlich bei Cholera. Auszuschließen jedesmal die Färbung durch Medikamente: bei Eisen und Wismut Stuhl schwarz, bei Kalomel grün-braun, bei Rhabarber gelbbraun.

**Beimengungen** von Schleim bei Darmkatarrh, Eiter bei Geschwüren im unteren Dickdarm, Schleim und Eiter bei Dysenterie.

Von den **Darmparasiten** am häufigsten:

1. Bandwurmglieder oder Eier von Taenia solium (Zwischenwirt Schwein). Eier rund, dicke Schale, mit radiärer Streifung 0,04 mm lang, selten Taenia saginata (Rind); Botriocephalus (Hecht, Lachs), Taenia echinococcus (Hund). Aus dem Embryo des Echinokokkus entwickeln sich im Menschen, besonders in der Leber, große Zysten, die schnell wachsende Tumoren vortäuschen können.

2. Spulwürmer: Ascaris lumbricoides, Eier oval, mit gewellter Hülle 0,06 mm.

3. Madenwürmer: Oxyuris vermicularis, Eier oval, mit doppelter glatter Kontur 0,03 mm.

4. Palisadenwurm: Ankylostoma duodenale der Erreger der Anämie der Bergwerksarbeiter, Eier oval, mit mehreren Furchungskanälen 0,06 mm.

**Mikroskopie des Kotes**: Man findet im Stuhl:

1. Reste der Nahrung, insbesondere Pflanzenzellen.

2. Von den Blutbestandteilen Leukozyten, rote Blutkörperchen bei Darmkatarrhen, bei Darmblutungen.

3. Die bei Darm-Infektionskrankheiten vorkommenden Bakterien (Cholera, Typhus usw.). Diese werden nur durch Kultur nachgewiesen, Tuberkelbazillen weist man nach bei Darmtuberkulose im gefärbten Präparat.

4. Von den Protozoen und Würmern am häufigsten: Amoeben (Erreger der Amoeben-Dysenterie, erkennbar an dem Fortbewegen), Wurmeier (s. oben). Die Eier vom Palisadenwurm finden sich häufig zugleich mit Charkotschen Kristallen.

## Tastbare Vergrößerungen der Leber. (Vgl. S. 98.)

**1. Fettleber:** Leber vergrößert, glatt, weich. Als Teilerscheinung allgemeiner Adipositas, oder bei chronischen, mit Kachexie einhergehenden Erkrankungen. Hier wird das Fett des Unterhautzellgewebes in die Leber transportiert.

**2. Stauungsleber:** Leber vergrößert, glatt, druckempfindlich, besonders in der Mittellinie (Ligamentum suspensorium hepatis).

Ursache: Herzinsuffizienz, infolgedessen alle Symptome der Kreislaufinsuffizienz, insbesondere Zyanose, Dyspnoe, Stauungsorgane, Eiweiß im Urin, subikterische Hautfarbe.

**3. Leberzirrhose:**

a) Typ Laennec: = atrophische Zirrhose (Laennec s. S. 41). Leber anfangs größer, dann klein, derb.

Symptome: Graue Gesichtsfarbe, als Zeichen der Pfortaderstauung deutlicher Kollateralkreislauf, Caput medusae, Ösophagusvarizen (Blutungen!). Hämorrhoiden, stärkerer Aszites, große Milz.

b) Typ Hanot: = hypertrophische Leberzirrhose. (Hanot. Kliniker, Paris † 1896).

Leber deutlich vergrößert, hart.

Symptome: Subikterische Hautfarbe oder Ikterus, keine oder nur geringe Pfortadersymptome, d. h. kein Aszites. Milz vergrößert.

**4. Lebersyphilis:** Leber groß (linker Lappen!), oft derb, bisweilen lokale Resistenzen (= Gummen) fühlbar. Gewöhnlich kein Ikterus. Geringe Milzschwellung.

**5. Leberkarzinom:** Leber groß; lokale, rundliche oder höckerige Resistenzen abgrenzbar, stets sekundär.

Die übrigen Symptome: Kachexie, häufig Ikterus, normal große Milz. Primärer Tumor in Gallenblase, Magen, Darm, Prostata, Pankreas, Ovarien usw.

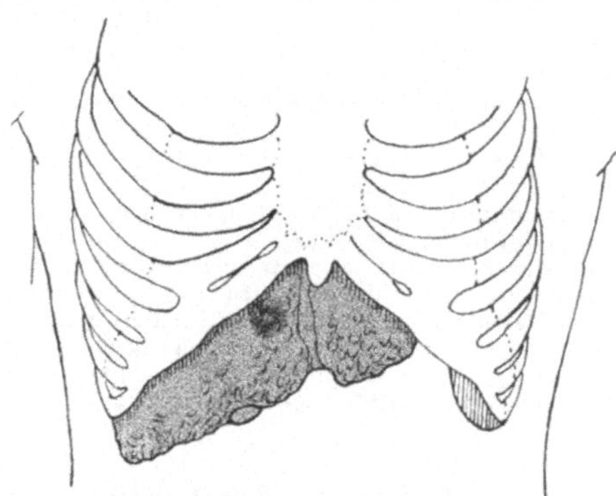

Abb. 83. Leberzirrhose.

Man fühlt bei dem 50jährigen Mann (starker Potator) nach Ablassen des Aszites eine vergrößerte Leber, die ca. 3 cm den Rippenbogen überragt. Die durch das Ligamentum falciforme (suspensorium) entstehende Einkerbung ist gut abtastbar. Am linken Rippenbogen ist die vergrößerte Milz (Pfortaderstauung) besonders in linker Seitenlage und bei tiefer Atmung deutlich fühlbar.

**6. Schnürleber:** Schnürlappen ragt frei in das Abdomen und ist bei Seitenlage gut abgrenzbar (s. Abb. 59, S. 99).

**7. Leberechinokokkus:** Leber groß, rundlich, lokale, fluktuierende, nicht schmerzhafte Resistenz.

**8. Amyloidleber:** Organ leicht vergrößert; ein sekundäres Symptom bei allen mit Kachexie einhergehenden Erkrankungen.

**9. Lebervergrößerung bei akuten, fieberhaften Allgemeinerkrankungen:**

a) Icterus catarrhalis: Leber wenig vergrößert, oft druckempfindlich. Milz normal. Urin: Bilirubin, Stuhl acholisch, dyspeptische Störungen.

b) Leberabszeß: Nur metastatisch. Leber zumeist nicht vergrößert, Abszeß nicht tastbar, septisches Fieber, Ikterus.

c) **Weilsche Krankheit**: Akute, mit schweren cholämischen Symptomen einhergehende Infektionskrankheit.

d) **Akute gelbe Leberatrophie**: Akuter, infektiös-toxisch bedingter Zerfall der Leberzellen. In ganz akuten Fällen ist die Leber oft wesentlich vergrößert fühlbar.

e) **Subphrenischer Abszeß**: Differentialdiagnostisch schwer zu trennen von Empyem und Leberabszeß. Oft hochstehende Lungenlebergrenze, Kompressionsathelektase der Unterlappen mit Bronchialatmen.

## Tastbare Milz. (Vgl. S. 42 u. 100.)

1. **Infektionskrankheiten**:
a) akute; besonders Typhus, Sepsis.
b) chronische; besonders Lues, Malaria.
2. **Stauungsmilz** bei Stauung im Pfortaderkreislauf (zugleich Leberstauung).
3. **Konstitutionserkrankungen**: Chlorose, Rachitis.
4. **Bluterkrankungen**: Leukämie, Pseudoleukämie, Granulom.
5. **Tumoren**: Metastasen maligner Tumoren.
6. **Hämorrhagischer Infarkt**: Endokarditis.
7. **Wandermilz**.

# Erkrankungen der Nieren.

Die Nierenerkrankungen hat man in den letzten Jahren versucht, nach Entzündungen und degenerativen Erkrankungen zu trennen. Praktisch läßt sich zwar dies nicht immer durchführen. Trotzdem darf man es als einen Fortschritt bezeichnen, daß hauptsächlich auf Grund der pathologisch-histologischen Ergebnisse heute wir über eine klarere Übersicht verfügen als früher. Zur Erkennung der verschiedenen Nierenerkrankungen benutzt man heute den Wasser- und Konzentrationsversuch.

1. Wasser- und Konzentrationsversuch: morgens nüchtern werden 1500 ccm Tee gegeben, die zu 50 % innerhalb 2 Stunden, zu 50 % in weiteren 3 Stunden ausgeschieden werden sollen. Nachmittags gibt man nur feste Kost und erreicht dann zwischen 4 und 7 Uhr nachmittags die höchste Konzentration, d. h. ein spezifisches Gewicht um 1025.
Will man den Konzentrationsversuch von dem Wasserversuch trennen, so macht man

2. den Konzentrationsversuch und gibt innerhalb 24 Stunden nur feste Kost, dabei nur 500 ccm Flüssigkeit in Form von Obst und Gemüse; es wird dann ein konzentrierter Urin entleert mit einem spezifischen Gewicht von 1030, wenn die Nieren normal arbeiten.

Man unterscheidet heute:

1. **Die entzündliche Glomerulonephritis.** Ätiologie: Scharlach, Angina, Erysipel, Erkältung. Zu dieser Gruppe gehört auch die **Kriegsnephritis.** Patholog.-anatom.: I. Stadium Glomeruli vergrößert und herdförmige Kernvermehrung; II. Stadium: Glomeruli hyalin degeneriert; III. Stadium: Glomeruli verödet, kleinzellige Infiltration.

Urinbefund: Das Charakteristische: reichlich rote Blutkörperchen, spärlicher hyaline und granulierte Zylinder.

Wasserversuch und Konzentration schlecht.

**2. Nephrose** = degenerative Epithelerkrankung = tubuläre Nephropathie, früher parenchyme Nephritis genannt. Ätiologie: Diphtherie, Lues, Sublimat. Patholog.-anatom.: Im I. Stadium eine kleinzellige Infiltration und Epitheldesquamation, später auch eine Verfettung der Tubuli.

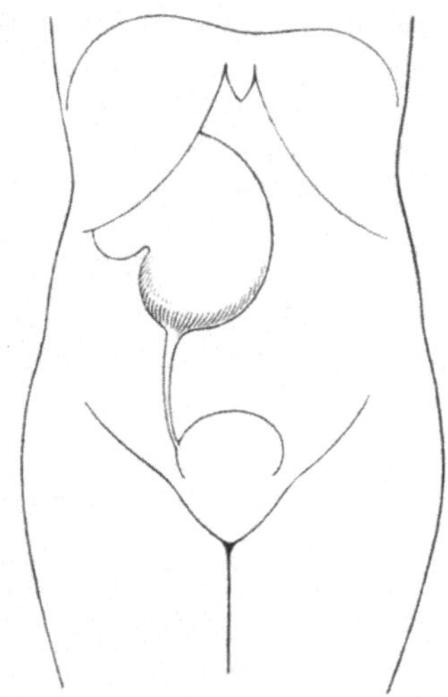

Abb. 84. Tastbefund bei Hydronephrose.
Bei der 40 jährigen Frau fühlte man intermittierend eine stärkere Anschwellung unterhalb des rechten Rippenbogens, rundlich, prall elastisch. Differential-diagnose: Hydrops der Gallenblase, maligner Tumor der rechten Niere (es fehlte Hämaturie), Echinokokkus der Leber.

Urinbefund: Das Charakteristische ist im Gegensatz zu Glomerulonephritis keine roten Blutkörperchen, dagegen sehr viel Eiweiß und spärliche Zylinder. Starker Hydrops.

**3. Sklerose** (auch Nephrosklerose, früher Nephritis chron. interstitialis genannt). Man unterscheidet eine benigne und maligne Form: hierzu rechnet man die genuine Schrumpfniere.

Patholog.-anatom.: Im wesentlichen eine Veränderung an den kleinen Gefäßen, eine hypoplastische Intimaverdickung und interstitielle lymphozytäre Infiltration. Im Urin findet sich wenig Eiweiß, keine roten Blutkörperchen, spärliche Zylinder. Der Wasser- und Konzentrationsversuch sind schlecht, das spezifische Gewicht fixiert auf 1010; Ödeme fehlen. Im Gegensatz zu den beiden erstgenannten Formen ist bei dieser Erkrankung der Blutdruck stark erhöht, außerdem besteht eine Herzhypertrophie.

**Pyelitis:** Fieber, Schüttelfröste, Schmerzen. Im Urin reichlich Eiter, bakteriologisch häufig Coli, selten Tbc.

**Hydronephrose:** s. u.

**Nierentumoren:** s. u.

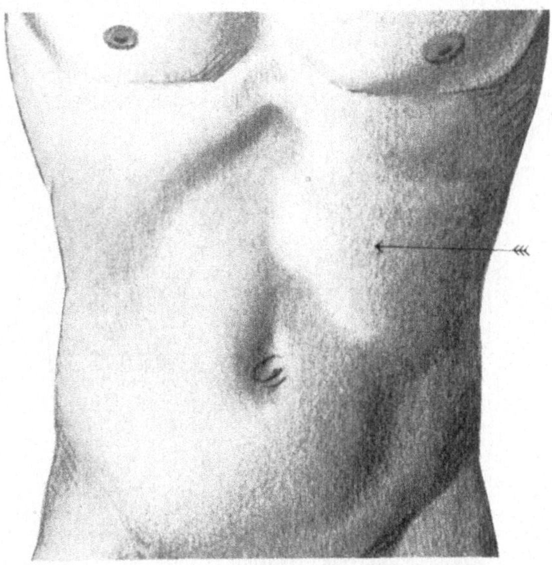

Abb. 85. Malignes Hypernephrom.

48 jähriger Mann, seit fast ³/₄ Jahren Schmerzen im Leib, Abmagerung, Mattigkeit. Man sieht bei Rückenlage und fühlt im linken Epigastrium eine doppeltfaustgroße unregelmäßig konturierte Geschwulst.

## Resistenzen in der Nierengegend. (Vgl. S. 100.)

1. **Von der Niere ausgehend.**

a) **Wanderniere,** enteroptotischer Habitus. Resistenz sehr frei beweglich, von der Größe der normalen Niere.

b) **Hydronephrose** (keine wesentlichen Schmerzen), glatt, prall, fluktuierend, Größe wechselnd, einseitig, besonders bei Frauen, oft mit Pyelitis. (Abb. 84.)

c) **Tumoren,** hart, höckerig, Kachexie, Hämaturie (ausstrahlende Schmerzen).

d) **Parasiten.** Der Echinokokkus kann einen großen prallen Sack machen.

2. Von den **Nebennieren** ausgehende Tumoren. Relativ häufig sind die malignen Hypernephrome. (Abb. 85.)

3. Von den **Adnexen** ausgehend.

a) Ovarialkystom, glatt, prall. (Abb. 86.)

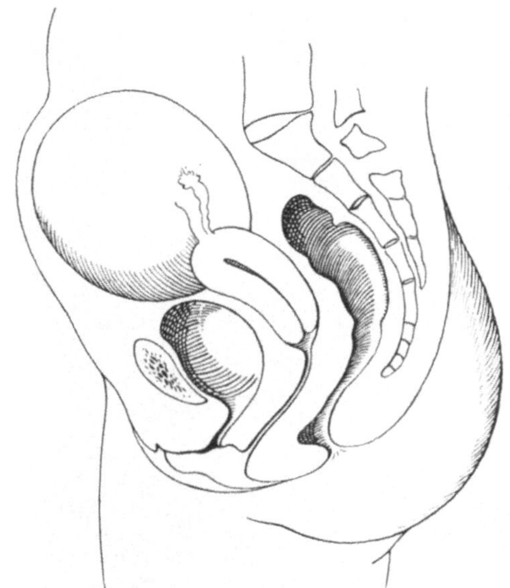

Abb. 86. Ovarialkystom.

Die prall-elastische größere rundliche Resistenz liegt oberhalb der Symphyse und ist, wie man im Tastbefund feststellen kann, mit dem Uterus und den Adnexen in Zusammenhang. Differentialdiagnostisch kommt bei einem Tastbefund dieser Art in Frage: übermäßig gefüllte Harnblase, gravider Uterus, Myom, maligner Tumor vom Uterus oder von den Adnexen oder vom Rektum ausgehend, stark nach unten ausgedehnte Hydronephrose.

b) Maligner Ovarialtumor, hart, mehr lappig, oft verwachsen und doppelseitig.

4. Vom **Darm** ausgehendes, hochsitzendes Rektumkarzinom (nur links gelegen).

5. **Retroperitoneale Lymphdrüsen**: Sarkom. Tuberkulöse Lymphome. Urin frei.

### Erkrankungen der Blase.

Am häufigsten:

1. Zystitis: Harndrang, Polakisurie. Urin trüb, enthält Eiter, ist oft blutig.
2. Karzinom der Blase: Hämaturie, Kachexie.

## Urin.

**24stündige Menge** im Durchschnitt 1 ¹/₂ Liter — **vermindert** bei trockener Außentemperatur (Sommer) durch Schweiß, Durchfall, Fieber, bei Herzschwäche, Nierenentzündung — **vermehrt** besonders stark bei Schrumpfniere, Diabetes insipidus.

**Spezifisches Gewicht** 1017 — sehr niedrig (1000—1005) bei Diabetes insipidus, Schrumpfniere — hoch im Fieber, bei Diabetes mellitus.

**Farbe** gelb, mehr hell oder dunkel, abhängig vom spezifischen Gewicht — wasserhell bei einem geringen spezifischen Gewicht (Schrumpfniere) — dunkel bei starker Konzentration (akute Nephritis, Fieber) — sehr hell trotz hohem spezifischen Gewicht bei Diabetes mellitus — braun oder grünlich-schwarz bei Anwesenheit von Gallenfarbstoff — dunkel-violett bei Hämatoporphyrin (Sulfonal, Trional) — braun-rot bei Hämoglobin.

**Geruch:** Normal aromatisch — bei bakterieller Zersetzung faul.

**Reaktion:** Normal sauer — alkalisch bei kohlehydratreicher Kost, nach Einnahme alkalischer Wässer — alkalisch bzw. ammoniakalisch bei Zersetzung des Urins durch Mikroorganismen.

**Transparenz:** Normal klar — trübe bei reichlich vorhandenen Epithelien, Leukozyten, Mikroorganismen usw.; die Trübung kann auch bedingt sein durch anorganische Bestandteile, insbesondere Urate (s. unten). Um den Charakter der Trübung festzustellen, stellt man die Reaktion fest, ob sauer, alkalisch, ammoniakalisch, untersucht dann chemisch und mikroskopisch.

**Mikroskopie des Urins:**

Man findet im Urin mikroskopisch: 1. Kristalle, 2. Blasenbestandteile, 3. Nierenbestandteile, 4. Blutbestandteile.

ad 1. **Kristalle:** Der Ausfall von Kristallen ist wesentlich abhängig von der Reaktion des Urins.

**A. Bei saurem Urin.**

a) Harnsäure kristallisiert in Wetzstein- oder Tonnenform; diese sind löslich nicht beim Erhitzen, aber in Kalilauge. Harnsäure gibt die Murexidprobe, d. h. der Urin wird mit einigen Tropfen konzentrierter Salpetersäure eingedampft auf einem Porzellanschälchen; der eingedampfte Rest gibt bei Zusatz von Ammoniak purpurrote Farbe, bei Zusatz von Natronlauge violette Farbe.

b) Saures-harnsaures Natron in amorpher Form (Sedimentum lateritium = Ziegelmehlsediment), löslich beim Erhitzen oder durch Zusatz von Kalilauge.

c) Oxalsaurer Kalk in Kristallen von Briefkuwertform.

d) Leuzin, Zystin, Tyrosin.

**B. Bei alkalischem Urin.**

a) Phosphorsaure Ammoniak-Magnesia kristallisiert in Sargdeckelform, löslich in Essigsäure.

b) Phosphorsaurer Kalk kristallisiert in keilförmigen Kristallen, oft in Rosetten, löslich in Essigsäure.

c) Kohlensaurer Kalk kristallisiert in Hantelform, löslich in Säure unter Gasentwicklung.

d) Harnsaures Ammoniak kristallisiert in Stechapfelform, löslich in Essigsäure.

Die Anwesenheit von Kristallen ist im allgemeinen ohne wesentliche diagnostische Bedeutung.

ad 2. **Blasenbestandteile:** Blasenepithelien finden sich reichlich bei Blasenkatarrh (Zystitis).

ad 3. **Nierenbestandteile:** Zylinder und Nierenepithelien finden sich besonders reichlich bei akuter Nephritis, dann aber auch bei jeder anderen Nierenschädigung.

ad 4. **Blutbestandteile: Rote Blutkörperchen** können stammen — abgesehen von den Folgen lokaler Traumen —:

a) aus der Blase, bei Blasenentzündung (Zystitis, Blasenpapillom, Blasenkarzinom);

b) aus dem Nierenbecken bei Nierensteinen (Nephrolithiasis);

c) aus der Niere bei akuter hämorrhagischer Nephritis — bei Niereninfarkt — bei chronischen Nierenerkrankungen (Nephrose, Schrumpfniere) — bei Nierentumoren — bei Nierentuberkulose. Diagnostisch wichtig ist, daß Nierenblutungen auch aus gesunden Nieren erfolgen können, auszuschließen ist jedesmal das physiologisch aus der Scheide stammende Blut (Menstrualblutungen der Frau).

Der Urin kann blutig gefärbt sein, ohne daß man mikroskopisch rote Blutkörperchen im Urin findet; in diesem Falle spricht man von **Hämoglobinurie** im Gegensatz zu **Hämaturie.**

Hämoglobinurie, d. h. Übertritt von Blutfarbstoff in den Urin findet man **bei** Vergiftungen (besonders Kali chloricum), bei ausgedehnten Hautverbrennungen, bei schweren Infektionskrankheiten (Sepsis).

**Weiße Blutkörperchen** (Leukozyten) finden sich reichlich bei Urethritis, Zystitis, Pyelitis. Differentialdiagnostisch entscheiden hier die übrigen mikroskopisch erkennbaren Bestandteile des Urins, die lokalen und Allgemeinbeschwerden, die Anamnese.

**Chemische Untersuchung des Urins:**

Zur Orientierung untersucht man bei normaler Farbe im wesentlichen auf Eiweiß und Zucker, unter Umständen auch auf Urobilin, Diazo, Indikan und Blut, bei dunklem Urin auch auf Gallenfarbstoff.

Zur Technik kurz folgendes:

1. Eiweißnachweis: Kochprobe Essigsäurezusatz — Überschichtung mit Salpetersäure — Essigsäure Ferrozyankalium — Biuretprobe.

2. Traubenzucker, Nachweis: Natronlauge, Kupfersulfat — Trommersche Probe — Nylandersche Probe — Gärungsprobe mit Hefe — Nachweis durch Polarisation.

3. Gallenfarbstoff, Bilirubin, Nachweis: Unterschichtung mit konzentrierter Salpetersäure, unter Zusatz von rauchender Salpetersäure (Gmelinsche Probe).

4. Blut, Nachweis chemisch: Kochen mit Kalilauge — Hellersche Probe — Zusatz von Guajaktinktur und Terpentinöl — van Deensche Probe.

**Eiweiß:** Findet man im Urin Eiweiß, so hat man folgendes zu berücksichtigen: Spuren von Eiweiß im Urin von Frauen sind ohne diagnostische Bedeutung (Anwesenheit von Scheidensekret). Beim Vorhandensein von Eiweiß ist stets der mikroskopische Befund zu berücksichtigen. Wenn mikroskopisch reichlich Leukozyten (z. B. durch Zystitis, Urethritis), so können diese Leukozyten das Eiweiß bedingen. Die Eiweißmengen sind in solchen Fällen $^1/_4$—1 $^0/_{00}$. — Wenn mikroskopisch spärlich Leukozyten, so stammt das Eiweiß wahrscheinlich aus der Niere. — Wenn mikroskopisch Nierenepithelien und Zylinder, so ist der Eiweißgehalt sicher durch eine Nierenerkrankung bedingt.

Reichlicherer Eiweißgehalt spricht stets für Nierenerkrankung, am häufigsten für eine akute Nephritis. Vorübergehend geringe Mengen von Eiweiß bei gesunden jungen Leuten können bedingt sein durch eine zyklische oder orthostatische Albuminurie.

**Traubenzucker** in nennenswerten Mengen, d. h. polarisiert mehr als 1 $^0/_0$, spricht für Diabetes mellitus.

**Blut:** Bei Anwesenheit von Blut ist ebenso wie bei der Anwesenheit von Eiweiß der mikroskopische Befund maßgebend. Finden sich im Urin keine Formbestandteile, chemisch aber reichlich Blut, so liegt eine Hämoglobinurie vor, die vorkommt bei schweren Infektionskrankheiten (Sepsis), bei Vergiftungen (s. oben). Finden sich im Urin mikroskopisch rote Blutkörperchen, chemisch Blut, so entscheidet der übrige mikroskopische Befund, woher das Blut stammt.

**Indikan** (indoxylschwefelsaures Kali) findet sich in bedeutender Menge bei starker Darmfäulnis, differentialdiagnostisch nicht von ausschlaggebender Bedeutung.

**Diazo-Reaktion** findet sich bei akuten Infektionskrankheiten, insbesondere bei Typhus, Pneumonie, Masern, Sepsis, Tuberkulose. Die Reaktion fehlt bei **Meningitis.** Sie kann prognostisch von ungünstiger Bedeutung sein bei Tuberkulose.

Gallenfarbstoff (Bilirubin) und reduzierter Gallenfarbstoff (Urobilin) finden sich bei Lebererkrankungen.

Bilirubin tritt auf bei Gallenverschluß, d. h. bei Ikterus (vgl. S. 83).

Urobilin findet sich, abgesehen vom unvollständigen Gallenverschluß, bei schwereren Infektionskrankheiten — bei Apoplexie — bei hämorrhagischem Infarkt.

# Bluterkrankungen.

## Vorbemerkungen:

Gesamtmenge ca. $^1/_{20}$ des Körpergewichts, also im Mittel bei Erwachsenen 3 l, spezifisches Gewicht 1045—1060, Reaktion alkalisch. Im Spektrum zeigt das mit Wasser verdünnte Blut zwei Absorptionsstreifen im Gelb und Grün (Oxyhämoglobin).

Blutfarbstoffgehalt (Hämoglobingehalt) für die Erkennung verschiedener Krankheiten sehr wichtig, kann nach verschiedenen Methoden bestimmt werden. Am meisten gebräuchlich sind die Hämoglobinometer von Fleischl, Sahli, die Vergleichsskala von Talquist.

Hauptbestandteile des Blutes: Rote Blutkörperchen, weiße Blutkörperchen. Unter den weißen 70 % polymorphkernige Leukozyten, 25 % Lympho-

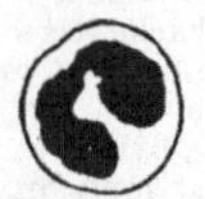

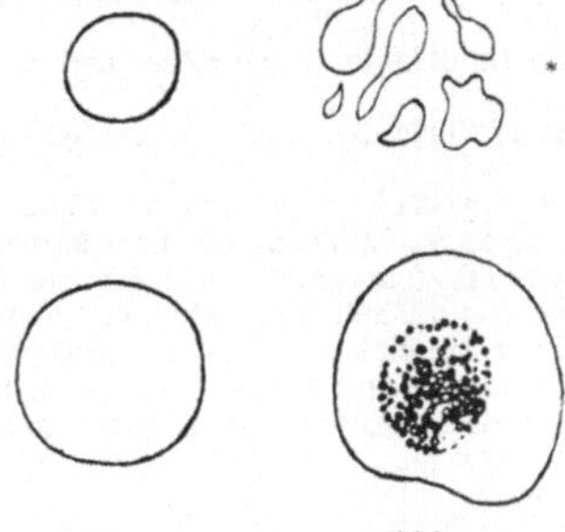

Neutrophile polymorphkernige Leukozyten: vermehrt bei Scharlach, Erysipel, Pneumonie, bei akuten Eiterherden (Appendizitis). vermindert bei Typhus, Masern, oft bei Sepsis.

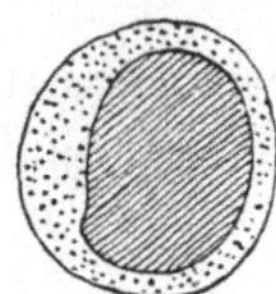

Poikilozyten* (oft auch Megalozyten** und Megaloblasten***): bei perniziöser Anämie. Links oben als Vergleichsform ein normales rotes Blutkörperchen.

Myelozyten (physiologisch nur im Knochenmark) findet man im kreisenden Blut bei der myeloiden = gemischtzelligen Leukämie.

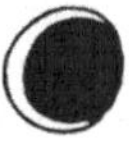

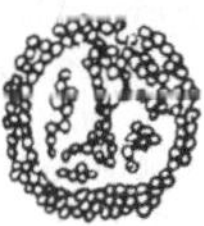

Lymphozyten: absolut vermehrt auf 100 000 und mehr bei lymphatischer Leukämie, relativ vermehrt bei chronischen Infektionskrankheiten, besonders bei Tuberkulose.

Eosinophilie: bei Trichinosis, Anchylostomiasis, Asthma bronchiale.

Abb. 87.

zyten, 2—5 % große mononukleäre Leukozyten und Übergangsformen, 1—2 %
eosinophile, weniger als 1 % Mastzellen. Außer diesen kommen unter pathologischen Bedingungen im Blute vor: Poikilozyten (rote Blutkörperchen der
verschiedensten Gestalt, Makrozyten, Mikrozyten), kernhaltige rote Blutkörperchen = Erythroblasten, Myelozyten (die normalen Bestandteile des
Knochenmarks).

Zahl der Blutkörperchen in einem cmm 4—5 000 000 rote, 5000—8000
weiße.

Rote vermehrt: Physiologisch beim Aufenthalt im Hochgebirge, pathologisch bisweilen bei Herzkrankheiten, die mit starken venösen Stauungserscheinungen einhergehen, dann bei Polyzythämie (selbständiges Krankheits-
bild: Gesicht zyanotisch, Kopfschmerzen, Milztumor).

Rote vermindert: Bei Anämien, besonders bei der perniziösen Anämie
(hier oft nur ¹/₂ Million rote im cmm), bei Anaemia splenica, dann im Verlaufe
chronischer Infektionskrankheiten (Tuberkulose), ferner bei malignen Tumoren
(Karzinom), dann bei Leukämie (s. u.).

Rote in Form verändert: bei perniziöser Anämie: Poikilozyten, Makrozyten, Mikrozyten.

Weiße (polymorphkernige) vermehrt: Physiologisch bei der Ver-
dauung, pathologisch bei Scharlach, Rose, Lungenentzündung, bei allen mit
Entzündungen und Bildung von Eiterherden einhergehenden Prozessen, z. B.
akuter Bauchfellentzündung, bei Appendizitis, dann im Endstadium bei Sarkom,
Karzinom (kachektische Hyperleukozytose).

Lymphozyten vermehrt: Lymphatische Leukämie, perniziöse Anämie,
Keuchhusten.

Eosinophile vermehrt: Bei Helminthiasis, Trichinose, bei exsudativer
Diathese. Asthma bronchiale.

Myelozyten und polymorphkernige vermehrt: Myeloide Leukämie.

Weiße vermindert: (Leukopenie). Bei Typhus, Masern, oft bei Sepsis.

Hämoglobin herabgesetzt: Bei Chlorose (Bleichsucht), Zahl der roten
normal oder wenig vermindert, dann bei perniziöser Anämie (Zahl der roten
erheblich vermindert), — bei Leukämie (weiße vermehrt), — bei sekundären
Anämien (Tuberkulose, Malaria, Karzinom, chronische Nierenentzündung),
— nach starken Blutverlusten (z. B. nach schweren Geburten, nach Blutungen
aus Magengeschwür, Hämorrhoiden).

### Hauptmerkmale der wichtigsten Bluterkrankungen.

1. Chlorose. Eine konstitutionelle Krankheit, im Pubertäts-
alter beim weiblichen Geschlecht einsetzend. Haut und Schleimhäute blaß bei im allgemeinen guten Ernährungszustand. Innere
Organe: akzidentelle Herzgeräusche, Nonnensausen. Blut: Hämoglobingehalt herabgesetzt, relativ stärker als die Verminderung
der Roten, daher Färbeindex kleiner als 1.

2. Perniziöse Anämie. Chronisch verlaufende, nicht heil-
bare Bluterkrankung, Ätiologie zumeist unbekannt, in seltenen
Fällen durch Darmparasiten (Botriozephalus), durch tertiäre
Lues hervorgerufen. Blutbild: Rote: ungleiche Größe (Aniso-
zytose), ungleiche Form (Poikilozytose); kernhaltige Rote, verminderte Färbbarkeit (vgl. Abb. 87), daneben Leukopenie. Färbeindex größer als 1.

3. Polyzythämie. Vermehrung der Erythrozyten (bis 12 Mill.),
der Leukozyten (bis 50 000), des Hämoglobins. Bei einem Teil
der Fälle Milztumor, bei einem anderen Teil Blutdrucksteigerung.

4. **Leukämie.**

a) **Myeloide Leukämie**: eine meist chronisch mit starker Schwellung der Milz und geringer der Lymphdrüsen einhergehende Erkrankung. Blutbild: erhebliche Zunahme (bis $^1/_2$ Mill. im cmm) der Leukozyten. besonders der Knochenmarkselemente (Myelozyten). Im Beginn der Erkrankung können die polymorphkernigen neutrophilen Leukozyten relativ am meisten vermehrt sein.

b) **Lymphatische Leukämie.** Eine ebenfalls zumeist chronisch mit starker Schwellung der Lymphdrüsen und mäßiger Schwellung der Milz einhergehende Erkrankung. Blutbild: erhebliche Zunahme der Leukozyten (zumeist über 100 000) vorwiegend der kleinen Lymphozyten, die zumeist 50—90% der Leukozyten ausmachen.

5. **Aleukämien** = aleukämische Pseudoleukämie, früher Pseudoleukämie genannt.

a) **Myeloische Aleukämie** = aleukämische Myelose. Eine sehr seltene Erkrankung, die klinisch wie die myeloide Leukämie verläuft, bei der die Leukozytenzahl aber ungefähr normal ist. aber Myelozyten im kreisenden Blut gefunden werden.

b) **Lymphatische Aleukämie** = aleukämische Lymphadenose, eine Erkrankung, die klinisch wie die lymphatische Leukämie verläuft mit einer normalen Leukozytenzahl, aber relativen Vermehrung der Lymphozyten.

6. **Malignes Granulom, Hodgkinsche Krankheit.** Eine mit wesentlichen Lymphdrüsenschwellungen in erster Linie der Halslymphdrüsen und mit Fieber von unregelmäßigem Typus verlaufende chronische Erkrankung, wahrscheinlich Infektionskrankheit. Blutbild: Mäßige Leukozytose mit besonderer Vermehrung der großen mononukleären und der eosinophilen Zellen. Seltener normale Leukozytenzahl oder Leukopenie.

Dem malignen Granulom können ähnlich sein Organveränderungen, die sich im weiteren Verlauf als tuberkulös oder als syphilitisch kennzeichnen. Man pflegt daher unter den granulomatösen Pseudoleukämien zu unterscheiden:

1. Hodgkinsche Krankheit, 2. das tuberkulöse Granulom, 3. das luetische Granulom.

7. **Bantische Krankheit** (= Anaemia splenica). Eine fortschreitende Anämie mit Leukopenie und Milztumor zu der später ein starker Aszites und eine Leberzirrhose tritt.

## Lymphdrüsenerkrankungen.

**Akute Lymphdrüsenschwellung:**

Akute Lymphadenitis, zumeist mehr lokal, bei akuten Infektionskrankheiten, Angina, Skarlatina, Diphtherie, Pfeifersches Drüsenfieber = fieberhafte Schwellung der Hals- und Nackendrüsen.

**Chronische Lymphdrüsenschwellung:**
**Mehr lokal:** Chronische Infektionskrankheiten, Lues (kubital, para-mamillar), Tuberkulose (supraklavikular, Hals-Nackendrüsen), Lymphosarkom.
**Mehr allgemein:** Leukämie, Aleukämie und Hodgkinsche Krankheit.

# Stoffwechselerkrankung.

Die wichtigsten Stoffwechselerkrankungen sind:

**1. Diabetes:** erkennbar objektiv an dem Vorhandensein von Zucker im Urin (s. S. 155, Untersuchungsmethoden).

Die Erkrankung besteht im wesentlichen in einer Glykämie (glykos-süß, haema Blut) und in einer Melliturie.

**2. Gicht:** erkennbar häufig, aber nicht immer an Gelenkveränderungen und Ablagerung von Harnsäure. Im Blut quantitativ vermehrte Harnsäure chemisch nachweisbar.

Die subjektiven Beschwerden der Gicht sind außerordentlich ver-schieden, so verschieden, daß es schwer ist, sie zu schematisieren; man hat infolgedessen die Einteilung in eine reguläre und irreguläre Gicht gemacht.

Von den äußerlich wichtigen Merkmalen sind noch zu nennen: Guter Ernährungszustand, dabei etwas blasse Gesichtsfarbe, Schlängelung der Temporales, Tophi am Ohrläppchen, Ekzeme.

**3. Fettleibigkeit:** äußerlich erkennbar an dem außerordentlich starken Fettansatz, man denke stets an Dystrophia adiposo genitalis.

**4. Diabetes insipidus.** Diese Erkrankung könnte man zu den Er-krankungen der Drüsen mit innerer Sekretion rechnen insofern, als sehr wahrscheinlich die Ursache in einer Hyperfunktion der Pars intermedia der Hypophyse liegt. Das Charakteristische des Krankheitsbildes besteht in einer Urinmenge von 5 bis 10 Litern und einem spezifischen Gewicht von 1001 bis 1003.

**5. Rachitis.**

Bei Kindern vorwiegend in den ersten Lebensjahren vorkommende Stoffwechselstörung, äußerlich erkennbar an folgenden Merkmalen: Großer Schädel, vorspringende breite Stirn, offene Fontanelle, Erweichung des Hinterhauptbeines (Kraniotabes), rachitischer Rosenkranz, am Zwerchfellansatz eine Delle (Harrisonsche Furche), Meteorismus (im Volks-mund Kartoffelbauch genannt).

**6. Skrofulose.**

Rezidivierende Drüsenerkrankung vorwiegend der Halslymphdrüsen und Schleimhauterkrankungen (Conjunctivitis, Blepharitis) bei Kindern, die entweder sehr grazil sind, oder breit, fett und plump.

## Erkrankung der Drüsen mit innerer Sekretion.

**1. Hypophyse** bei Hyperfunktion: Akromegalie, bei Hypofunktion: Dystrophia adiposo genitalis, bei Hyperfunktion der Pars intermedia: Diabetes insipidus.

**2. Schilddrüse.**

Vergrößerung der Drüse ohne Sekretionsstörung: Kropf (s. Abb. 51).

Vergrößerung und Hypersekretion der Drüse: thyreotoxische All-gemeinstörungen, besonders Herzstörungen oder: das Bild der Basedowschen Krankheit mit den klassischen Symptomen: Struma, Exophthalmus, Tachykardie; daneben Schlaflosigkeit, Abmagerung, Tremor.

**3. Pankreas.**
Hypofunktion: Diabetes.

**4. Nebenniere.**
Hypofunktion: Morbus Addisonii (Kachexie, bräunliche Pigmentierung der Haut).

**5. Geschlechtsorgane.**
Hypofunktion: Hypogenitalismus: s. Abb. 44.

# Erkrankungen des Nervensystems.

Man unterscheidet am Nervensystem:

1. **Anatomisch:** Gehirn, Rückenmark, periphere Nerven.
2. **Histologisch:** Im wesentlichen Ganglienzellen und Nervenfasern.
3. **Funktionell:**

Sensorischer Apparat: Gesicht, Gehör, Geschmack, Geruch.

**Zentripedal verlaufende Fasern:** von Haut, Muskulatur, serösen Häuten, Schleimhäuten zum Zentralorgan.

**Zentrifugal verlaufende Fasern:** vom Zentralorgan zu den Muskeln und Drüsen.

1. Motorische Bahnen (Pyramidenbahnen), ausgehend von den psychomotorischen Zentren der Rinde durch die innere Kapsel — Brücke — verlängertes Mark, hier gekreuzt zum großen Teil in die Pyramidenseitenstränge, zum kleineren Teil in die Pyramidenvorderstränge — in die grauen Vorderhörner.

2. Sensible Bahnen: Aus den Nervenendfasern durch die hinteren Wurzeln — Brücke — innere Kapsel — zur Rinde.

Diagnostisch wichtig, daß die Fasern für Druck- und Tastempfindung in den Goll- und Burdachschen Strängen verlaufen, daß die Fasern für Schmerz- und Temperaturempfindung im entgegengesetzten vorderen Seitenstrang verlaufen.

Man untersucht daher bei Erkrankungen des Nervensystems:

Schädel und Gehirn,

Wirbelsäule und Rückenmark,

das periphere Nervensystem.

**Gang der Untersuchung.**

Was muß systematisch untersucht werden?

**1. Veränderungen der anatomischen Struktur** vom

a) Knochensystem (z. B. fühlbare, röntgenologisch nachweisbare Veränderungen am Schädeldach oder an der Wirbelsäule).

b) Muskulatur (z. B. Atrophie bei spinaler Muskelatrophie, Dystrophie bei Dystrophia musculorum progressiva).

c) Nervensystem (fühlbare oder sichtbare Veränderungen desselben).

**2. Abweichungen der normalen Körperfunktionen.**

Zu prüfen und zu erfragen: den sensorischen Apparat und die Motilität. Also: die Funktion von Gesicht, Gehör, Geruch, Geschmack, Gefühl — von Sprache, Schrift — der Gesichtsmuskulatur — der Arme und Beine (Greifen, Gang) — der Rumpf-Bauch-Rückenmuskulatur (Haltung, Lage usw.) — der Blase und des Mastdarms.

**Gang:** 1. Ataktisch schleudernd, stampfend (z. B. bei Tabes).
2. Spastisch mit steifen Knien, die Fußspitzen am Boden klebend (z. B. bei spastischer Spinalparalyse).
3. Paretisch mühsam, mit hochgezogenen Knien (z. B. bei Polyneuritis).

**3. Psychische Störungen:** Bewußtseinsstörungen (Koma, Delirien), Sinnestäuschungen, Störung von Intelligenz und Gedächtnis, Stimmung des Patienten (Exzitation, Depression usw.).

**4. Gefühlsstörung.**

Subjektiv: Schmerzen, Parästhesien,

objektiv: a) Störungen der Hautempfindung = oberflächlichen Sensibilität, und zwar der Tastempfindung, der Temperaturempfindung, der Schmerzempfindung.

Die Tastempfindung kann erhalten, die Temperaturempfindung wesentlich gestört sein (partielle Empfindungslähmung), z. B. bei Syringomyelie.

b) Störungen der Tiefensensibilität:

Bei gut erhaltener oberflächlicher (Haut-) Sensibilität kann die Tiefensensibilität wesentlich gestört sein (z. B. bei Tabes, Myelitis); diese ist daher stets gesondert zu prüfen.

Ist die Tiefensensibilität gestört, so verliert der Patient die Sicherheit beim Gehen, besonders im Dunkeln, und beim Stehen mit geschlossenen Augen, er schwankt = Rombergsches Phänomen (Romberg, Neurologe † Berlin 1873).

Man findet:

Anästhesie bei Durchtrennung des peripheren Nerven (z. B. nach Operation), oder bei Durchtrennung des Rückenmarks (z. B. bei Brown Sequardscher Lähmung);

lokale, mehr kontinuierliche Hyperästhesie bei Neuritis, anfallsweise auftretende lokale Schmerzen bei Neuralgie; blitzartige Schmerzen, besonders in den Beinen, oft verbunden mit einem Gürtelgefühl bei Tabes;

eine Herabsetzung der Temperaturempfindung (der Patient verbrennt sich die Hand, ohne es zu merken) bei der Syringomyelie.

**5. Reflexstörungen.**

Die Sehnenreflexe haben ihren Reflexbogen im Rückenmark. Da die Höhe des Bogens für die Diagnose oft ausschlaggebend ist, so muß man sich merken: Achillessehnenreflex in der Höhe von L. V. bis S. II — Patellarsehnenreflex in der Höhe von L. II bis L. IV — Trizepsreflex in der Höhe von C. VI bis C. VII.

Die Sehnenreflexe fehlen, wenn der Reflexbogen unterbrochen ist (d. h. die Bahn: sensiblen Nerven — Hinterstränge des Rückenmarks — Vorderhörner — motorischen Nerven).

Die Sehnenreflexe fehlen: 1. bei peripheren Erkrankungen (Trauma, Neuritis), 2. bei Degeneration der Hinterstränge (z. B. Tabes), bei Erkrankung der grauen Substanz (z. B. Polyomyelitis usw.).

Die Sehnenreflexe sind erhöht, wenn Reflex erregende Zentren oder Fasern, insbesondere die Pyramidenseitenstränge erkrankt sind (z. B. bei Hemiplegie, spastischer Spinalparalyse, multipler Sklerose usw.).

Haut- und Schleimhautreflexe:

Fußsohlenreflex: Normal ist eine Plantarflexion der großen Zehe und ein Anziehen der Beine bei Reizung der Fußsohle.

**Babinskisches Phänomen:**

Eine isolierte Dorsalflexion der großen Zehe bei Reizung der Fußsohle (Babinskisches Phänomen) ist das Zeichen für eine Degeneration der Pyramidenbahnen. Dieses Symptom findet sich daher z. B. bei spastischer Spinalparalyse, multipler Sklerose, bei Hemiplegie auf der gelähmten Seite. Von ähnlicher Bedeutung sind der Oppenheimsche Reflex, der Mendel-Bechterew.

**Bauchdeckenreflex,** d. h. die schnelle Kontraktion der Bauchmuskulatur auf lokale Reize, auch beim Gesunden nicht immer auslösbar, herabgesetzt oder aufgehoben bei einer Läsion der Pyramidenbahnen.

**Kremasterreflex** nicht konstant.

**Kornealreflex** fehlt häufig bei nervösen Personen.

**Gaumenbogen-** und **Rachenreflexe** fehlen auch häufig bei nervösen Personen.

**Pupillenreflex,** d. h. die Reaktion der Pupillen, im wesentlichen die Kontraktion des Sphinkter pupillae auf Lichteinfall und auf Akkommodation; die Erweiterung der Pupille auf Schmerz. Diagnostisch am wichtigsten ist der Lichtreflex. Dieser ist gestört bei Veränderungen im Optikus- und Okulomotoriuszentrum; am häufigsten kommt dies vor bei Tabes. Paralyse, Lues cerebrospinalis.

**Blasen-** und **Mastdarmreflex.**

Reflexzentrum in der Höhe des oberen Sakralmarks gelegen, Blasen- und Mastdarmstörungen kommen praktisch am häufigsten vor bei Bewußtlosigkeit im Koma (z. B. Coma uraem. coma diabet. Apoplexie-Vergiftungen), dann bei lokalen Erkrankungen, Prostatahypertrophie, Striktur, Mastdarmkarzinom. Reflektorische Störungen findet man entweder durch lokale Veränderungen am Sakralmark selbst oder bei verschiedenen Rückenmarkserkrankungen, insbesondere bei Tabes.

### 6. Störungen in der elektrischen Erregbarkeit.

#### Elektrische Untersuchungen.

Man unterscheidet komplette und partielle Entartungsreaktion.

**Komplette Entartungsreaktion:** Das wichtigste ist die träge, wurmförmige Zuckung des Muskels; diese Zuckung ist oft schon bei direktem Schlag (z. B. durch den Perkussionshammer) erkennbar, die Erregbarkeit des Nerven ist erloschen, die faradische Erregbarkeit des Muskels ist ebenfalls erloschen, die galvanische Erregbarkeit ist gesteigert. An. S. Z. > Ka. S. Z.

**Partielle Entartungsreaktion:** Hier ist die Erregbarkeit des Nerven herabgesetzt, die des Muskels beim galvanischen Strom erhöht. An. S. Z. > Ka. S. Z.

### Die Lumbalpunktion.

Die Quinckesche Lumbalpunktion (Quincke, Kliniker in Berlin, Bern und Kiel) ist ein bei vielen Erkrankungen des Zentralnervensystems wichtiger diagnostischer, oft ausschlaggebender Eingriff. Veränderungen im Druck der Flüssigkeit, im Zellgehalt, im Eiweißgehalt (Nonnesche Reaktion), im Verhalten der Antikörper (Wassermannsche Komplementbindung) ermöglichen nicht selten erst die Diagnose.

Anhaltspunkte für eine lokale Diagnose:

**1. Gehirn:** Bei Läsion im **Frontalhirn:** motorische Aphasie;
**Perietalhirn:** Lese- und Schreibstörung;
**Temporallappen:** sensorische Aphasie;

11*

Innere Kapsel: in der Regel handelt es sich um eine Blutung in der inneren Kapsel, Folge: am häufigsten völlige Hemiplegie und Hemianästhesie auf der, der Läsion entgegengesetzten Seite.

Pons: Fazialislähmung, eventuell auch Abduzenslähmung auf der, der Extremitätenlähmung entgegengesetzten Seite.

Kleinhirn: Gleichgewichtsstörungen, d. h. spontanes Fallen, Vorbeizeigen und auch Nystagmus.

Vierhügeln: Nystagmus.

Medulla oblongata: Da in der M. o. die Pyramiden, die sensiblen Bahnen verlaufen und da am Bogen des IV. Ventrikels die Hirnnervenkerne liegen, so ist eine Läsion dieser Gegend mit sehr wechselnden Symptomen verbunden; am wichtigsten sind die Zeichen der Bulbärparalyse, d. h. Störungen des Sprechens, des Schluckens, Respirationsstörungen, Stimmlosigkeit, Heiserkeit.

**2. Rückenmark:** Bei Läsion der

Hinterstränge: Störungen des Lage-, Bewegungs- und Tastsinnes, Ataxie, grobe Kraft gut erhalten, Blasen- und Mastdarmstörungen.

Hinterhörner: Aufhebung der Empfindung für Schmerz, Temperatur und Druck. Reflexe aufgehoben.

Kleinhirn-Seitenstrangbahn: Störungen des Gleichgewichtsinnes.

Vorderhörner: Schlaffe Lähmung, Atrophie, Reflexe aufgehoben.

Pyramidenseitenstrangbahn: Spastische Lähmung, Reflexe gesteigert.

unteren Rückenmarks: Störungen von Blase, Mastdarm, Genitalapparat. Besteht eine Halbseiten-Läsion: Hemiplegie auf der verletzten, Hemianästhesie auf der anderen Seite.

Sitzt der Herd in der

Rinde: so entsteht eine Monoplegie — in der

inneren Kapsel: Hemiplegie — im

Rückenmark: Paraplegie — im

Nerven: die Lähmung eines Muskels.

Sitzt die Lähmung zentral, so entsteht ein Spasmus der Muskulatur (spastische Lähmung).

Sitzt die Lähmung peripher, so entsteht eine Atrophie der Muskulatur (atrophische Lähmung).

### Segmentdiagnose.

1. Reflexsegmente: IX. Dors.: oberer Bauchreflex, XII. Dors. — unterer Bauchreflex.

2. Lumb.: Kremasterreflex; 3. Lumb.: Patellarsehnenreflex.

II. Sacral.: Achillessehnenreflex, V. Sacral: Sphincter ani externus.

2. Muskelsegmente: 4. Cerv.: Zwerchfell, 5. bis 6. Cerv.: Oberarme, 7. bis 8. Cerv.: Unterarm, Hand. III. bis IV. Dors.: Rücken, Bauch.

2. bis 4. Lumb.: Oberschenkel, 5. Lumb. I. bis II. Sacral.: Unterschenkel, Fuß.

III. bis IV. Sacral.: Mastdarm, Blase.

3. Hautsegmente: Am Thorax gürtelförmig, an den Extremitäten der Längsachse parallel.

Brustkorb: II. bis VIII. Dors.

Abdomen: IX. bis XII. Dors.

## Schulbeispiele.

### I. Krankheiten der peripheren Nerven:

**Erbsche Plexuslähmung** (Erb, Kliniker, Heidelberg † 1921): Anästhesie im Gebiete des Cerv. 5 und 6, EaR. Lähmung und Atrophie im Deltoideus, Bizeps, Brachialis internus, Supinator.

Die Erkrankung der Kohlenträger und Zimmerer durch Druck einer Last, nach Operation in Hängelage.

**Radialislähmung**: die Schlaflähmung, typisch die „fallende Hand".

**Medianuslähmung**: die Erkrankung der Melker, Zigarrenwickler, Tischler, typisch die „Pfötchenstellung" der Hand oder „Affenhand".

**Ulnarislähmung**: Typisch die „Krallenhand".

**Ischiadicuslähmung**: Typisch der Gang „mit gebeugtem Knie", auf den Fußspitzen.

**Polyneuritis**: Nach Infektionskrankheiten und Erkältungen oft mit hohem Fieber auftretende Druckempfindlichkeit der Nerven.

### II. Rückenmark.

**1. Poliomyelitis ant. acuta**; anatomisch histologisch: Entzündung (später Atrophie) der Vorderhörner; daher klinisch: schlaffe degenerative Lähmung der Muskeln, aufgehobene Sehnenreflexe im Bereiche der erkrankten Muskulatur, keine Sensibilitäts-, keine Blasen- und Mastdarmstörungen.

**2. Spinale progressive Muskelatrophie**: Anatomisch histologisch: ein Prozeß ähnlich der Poliomyelitis ant. acuta, aber chronisch verlaufend.

**3. Tabes dorsalis** (deutsch Rückenmarksdarre): Anatomischhistologisch: Degeneration der Hinterstränge und Hinterhörner, daher klinisch: Sensibilitätsstörungen (Gürtelschmerz, Tiefensensibilität erloschen), Ataxie (Romberg positiv), Sehnenreflexe erloschen, daneben histologisch: Degeneration der Hirnnerven, speziell der Optici, daher klinisch: Sehnervenatrophie, Pupillenstarre.

**4. Spastische Spinalparalyse** (auch Lateralsklerose genannt): Anatomisch-histologisch: eine Erkrankung der Pyramidenseitenstrangbahnen, daher klinisch: spastischer oder spastisch paretischer Gang, erhöhte Patellarsehnenreflexe, keine Sensibilitätsstörungen, keine Blasen- und Mastdarmstörungen, keine atrophischen Störungen.

**5. Amyotrophische Lateralsklerose** (α-privativum mus. = Muskel). Anatomisch: kombinierte Erkrankung entsprechend dem klinischen Symptomenbild der spinalen Muskelatrophie in Gemeinschaft mit der spastischen Spinalparalyse und oft verbunden mit der Bulbärparalyse, daher klinisch: Atrophie der Muskulatur, Sehnenreflexe erhöht, da die Reflexkollaterale meist verschont sind.

6. **Myelitis**: Anatomisch: diffuse (nicht herdförmige) und disseminierte Entzündungs- und Erweichungsprozesse im Rückenmark, besonders nach akuten Infektionskrankheiten.

Klinisch: Je nach der Höhe der Erkrankung ein sehr verschiedenes Bild.

Myelitis lumbalis: Paraplegie der Beine, aufgehobene Sehnenreflexe, Blasen- und Mastdarmstörungen.

Myelitis dorsalis: Paraplegie der Beine, Anästhesie der unteren Körperhälfte, Versagen der Bauchpresse, ausgehobene Sehnenreflexe, Blasen- und Mastdarmstörungen.

7. **Halbseiten-Läsion des Rückenmarks** (Brown-Sequardsche Lähmung): Lähmung der geschädigten, Anästhesie der anderen Seite.

8. **Syringomyelie**: Anatomisch: Höhlenbildung innerhalb des Rückenmarks, besonders des Halsmarks: klinisch: degenerative Muskelatrophie der oberen Extremitäten, Thermanästhesie bes. an den Händen bei erhaltener taktiler Sensibilität.

9. **Multiple Sklerose**: Anatomisch: multiple Herderkrankung. Klinisch: häufig die Zeichen einer spastischen Spinalparalyse, daneben Nystagmus, Sprachstörungen, Intentionszittern.

## III. Gehirn.

Die häufigste Gehirnerkrankung ist die Hemiplegie; die häufigste Erkrankung des verlängerten Marks die progressive Bulbärparalyse.

**Hemiplegie:** Der Herd der Erkrankung ist aus dem klinischen Verhalten oft schnell zu eruieren (vgl. S. 163 und S. 164). Motorische Aphasie bedeutet III. L.-Frontalwindung.

Fazialislähmung bedeutet innere Kapsel, hinterer Schenkel. Hemianästhesie bedeutet innere Kapsel, hinterer Abschnitt.

**Progressive Bulbärparalyse:** Klinisch im wesentlichen Sprachstörungen, Atrophie der Zunge und der Lippen, Schluckbeschwerden.

# Sachregister.

**Vorlesungen über klinische Propädeutik.** Von Prof. Dr.
**Ernst Magnus-Alsleben**, Vorstand der Medizinischen Poliklinik
der Universität Würzburg. Zweite, durchgesehene und vermehrte
Auflage. Mit 14 zum Teil farbigen Abbildungen. 1921.
Gebunden Preis M. 38.—.

**Lehrbuch der Perkussion und Auskultation.** Mit Einschluß der ergänzenden Untersuchungsverfahren, der Inspektion,
Palpation und der instrumentellen Methoden. Von Prof. Dr. **Ernst
Edens**. Mit 249 Abbildungen. 1920. (Aus „Enzyklopädie der
klinischen Medizin, Allgemeiner Teil".) Preis M. 64.—.

**Lehrbuch der Differentialdiagnose innerer Krankheiten.** Von Geh. Med.-Rat Prof. Dr. **M. Matthes**. Direktor der
Medizinischen Universitätsklinik in Königsberg i. Pr. Dritte,
durchgesehene und vermehrte Auflage. Mit etwa 110 Textabbildungen. Erscheint Anfang 1922.

**Lehrbuch der Physiologie des Menschen.** Von Dr. med.
**Rudolf Höber**, o. ö. Professor der Physiologie und Direktor des
Physiolog. Instituts der Universität Kiel. Zweite, durchgesehene
Auflage. Mit 243 Textabbildungen. 1920. Gebunden Preis M. 38.—.

**Vorlesungen über Physiologie.** Von Dr. **M. von Frey**, Professor der Physiologie und Vorstand des Physiolog. Instituts an der
Universität Würzburg. Dritte, neu bearbeitete Auflage. Mit 142
Textfiguren. 1920. Preis M. 28.—; gebunden M. 35.—.

**Praktische Übungen in der Physiologie.** Eine Anleitung
für Studierende. Von Dr. **L. Asher**, o. Professor der Physiologie,
Direktor des Physiologischen Instituts der Universität Bern. Mit
21 Textabbildungen. 1916. Preis M. 6.—.

**Physiologisches Praktikum.** Chemische, physikalisch-chemische
und physikalische Methoden. Von Prof. Dr. **Emil Abderhalden**,
Geheimer Medizinalrat, Direktor des Physiologischen Instituts der
Universität Halle a. S. Zweite, verbesserte und vermehrte Auflage. Mit 287 Textabbildungen. 1919.
Preis M. 16.—; gebunden M. 18.80.

**Allgemeine Physiologie.** Eine systematische Darstellung der
Grundlagen sowie der allgemeinen Ergebnisse und Probleme der
Lehre vom tierischen und pflanzlichen Leben. Von Prof. Dr. **Armin
Tschermak**.
Erster Band, 1. Teil: **Allgemeine Charakteristik des Lebens,
physikalische und chemische Beschaffenheit der lebenden
Substanz.** Mit 12 Textabbildungen. 1916. Preis M. 10.—.
Erster Band, 2. Teil: **Morphologische Eigenschaften der
lebenden Substanz und Zellularphysiologie.** Mit über 100
Textabbildungen. Unter der Presse.

**Die konstitutionelle Disposition zu inneren Krankheiten.** Von Dr. **Julius Bauer**, Wien. Z w e i t e, vermehrte und verbesserte Auflage. Mit 63 Textabbildungen. 1921.

Preis M. 88.—; gebunden M. 104.—.

**Vorlesungen über allgemeine Konstitutions- und Vererbungslehre.** Für Studierende und Ärzte. Von Dr. **Julius Bauer**, Privatdozent für innere Medizin an der Wiener Universität. Mit 47 Textabbildungen. 1921. Preis M. 36.—.

**Anatomie des Menschen.** Ein Lehrbuch für Studierende und Ärzte. In drei Bänden. Von Prof. **Hermann Braus.**

E r s t e r B a n d : **Bewegungsapparat.** Mit 400 zum großen Teil farbigen Abbildungen. 1921. Gebunden Preis M. 96.—.

Z w e i t e r und d r i t t e r B a n d befinden sich in Arbeit und werden 1922 erscheinen.

**Grundriß der gesamten Chirurgie.** Ein Taschenbuch für Studierende und Ärzte. (Allgemeine Chirurgie. Spezielle Chirurgie. Frakturen und Luxationen. Verbandlehre. Operationskurs.) Von Prof. Dr. **Erich Sonntag**, Assistent an der Chirurg. Universitätsklinik zu Leipzig. 1920. Gebunden Preis M. 38.—.

**Grundriß der Wundversorgung und Wundbehandlung,** sowie der Behandlung geschlossener Infektionsherde. Von Privatdozent Dr. **W. von Gaza**, Assistent an der Chirurg. Universitäts-Klinik Göttingen. Mit 32 Abbildungen. 1921.

Preis M. 56.—; gebunden M. 68.—.

**Der chirurgische Operationssaal.** Ratgeber für die Vorbereitung chirurgischer Operationen und das Instrumentieren für Schwestern, Ärzte und Studierende. Von Viktoriaschwester **Franziska Berthold**, Operationsschwester an der Chirurg. Universitätsklinik in Berlin. Mit einem Geleitwort von Geh. Medizinalrat Prof. Dr. A u g u s t B i e r. Mit 314 Textabbildungen.

Preis M. 27.—; bei Bezug von 10 Exemplaren auf einmal je M. 25.—.

**Der Verband.** Lehrbuch der chirurgischen und orthopädischen Verbandbehandlung. Von Prof. Dr. med. **Fritz Härtel**, Oberarzt der Chirurgischen Universitätsklinik Halle, und Privatdozent Dr. med. **Friedrich Loeffler**, leitender Arzt der Orthopädischen Abteilung der Chirurgischen Universitätsklinik Halle. Mit 300 Textabbildungen. 1922. Preis M. 96.—; gebunden M. 114.—.

**Kompendium der Frauenkrankheiten.** Ein kurzes Lehrbuch für Ärzte und Studierende. Von Prof. Dr. med. **Hans Meyer-Rüegg** in Zürich. Mit 163 teils farbigen Figuren. V i e r t e, umgearbeitete Auflage. 1921. Gebunden Preis M. 28.—.

**Die Knochenbrüche und ihre Behandlung.** Ein Lehrbuch für Studierende und Ärzte von Privatdozent Dr. med. **Hermann Matti,** Bern.

Erster Band: **Die allgemeine Lehre von den Knochenbrüchen und ihrer Behandlung.** Mit 420 Textabbildungen. 1918.
Preis M. 25.—; gebunden M. 29.60.

Zweiter Band: **Die spezielle Lehre von den Knochenbrüchen und ihrer Behandlung, einschließlich komplizierende Verletzungen des Gehirns und Rückenmarks.** Mit etwa 1000 Abbildungen.
Erscheint Anfang 1922.

**M. Runges Lehrbücher der Geburtshilfe und Gynäkologie.** Fortgeführt von **R. Th. von Jaschke** und **O. Pankow.**

**Lehrbuch der Geburtshilfe.** Neunte Auflage. Mit 476, darunter zahlreichen mehrfarbigen Textabbildungen. 1920.
Gebunden Preis M. 78.—.

**Lehrbuch der Gynäkologie.** Sechste Auflage. Mit 317, darunter zahlreichen farbigen Textabbildungen. 1921.
Gebunden Preis M. 84.—.

**Einführung in die gynäkologische Diagnostik.** Von Prof. Dr. **Wilhelm Weibel,** Wien. Zweite, neu bearbeitete Auflage. Mit 144 Textabbildungen. 1921. Preis M. 27.—.

**Lehrbuch der Säuglingskrankheiten.** Von Professor Dr. **H. Finkelstein,** Berlin. Zweite, vollständig umgearbeitete Auflage. Mit 174 zum Teil farbigen Textabbildungen. 1921.
Preis M. 140.—; gebunden M. 160.—.

**Einführung in die Kinderheilkunde.** Ein Lehrbuch für Studierende und Ärzte von Dr. **B. Salge,** a. ö. Professor für Kinderheilkunde, zur Zeit in Marburg an der Lahn. Vierte, erweiterte Auflage. Mit 15 Textabbildungen. 1920. Gebunden Preis M. 22.—.

**Prophylaxe und Therapie der Kinderkrankheiten** mit besonderer Berücksichtigung der Ernährung, Pflege und Erziehung des gesunden und kranken Kindes nebst therapeutischer Technik, Arzneimittellehre und Heilstättenverzeichnis. Von Prof. Dr. **F. Göppert,** Direktor der Universitätskinderklinik in Göttingen und Prof. Dr. **L. Langstein,** Direktor des Kaiserin Auguste Viktoria-Hauses zur Bekämpfung der Säuglingssterblichkeit im Deutschen Reiche in Berlin-Charlottenburg. Mit 37 Textabbildungen. 1920.
Preis M. 36.—; gebunden M. 42.—.

**Grundriß der Augenheilkunde für Studierende.** Von Geh. Medizinalrat Prof. Dr. **F. Schieck,** Direktor der Universitäts-Augenklinik in Halle a. S. Zweite, verbesserte Auflage. Mit 110 zum Teil farbigen Textabbildungen. 1921.
Gebunden Preis M. 25.—.

**Lehrbuch der Psychiatrie.** Von Dr. **E. Bleuler**, o. Professor der Psychiatrie an der Universität Zürich. Mit 51 Textabbildungen. Dritte Auflage. 1920. Preis M. 36.—; gebunden M. 44.—.

**Leitfaden der Mikroparasitologie und Serologie.** Mit besonderer Berücksichtigung der in den bakteriologischen Kursen gelehrten Untersuchungsmethoden. Ein Hilfsbuch für Studierende, praktische und beamtete Ärzte. Von Prof. Dr. **E. Gotschlich**, Direktor des Hygienischen Instituts der Universität Gießen, und Prof. Dr. **W. Schürmann**, Privatdozent der Hygiene und Abteilungsvorstand am Hygienischen Institut der Universität Halle a. S. Mit 213 meist farbigen Abbildungen. 1920.
Preis M. 25.—; gebunden M. 28.60.

**Grundriß der Hygiene.** Für Studierende, Ärzte, Medizinal- und Verwaltungsbeamte und in der sozialen Fürsorge Tätige. Von Prof. Dr. med. **Oscar Spitta**, Geh. Reg.-Rat, Privatdozent der Hygiene an der Universität Berlin. Mit 197 zum Teil mehrfarbigen Textabbildungen. 1920. Preis M. 36.—; gebunden M. 42.80.

**Hermann Lenhartz, Mikroskopie und Chemie am Krankenbett.** Zehnte, umgearbeitete und vermehrte Auflage von Prof. Dr. **Erich Meyer**, Direktor der Medizinischen Klinik in Göttingen. Mit etwa 168 meist farbigen Abbildungen und einer Tafel. In Vorbereitung.

**Repetitorium der Hygiene und Bakteriologie in Frage und Antwort.** Von Prof. Dr. **W. Schürmann**, Privatdozent an der Universität Gießen. Dritte, vermehrte und verbesserte Auflage. 1920. Preis M. 12.—.

**Taschenbuch der speziellen bakterio-serologischen Diagnostik.** Von Dr. **Georg Kühnemann**, Oberstabsarzt a. D., prakt. Arzt in Berlin-Zehlendorf. 1912. Gebunden Preis M. 2.80.

**Taschenbuch der praktischen Untersuchungsmethoden der Körperflüssigkeiten bei Nerven- und Geisteskrankheiten.** Von Dr. **V. Kafka**, Hamburg-Friedrichsberg. Mit einem Geleitwort von Prof. Dr. **W. Weygandt**. Mit 30 Textabbildungen. 1917. Gebunden Preis M. 5.60.

**Technik der klinischen Blutuntersuchung.** Für Studierende und Ärzte. Von Oberarzt Dr. **A. Pappenheim**, Berlin. 1911. Preis M. 2.—.

**Das Sputum.** Von Prof. Dr. **H. v. Hoeßlin.** Mit 66 größtenteils farbigen Abbildungen. 1921. Preis M. 148 —; gebunden M. 168.—.